常见病毒感染性疾病
中西医诊治

主 编

周平安 焦 扬

编委名单（按姓氏笔画排序）

马瑞鸿　王玉光　牛　洁　付小芳

白晓旭　朱晓丹　刘文洪　刘艳芳

刘锡瞳　李　慧　李晓莉　吴志松

陈小松　林鸿春　周平安　姜　苗

曹　芳　崔启东　傅开龙　焦　扬

人民卫生出版社

图书在版编目（CIP）数据

常见病毒感染性疾病中西医诊治/周平安，焦扬主编.
—北京：人民卫生出版社，2015
ISBN 978-7-117-21743-9

Ⅰ.①常… Ⅱ.①周… ②焦… Ⅲ.①病毒病–中西医
结合–诊疗 Ⅳ.①R511

中国版本图书馆CIP数据核字（2015）第265227号

人卫社官网 www.pmph.com	出版物查询，在线购书	
人卫医学网 www.ipmph.com	医学考试辅导，医学数	
	据库服务，医学教育资	
	源，大众健康资讯	

常见病毒感染性疾病中西医诊治

主　　编：周平安　焦　扬
出版发行：人民卫生出版社（中继线 010-59780011）
地　　址：北京市朝阳区潘家园南里19号
邮　　编：100021
E - mail：pmph @ pmph.com
购书热线：010-59787592　010-59787584　010-65264830
印　　刷：三河市宏达印刷有限公司
经　　销：新华书店
开　　本：850×1168　1/32　印张：13.5
字　　数：338千字
版　　次：2016年1月第1版　2016年1月第1版第1次印刷
标准书号：ISBN 978-7-117-21743-9/R·21744
定　　价：40.00元

打击盗版举报电话：010-59787491　E-mail：WQ @ pmph.com
（凡属印装质量问题请与本社市场营销中心联系退换）

前　言

　　病毒感染性疾病相当广泛,是临床常见病,而且与许多疾病和病理状态相关,如肿瘤、免疫功能异常、多种慢性疾病等,因此,有关病毒感染性疾病的研究是当今医学科学研究中重要而活跃的领域。由于病毒变异性强,病毒感染性疾病的病理十分复杂,西医学对许多病毒性疾病尚缺乏良好的疗效。而中医学则在病毒感染性疾病的辨证治疗方面积累了丰富的经验,具有良好的发展前景。

　　本书作者在多年的临床实践中积累了丰富的诊断、辨证、治疗病毒感染性疾病的经验。本书选取了临床常见、疗效肯定的流行性感冒、传染性单核细胞增多症、病毒性心肌炎、带状疱疹、流行性腮腺炎等18种病毒感染性疾病,对其病因病机特点、诊断治疗要点、分证论治方法、处方用药等进行了系统论述,还在临证感悟部分叙述了疾病的辨病辨证要点和临证诊治心得,每个疾病还附有临床验案举例,使之更加切合临床实际而且便于学习使用。本书可作为中医各科临床医生诊治病毒感染性疾病的重要参考书。

编　者
2015年9月

目　　录

第一部分　总　　论

第二部分　各　　论

目录

第一部分　总　论

第一章 病毒与病毒感染性疾病

病毒,是一类不具细胞结构,具有遗传、复制等生命特征的微生物。病毒同所有的生物一样,具有遗传、变异、进化的能力,是一种体积非常微小,结构极其简单的生命形式。病毒有高度的寄生性,完全依赖宿主细胞的能量和代谢系统,获取生命活动所需的物质和能量,离开宿主细胞,它只是一个大化学分子,停止活动,可制成蛋白质结晶,为一个非生命体; 遇到宿主细胞它会通过吸附、进入、复制、装配、释放子代病毒而显示典型的生命体特征,所以病毒是介于生物与非生物的一种原始生命体。

人类的病毒性感染十分普遍,如在发展中国家里,成人几乎都感染过单纯疱疹病毒; 其他如病毒性上呼吸道感染也很普遍,几乎人人都患过此病。人体的病毒性感染多数呈隐性感染(指人体感染病毒后不出现症状,但可产生特异性抗体),少数为显性感染(指人体感染病毒后出现症状)。显性感染中多数病毒性感染表现为急性感染,发病急、病程短,多在1~2周自愈,少数表现为潜伏性感染(如疱疹病毒感染等)和慢性感染(如乙型肝炎病毒感染等)。此外,尚有一类慢感染或称慢病毒感染,如库鲁病等。其中一部分病原明确为病毒,还有一类可能是其他因子(如蛋白质感染因子)。少数病毒如巨细胞病毒、风疹病毒等可通过胎盘感染胎儿,造成先天性感染,引起死胎、流产、早产及先天性畸形,是当前优生学研究的重要课题。多数研究证明,某些病毒感染与肿瘤的发生有关,如伯基特淋巴瘤及鼻咽癌与EB病毒感染有关,原发性肝癌与乙型肝炎病毒感染有关,子宫颈癌与人类乳头瘤病毒有关等。

病毒性感染可以通过呼吸道、消化道、皮肤黏膜、眼及泌尿生殖器和胎盘传播。在病毒性感染患者中,儿童多于成人。病毒性感染患者多数均能自愈,严重感染患者可发生死亡及遗留后遗症。

病毒的侵入途径主要有以下几种。①呼吸道:含有病毒的空气飞沫由口、鼻吸入呼吸道。通过这种途径传播的有流感病毒、腺病毒、麻疹病毒等。②消化道:含有病毒的粪便通过污染的水、食物、用具、手和苍蝇传播,由口进入消化道。通过这种途径传播的有甲型肝炎病毒、轮状病毒等。③皮肤:病毒通过皮肤外伤、注射处、节肢动物叮咬伤口和动物咬伤创口等进入人体。通过这种途径传播的如狂犬病病毒、乙型肝炎病毒、艾滋病病毒、虫传病毒等。④眼、口和泌尿生殖道:含有病毒的分泌物直接接触这些部位(如阴道性交、手-生殖器-口接触等)从而引起感染。通过这些途径感染的病毒有单纯疱疹病毒、腺病毒、艾滋病病毒等。⑤胎盘:病毒经母体通过胎盘感染胎儿。如风疹病毒、巨细胞病毒和乙型肝炎病毒等。

病毒性疾病根据临床表现及传染方式,可以分为呼吸道病毒、虫媒病毒、出疹性病毒、肠道病毒所致感染等。呼吸道病毒性疾病:①病毒性呼吸道感染。包括鼻病毒、腺病毒、呼吸道合胞病毒、副流感病毒和冠状病毒等的感染。②流行性感冒。③流行性腮腺炎等。胃肠道病毒性疾病:①脊髓灰质炎。②库克萨基病毒感染。③ECHO病毒感染。④病毒性胃肠炎。包括轮状病毒性胃肠炎、诺瓦克病毒性胃肠炎、腺病毒性胃肠炎、星状病毒性胃肠炎、冠状病毒性胃肠炎和杯状病毒性胃肠炎等。肝脏病毒性疾病:包括甲型病毒性肝炎、乙型病毒性肝炎、丙型病毒性肝炎、丁型病毒性肝炎、戊型病毒性肝炎、EB病毒性肝炎和巨细胞病毒性肝炎等。皮肤和黏膜病毒性疾病:包括麻疹、风疹、幼儿急疹、水痘及带状疱疹、天花、单纯疱疹病毒感染、狂犬病和口蹄疫等。眼病毒性疾病:包括流行性角膜结膜炎、滤泡性结膜炎和疱疹性角膜结膜炎等。中枢神经系统病毒性疾病：包括流行性乙型脑炎、圣路易脑炎、墨累山谷脑炎、加利福尼亚脑炎、森林脑炎和淋巴细胞脉络丛脑膜炎等。亲淋巴细胞性病毒性疾病：包括传染性单核细胞增多症、巨细胞病毒感染和获得性免疫缺陷综合征等。虫传病毒性疾病：有以下多种：①病毒性出血热。包括流行性出血热、黄热病、克里米亚-刚果出血热、裂谷热、阿根廷出血热和埃波拉出血热等。②登革热和登革出血热。③西尼罗热。④科罗拉多蜱传热。⑤白蛉热等。慢病毒感染：包括亚急性硬化性全脑炎、库鲁病、进行性多灶性白质脑病和亚急性海绵样脑病（皮质纹状体脊髓变性）等。

病毒性感染可由多种病毒引起，但临床表现均有畏寒、发热、全身倦怠无力、食欲减退等全身中毒症状及受侵组织器官炎症的表现。受侵组织器官不同而可引起不同症状。此外，还须注意一些有诊断意义的特殊体征，如麻疹患者的麻疹黏膜斑、狂犬病患者的恐水征等。

病毒感染性疾病的诊断须依靠流行病学史、典型临床表现和实验室检查。注意当地有无病毒性疾病流行、接触史及预防接种史等。常规实验室检查，末梢血白细胞一般均降低，为3000~4000/μl，淋巴细胞增多。同时多数病毒性疾病均为自限性，即病程1~2周后可不治自愈。根据以上特点可以作出初步诊断。确诊须依靠病毒分离和血清学检查。病毒分离可用组织培养、鸡胚和动物接种。应用电镜、免疫电镜、免疫荧光法、酶联免疫法及放射免疫法等可直接检查标本中的病毒颗粒及病毒抗原，常用作快速和早期诊断，如粪便中的甲型肝炎病毒和轮状病毒的颗粒可用电镜和免疫电镜检出。血清学检查可用免疫扩散法、补体结合试验、血凝法（间接血凝法和反向被动血凝法）、免疫荧光法、酶联免疫法及放射免疫法等测定血清和体液中的特异性抗体。检测抗原有助于早期诊断。检测抗体，一般须检测急性期和恢复期双份血清，恢复期血清抗体滴度较急性期血清升高4倍以上才有诊断意义。检测特异性IgM抗体有助于早期和现症患者的诊断。近年来,应用分子杂交技术和聚丙烯酰胺凝胶电泳法诊断病毒性疾病,不仅有很高的敏感性和特异性,而且可以诊断不同型和株的病毒感染。此外,应用单克隆抗体检测病毒抗原,也大大提高了诊断病毒性疾病的敏感性和特异性,而且用作对病毒抗原结构的研究。

多数病毒性疾病均能自愈,少数严重感染者可致死亡。尚缺乏特效治疗,仍以全身支持疗法和对症治疗为主。用抗生素或磺胺治疗无效,一些抗病毒药物如碘脱氧尿嘧啶核苷(疱疹净)、阿糖腺苷、无环鸟苷对疱疹病毒感染等有一定疗效。干扰素为广谱抗病毒药,对DNA和RNA病毒均有抑制作用。利巴韦林(病毒唑)对某些病毒如流行性出血热病毒,可能有抑制作用。金刚烷胺可以预防流感。

除隔离传染源、切断传染途径外,免疫预防是重要而有效的措施,有人工自动免疫如接种减毒活病毒疫苗(脊髓灰质炎疫苗、牛痘疫苗和麻疹疫苗等)及灭活病毒疫苗(流感疫苗、狂犬病疫苗等)。尤其是减毒活病毒疫苗的应用,常能获得持久、有效的预防效果。其次是人工被动免疫,注射患者恢复期血清及免疫球蛋白,可短期预防,如麻疹患者恢复期血清和丙种球蛋白预防麻疹,乙型肝炎高价免疫球蛋白预防乙型肝炎等。

第二章 中医对病毒感染性疾病的认识与治疗优势

病毒随着人类历史的进程潮起潮落，天花、黑热病、脊髓灰质炎渐渐退出了历史的主要舞台，新的病毒又粉墨登场，艾滋病病毒成为威胁人类的第一大病毒，预计全球艾滋病病毒的携带者已近1亿人，至今仍没有有效的药物及防治性疫苗。1997年第1例禽流感在香港出现，造成了全球性的恐慌，一旦这种禽流感病毒变异到可以在人与人之间传播，很可能会带来不可想象的灾难。2002年底，传染性非典型肺炎病毒在中国南方出现，数个月后这种疾病在东南亚、加拿大、英国及美国等大范围内扩散和蔓延。

病毒感染性疾病相当广泛，是临床常见病，而且与许多疾病和病理状态相关，如肿瘤、免疫功能异常、多种慢性疾病等，因此，有关病毒感染性疾病的研究是当今医学科学研究中重要而活跃的领域。由于病毒变异性强，病毒感染性疾病的病机十分复杂，西医对大多数病毒性疾病尚缺乏良好的疗效。而中医学则在病毒感染性疾病的辨证治疗方面积累了丰富的经验，具有明显特色和显著疗效，具有良好的发展前景。因此，探讨、归纳、总结中医药治疗病毒感染性疾病的经验，具有重要的研究价值和临床意义。

目前的临床实践和实验研究表明，中医药治疗病毒感染性疾病的优势主要表现如下。

1. 具有抗病毒作用。实验研究表明，多种中药含有抗病毒成分,可在体内、体外有效杀灭病毒。如金银花、连翘、黄芩、贯众、板蓝根、大青叶等。

2. 在抗病毒的同时,还能调整机体免疫状态、减轻炎症反应、减轻免疫病理损害、保护组织细胞功能,对病毒引起的感染具有多重作用。如黄连、白花蛇舌草、金银花、穿心莲等可促进白细胞吞噬功能;黄芩、金银花、青蒿、天花粉等可明显抑制超敏反应;金银花、连翘、白花蛇舌草等有促进淋巴细胞活化及特异性抗体生成的作用。

3. 在抗病毒的同时,许多药物兼有解热作用,可有效退热,缩短发热时间。同时可缓解头痛、身体疼痛等症状。如金银花、连翘、牛蒡子、荆芥、紫苏叶、蔓荆子、柴胡等。

4. 在抗病毒的同时,部分药物可以缓解恶心、呕吐、腹泻、食欲差等消化道症状,对病毒及病毒引起的病理反应能多途径、多方位作用。如紫苏叶、黄连、黄芩、白头翁、藿香、佩兰等。

5. 在抗病毒的同时,部分主要具有增强机体免疫功能的作用,能阻止病毒进入细胞组织,增强体力,明显减轻乏力等症状,如人参、黄芪、白术、灵芝、冬虫夏草等。

6. 中药复方制剂毒副作用少,不良反应较小。

7. 可以减轻抗病毒相关西药、激素等药物的毒副作用。

8. 由于中药有效成分的多元化,病毒不易产生抗药性。

我们主张,在临床治疗病毒感染性疾病时,要注重辨证与辨病相结合,因为病毒作为外来之邪,"乖戾之气",性质各异,可以为风、为寒、为暑、为湿、为燥、为火,可以致热、致实,有时也可致寒、致虚。又由于不同患者的个体差异,同一病毒性疾病其临床表现也往往不尽相同,因此,辨证论治是中医药治疗病毒感染性疾病时的基本原则。同时也要辨病,明确患者是属于何种病毒性疾病,根据不同的病毒,不同的疾病类型,选择具有特异针对性的处方、药物,正如吴又可所说"夫物者气之化也,气者物之变也,气即是物,物即是气,知气可以治物,则知物之可以制气矣。……此受物之气以为病,还以物之气制之"。只有将辨证论治与辨病论治有机结合起来,才能充分发挥中医药的治疗优势,取得最佳疗效。

总之,病毒感染性疾病多属于外感热病范畴,感受外邪是疾病的主因,但人体正气不足是感邪后发病的基础,因此治疗过程中祛邪外出是第一要务,邪去则正安,同时还要注重扶正,扶正以祛邪,正气充盛则疾病易愈。

第二部分　各　论

第一章 感 冒

第一节 西医认识

普通感冒（common cold）简称感冒[1]，是由于鼻病毒、冠状病毒、副流感病毒、呼吸道合胞病毒等引起的以鼻塞、打喷嚏、流涕、全身不适、肌肉酸痛为主要临床表现的急性上呼吸道感染，其临床症状特点是上呼吸道症状明显而全身症状相对较轻，是急性上呼吸道病毒感染中最常见的病种。

普通感冒中，30%~50%是由某种血清型的鼻病毒引起。当人体受凉、淋雨、过度疲劳等诱发因素，使全身或呼吸道局部防御功能降低时，则原已存在于呼吸道的或从外界侵入的病毒可迅速繁殖，引起本病，以鼻咽部炎症为主要表现。由于病毒抗原的多样性及漂移，一生中可反复多次感染。普通感冒大多数为散发性，但冠状病毒可引起某些流行，发病率高，影响人群面广、量大。病毒存在于患者的呼吸道中，在患者咳嗽、打喷嚏时经飞沫传染给别人。一般随年龄增长患病次数减少，学龄前儿童每年患病4~8次，学龄儿童2~6次，成人2~5次。全年均可发病，尤以春季多见。

病毒经鼻腔或眼部进入机体，黏附后借鼻腔的黏液纤毛活动到达后鼻咽部，病毒迅速复制，炎症介质分泌增加。病理变化与病毒毒力和感染范围有关，呼吸道黏膜水肿、充血，出现渗液，不同病毒可引起不同程度的细胞增殖和变性，感染严重时，鼻窦、咽鼓管和中耳道可能被阻塞，造成继发感染。

感冒的临床表现：感冒的潜伏期为1~3天，随病毒而异。起病突然，大多先有鼻和喉部灼热感，而后出现鼻塞、打喷嚏、流涕、全身不适和肌肉酸痛，症状在48小时达高峰，通常不发热或仅有低热。可有眼结膜充血、流泪、畏光、眼睑肿胀，咽喉黏膜水肿。鼻腔分泌物初始为大量水样清涕，以后变为黏液性或脓性。咳嗽通常不剧烈，可持续长达2周。实验室检查：①外周血白细胞总数正常或偏低，中性粒细胞减少，淋巴细胞相对增多。②X线胸片无阳性发现。感冒多呈自限性，如无并发症，一般病程为4~10天。但可能引起多种并发症，如化脓性咽炎、鼻窦炎、中耳炎、支气管炎、原有呼吸道疾病急性加重和恶化等。

诊断：根据临床症状特点，上呼吸道症状明显而全身症状相对较轻，并排除过敏性鼻炎等非感染性上呼吸道炎，即可作出诊断[2]。

治疗：临床常用对症治疗药物以缓解鼻塞、打喷嚏、身体疼痛、咳嗽等症状。

预防：主要应勤洗手，戴口罩，打喷嚏、咳嗽时掩住口鼻，流行季节减少在公共场所的活动等。

第二节 中医认识

普通感冒属于中医感冒、外感咳嗽范畴，当代医家对此有比较一致的看法。感冒是临床常见病、多发病，中医学对感冒的认识已经有2000多年的历史，早在《内经》时已经认识到感冒主要是外感风邪所致。《素问·骨空论》[3]说："风者百病之始也，……风从外入，令人振寒，汗出，头痛，身重，恶寒。"历代医家对感冒的认识比较一致，认为感冒是由于感受触冒风邪引起的外感病，临床以肺系、卫表见证为主，以鼻塞、流涕、喷嚏、咳嗽、头痛、恶寒、发热、全身不适等为主要症状。感冒之名，首见于北宋《仁斋直指方·诸风》[4]，该篇提出用参苏饮治疗"感冒风邪，发热头痛，咳嗽声重，涕唾稠粘。"至《丹溪心法·头痛》[5]一篇中，开始把感冒作为病证名。

我们认为,普通感冒初期属于中医学感冒范畴,病程超过7天后,如果患者还有咳嗽等临床表现,可参考外感咳嗽进行辨证论治。

第三节 病因病机与证候特征

一般认为感冒是因风邪引起,由于外感风邪或兼夹其他外邪,客于肺卫,引起肺卫功能失调,卫表不和,肺失宣肃而引发感冒,一般病程较短,在整个病程中很少传变。感冒的发生有外因也有内因。外因主要是季节更替,气候变化尤其是异常变化,常可引起感冒。四季中冬季应严寒当令,春季温暖多风,夏季暑湿交蒸,秋季天气凉爽,如果气候反常,冬季不寒而反温,春季应温而反寒,夏季应热而反凉,秋季应燥而反湿,都给感冒的发生提供了外在条件。但是如果人体正气充盛,腠理固密,调摄适宜,并不会发病,外因必须通过内因才能起作用,只有人体存在气血阴阳的失调,正气不足,卫外不固,或者素体健康之人,由于起居不慎,肺卫失调,卫气虚于一时,才能感受外邪而发病。

由于四时主气不同,感邪各异,因此感冒的病性亦有差别。春季多感风热,夏季多冒暑湿,秋季多触燥凉,冬季多受风寒,因而,感冒的性质就有风寒[6]、风热[7]、伤湿、伤暑[8]、伤燥等。感受风热多先伤肺卫,感受风寒多先犯太阳,感受湿邪多兼损伤脾胃。此外,感冒的发生还与体质有关,素体热盛者易感风热,阳虚卫弱者易感风寒,湿盛体丰者易受暑湿。

关于感冒的证候,一些临床研究表明风热感冒、气虚感冒临床较为常见。李锦强等[9]对200例感冒患者进行的中医证候规律研究结果表明,在200例感冒患者中,风寒感冒7例,仅占所有感冒病例的3.5%;风热感冒177例,占88.5%;风热感冒中兼有寒邪者39例,占19.5%;暑湿感冒5例,占2.5%;气虚感冒11例,占5.5%。

如果用虚实分类方法进行辨证,可见属于气虚外感者为132例,占66%。这项研究说明气虚外感占普通感冒患者的大多数,对指导普通感冒的治疗具有一定的临床意义。乔洁等[10]检索到感冒文献1159篇,筛选出有关感冒症状、体征、证候、临床疗效评价的文献103篇,其中,涉及感冒主要症状特征的文献65篇,涉及感冒证候类型的有42篇,涉及疗效判定标准的文献71篇,涉及疗效观察指标的文献23篇。通过对普通感冒相关文献的大量分析总结及整理合并,结果表明,感冒的主要临床症状为发热、鼻塞、流涕、头痛、咽痛或咽痒、咳嗽、全身酸痛、喷嚏、恶寒。主要证候为风寒证,风热证,暑湿证,体虚证,表寒里热证。疗效观察指标以发热、咳嗽、头痛、鼻塞、咽痛或咽痒、全身酸痛、流涕、恶寒为主。猴强等[11]根据临床表现,结合自身临床经验,将感冒按春、夏、秋、冬四时分型,以气虚、阴虚、气郁、经期感冒分证进行辨治。

王雪丽等[12]将普通感冒分为风寒类,风热类,暑湿类,体虚类和小儿类五大类,又根据兼加邪气进行细分。

(1)风寒感冒:可分为风寒感冒表实证、风寒感冒夹湿证和风寒感冒表虚证。①风寒感冒表实证:症状为恶寒发热、无汗、头痛、肢节疼痛、鼻塞声重、时流清涕、喉痒、咳嗽、咳吐稀白色痰,口干渴或渴喜热饮,舌苔薄白,脉浮紧,病程较短,治疗用辛温解表,荆防败毒散加减。②风寒感冒夹湿证:症见恶寒发热、无汗、头痛头沉、肢体酸重或痛,时流清涕、口黏,或伴鼻塞声重,舌苔白腻,脉浮滑,治用辛温散风,祛寒除湿,可选九味羌活汤。③风寒感冒表虚证:病程较长,症见发热头痛、汗出恶风、鼻鸣干呕,脉浮缓或浮弱,治宜解肌发表,调和营卫,可用桂枝汤加减。

(2)风热感冒:可分为风热感冒证和风热感冒夹湿证。①风热感冒证:症见身热较著,微恶风,汗出或汗出不畅,头胀痛,咳嗽,痰黏、色白或黄,咽干,或咽喉红肿,鼻塞流黄浊涕,口渴欲饮,苔薄白或微黄,舌边尖红,脉浮数,治疗用辛凉解表药,根据辨证加寒凉性或平性的清热泻火药、清热解毒药、化痰药、止咳平喘药、理气药。②风热感冒夹湿证：症见身热明显，微恶风，汗泄不畅，肢体酸沉，头胀痛，口黏，口渴欲饮，饮而不多，咽干，或咽喉红肿，舌边尖红，苔黄腻，脉滑数，治疗用辛凉解表胜湿，如银翘散加羌活、防风等。

（3）暑湿感冒：可分为暑天感冒风寒证和暑热感冒夹湿证。①暑天感冒风寒证：病程较短，症见恶寒发热，无汗，头疼头晕头沉，脘腹胀满或疼痛，呕吐，泄泻，舌苔白腻，脉弦滑，治疗用发表散寒，化湿解暑，理气和中，藿香正气水或藿香正气胶囊。②暑热感冒夹湿证：症见身热，微恶风，汗少，肢体酸沉或疼痛，头晕重痛，心烦口渴，口中黏腻，口渴不饮，胸闷泛恶，小便短赤，舌边尖红，苔薄黄或黄腻，脉濡数，治疗用清暑祛湿解表，轻者用鸡苏散，重者用新加香薷饮加银翘散、六一散、青蒿等。

（4）体虚感冒：可分为气虚感冒、阳虚感冒、阴虚感冒和血虚感冒。①气虚感冒证：症状是恶寒较重，发热，无汗，身楚倦怠，咳嗽咳痰无力，舌质淡红，苔薄白，脉浮无力，经常发作，缠绵难愈，治疗用益气解表，夹痰兼咳嗽用参苏饮，夹痰夹湿用人参败毒散，平时表虚自汗用玉屏风散。②阳虚感冒证：病程较长，症状为恶寒发热，热轻寒重，无汗肢冷，倦怠嗜卧，面色苍白，语言低微，舌质淡白，苔白，脉沉而无力或浮大无力，治疗用助阳益气，解表散寒，重者用再造丸，轻者用麻黄细辛附子汤。③阴虚感冒证：多见于热病后期，病程较长，症状为头痛身热，微恶风寒，无汗或有汗不多，咳嗽，心烦，口渴咽干，饮而不多，舌质红，脉细数，治疗用滋阴解表，用加减葳蕤汤加减。④血虚感冒证：症状为身热头痛，微恶风寒，无汗，唇甲苍白，面色萎黄，舌淡苔薄白，脉浮无力或为芤脉，治以养血解表，正柴胡饮加减，血虚重者用四物汤加减。若为阴血双亏又感外邪者，可用葱白七味饮加减。气血阴阳俱虚又感外邪，用十全大补汤加解表药。

（5）小儿感冒：与成人大致相同，病因病机类似，分为风寒感冒、风热感冒和暑邪感冒。临床需要注意的是,小儿感冒热多于寒,感冒病位主要在肺,小儿感冒常夹积滞,易夹惊抽。

我们认为,感冒的病因是感受风邪,根据季节不同可兼夹不同的邪气,其病位在肺卫,基本病机是外邪犯表,肺气失宣,卫表不和。临床常见实证和虚证感冒两大类证候。

第四节 分 证 论 治

根据患者的不同体质,气血阴阳的偏盛偏衰,是否患有基础疾病,感冒可分为实证和虚证感冒两类进行辨证论治。

一、实证

1. 风寒感冒

主症:恶寒重发热轻,无汗,头痛身疼,倦怠乏力,鼻塞流清涕,喷嚏,咳嗽,咳痰稀白。舌苔薄白,脉浮紧或浮缓。

治法:辛温解表

方药:荆防败毒散加减

荆芥10g	防风10g	羌活10g	紫苏叶10g
葛根15g	前胡10g	独活10g	辛夷10g
杏仁9g	桔梗6g	生甘草6g	

由于机体感受风寒之邪,外束肌表,卫阳被郁,清阳不展,络脉失和,肺气不宣而致。故用荆芥、防风辛温散寒,羌活、独活祛风散寒除湿,杏仁宣肺止咳,辛夷辛温通窍。表寒重者可加炙麻黄、桂枝辛温散寒解表;鼻塞流涕重者,可加苍耳子、白芷辛温通窍;语音嘶哑者,可加蝉蜕、凤凰衣利咽开音;气滞胸闷不舒,可加香附、紫苏梗行气理气;内湿痰多苔腻,可加陈皮、半夏、厚朴燥湿化痰。

2. 风热感冒

主症:发热重,微恶风,头胀痛,鼻塞流浊涕,咽痛咽肿,吞咽加重,咳嗽痰黄或不易咳出,口干口渴。舌边尖红,苔白或黄,脉浮数。

治法:辛凉解表

方药:桑菊饮加减

桑叶10g	菊花10g	连翘15g	金银花10g
芦根15g	葛根15g	淡豆豉10g	薄荷10g
杏仁9g	桔梗6g	生甘草6g	

本证由于风热邪气犯表,热郁肌腠,卫表失和,风热上扰,熏蒸清道,肺失清肃而致。故用桑叶、菊花辛凉宣透,金银花、连翘清热解毒,薄荷、淡豆豉疏风解表,透热外出,桔梗、甘草解毒利咽。若热势较盛,咽喉红肿疼痛,可加板蓝根、玄参、牛蒡子清热利咽;若咳嗽痰黄,可加浙贝母、瓜蒌皮清热化痰。

3. 风湿感冒

主症:恶寒重,发热轻微或不发热,一身重痛,无汗,头沉重如裹,腰痛有下坠感,鼻塞,流清涕,舌苔白,脉濡。

治法:升阳散湿

方药:羌活胜湿汤加减

羌活10g	独活10g	藁本15g	防风10g
升麻15g	苍术10g	川芎10g	蔓荆子10g
杏仁9g	生甘草6g		

由于汗出当风,或久处潮湿,致感受风湿之邪,着于肌表,使风湿相搏,郁于腠理,营卫受阻,而见诸症。故用羌活、独活散风湿,利关节,防风、藁本发汗止痛,升麻、苍术升阳散湿。若便溏者,可加炮姜温中化湿;鼻塞可加细辛、白芷辛温通窍;水肿可加浮萍发汗散湿。

4. 暑湿感冒

主症:见于夏秋季节,身热,或热势不扬,微恶风,无汗或少汗,周身酸困乏力,头晕胀重,鼻塞流涕,胸闷脘痞,恶心呕吐,腹胀腹泻。舌苔黄腻,脉濡数。

治法:清暑祛湿解表

方药：藿香正气散加减

藿香10g	佩兰10g	连翘15g	金银花10g
芦根15g	紫苏叶10g	姜半夏10g	厚朴10g
杏仁9g	白芷6g	桔梗6g	生甘草6g

由于感受夏季当令之暑邪，暑多夹湿，多见暑湿并重，病机由于暑湿伤表，表卫不和，肺气不宣，气机不畅，脾胃升降失调导致。故用藿香、佩兰芳香化湿宣表，连翘、金银花清热解毒，紫苏叶、白芷疏表通窍，半夏、厚朴和中化湿。如果热重口渴甚者，加栀子、黄芩清热燥湿；里湿偏重加苍术、豆蔻芳化和中，燥湿健脾；小便短赤加白茅根、六一散以清热利湿。

二、虚证

1. 气虚感冒

主症：恶寒发热，或热势不盛，但觉时时形寒恶风，自汗，头痛鼻塞，咳嗽痰白，语声低怯，气短，倦怠乏力，口渴不欲饮水，病程长不易愈，常反复发作，舌淡苔白，脉浮无力。

治法：益气解表，调和营卫

方药：参苏饮加减

党参10g	白术10g	茯苓15g	金银花10g
葛根15g	紫苏叶10g	前胡10g	枳壳10g
杏仁9g	白芷6g	桔梗6g	生甘草6g

素体气虚，卫外不固，腠理疏松，遇气候变化，最易感邪，感受风寒之邪，外束肌表，卫阳被郁，肺气不宣，又兼肺气不足而见诸症。故用党参、白术、茯苓益气健脾补肺，紫苏叶、葛根疏风解表，前胡、枳壳、桔梗宣肺理气。如果表虚自汗明显者加生黄芪以益气固表；咳嗽痰多者加浙贝母、清半夏燥湿化痰；恶风、肢体酸痛加桂枝、白芍以调和营卫。

2. 血虚感冒

主症：妇女产后或平素月经淋漓过多，或大出血后发热，微

寒无汗,头痛,面色不华,唇甲色淡,心悸头晕,舌质淡,苔白,脉
细或浮而无力。

治法: 养血解表

方药: 葱白七味饮加减

干地黄10g	当归10g	葱白10g	淡豆豉10g
葛根15g	生姜10g	麦冬10g	白芍10g
桔梗6g	生甘草6g		

妇女产后或平素月经淋漓过多,素有慢性失血性疾病或大
出血后,血虚失养,感受风邪,肺气不宣,营卫不和而见诸症。故
用地黄、当归、白芍养血补血,葱白、淡豆豉通阳解表,麦冬滋阴
生津。如头痛较重,可加白芷通窍止痛;咽痛可加金银花、薄荷
清热利咽。

3. 阴虚感冒

主症: 发热,微恶风寒,无汗或微汗,或盗汗,头痛,咽痛,口
干咽燥,喜饮水,手足心热,心烦,干咳少痰,或痰中带血丝,舌质
红,脉细数。

治法: 滋阴解表

方药: 加减葳蕤汤加减

玉竹10g	白薇10g	葱白10g	淡豆豉10g
葛根15g	金银花10g	麦冬10g	南沙参10g
玄参10g	连翘15g	桔梗6g	生甘草6g

阴虚之体,肺有燥热,易于感受风热之邪,风热邪气犯表,热
郁肌腠,卫表失和,风热上扰,肺失清肃,热邪灼伤津液而致诸
症。故用玉竹滋阴生津以助汗源,葱白、淡豆豉宣散解表,麦冬、
沙参、玄参养阴生津,金银花、连翘清热解毒。若心烦口渴较甚,
可加淡竹叶、天花粉清热生津;咽干咳痰不爽,可加牛蒡子、瓜
蒌皮利咽化痰;咳痰带血者,可加生地榆、鲜白茅根凉血止血。

4. 阳虚感冒

主症: 身热较轻,恶寒较重,无汗或自汗,头身疼痛,面色

㿠白,四肢不温,语声低微,倦怠嗜卧,舌质淡胖,苔薄白,脉沉细无力。

治法:益气助阳,散寒解表

方药:再造散加减

生黄芪10g	党参10g	炮附子10g	桂枝6g
葛根15g	羌活10g	防风10g	细辛3g
桔梗6g	炙甘草6g		

久病阳气虚衰之人,易于感受寒邪,风寒邪气束表,卫阳被郁,肺气失宣,表里俱寒,而见诸症。故以生黄芪、党参益气扶正,炮附子、桂枝温通阳气,羌活、防风、细辛散寒解表。如果感受寒湿,头身重痛,可加独活散寒燥湿;湿邪内蕴,胸闷脘痞,可加苍术、厚朴、姜半夏燥湿行气;脾虚食少,可加白术、生麦芽以健脾开胃;头痛重者,可加白芷、川芎行气止痛。

第五节 病案举例

案一:谢某某,女,30岁。

2011年12月7日来诊。患者由于感冒3天而来诊。患者外受风寒,喷嚏连连,鼻塞流涕,恶寒怕冷,周身酸痛,头痛,恶心欲呕,不思饮食,胃脘疼痛,脘腹胀满,舌苔白腻,脉弦紧。

处方:九味羌活汤加减

柴胡10g	荆芥10g	防风10g	葛根20g
川芎10g	羌活10g	生姜15g	姜竹茹10g
姜半夏10g	厚朴10g	紫苏梗10g	芦根15g
桔梗6g	甘草6g		

3剂,水煎服,日一剂。

患者病由感受风寒引起,恶寒身痛,鼻塞流涕,同时表现出恶心欲呕,脘腹胀满,舌苔白腻等湿邪中阻的临床表现,因此辨证为风寒夹湿,治以疏风散寒,行气化湿。方中荆芥、防风、川芎、羌活疏风散寒;生姜、竹茹、半夏、厚朴、紫苏梗行气化湿。

案二: 郑某某,女,81岁。

2012年1月12日来诊。因外感风寒,引起鼻塞流涕,口干咽痒,咳嗽,干咳无痰,平素即气短乏力,大便干结。舌质淡胖,苔白略腻,脉弦滑。

处方:参苏饮加减

太子参15g	生黄芪10g	紫苏叶10g	紫苏梗10g
生白术30g	生薏苡仁15g	枳实10g	全瓜蒌30g
防风10g	乌梅10g	天花粉15g	南沙参15g
桔梗6g	生甘草6g		

5剂,水煎服,日一剂。

患者为高龄女性,素体肺脾气虚,气短乏力,大便干结,外感风寒后引起鼻塞流涕,咽痒,咳嗽,干咳无痰,为肺脾气虚,风寒闭肺,肺气失宣的证候,治以益气补肺,疏风散寒。方中太子参、黄芪益气补肺;生白术、薏苡仁健脾,配伍枳实、瓜蒌润肠通便;紫苏叶、防风疏风散寒;天花粉、南沙参、乌梅滋阴养液。

案三: 安某某,女,64岁。

2012年8月6日来诊。患者盛暑外出,感受暑湿之邪,周身酸困,疲乏无力,咽干咽痛,咳嗽痰黄,口渴喜饮,脘腹胀满,大便不成形,舌质淡红,体胖,苔腻微黄,脉弦滑。患者既往有慢性胃炎病史,平素即易食后腹胀,大便长期不成形。

处方:藿香正气散加减

广藿香10g	佩兰10g	苦杏仁9g	白术15g
薏苡仁15g	芦根15g	黄芩10g	连翘15g
浙贝母10g	射干6g	桔梗6g	甘草6g
防风10g	紫苏梗10g	大腹皮10g	

5剂,水煎服,日一剂。

患者外感暑湿之邪,暑为阳邪,有炎热之性,故而患者咽干咽痛,咳嗽痰黄,口渴喜饮;患者素体脾胃虚弱,水湿内停,易感外湿,暑湿困表,故而周身酸困,疲乏无力;中虚湿阻,故而脘腹胀满,大便溏薄,舌胖苔腻,治以清暑化湿,行气化痰。方中藿香、佩兰芳香化湿解表,杏仁、白术、薏苡仁宣肺健脾化湿,黄芩、连翘清热解毒,浙贝母、射干、桔梗清肺化痰。

案四:李某,女,40岁。

2012年7月16日来诊。平素即怕冷、怕风,易感冒,因开会吹空调后出现流涕鼻塞,鼻痒喷嚏不止,周身酸困,咽痒,声音嘶哑,口干咽干,干咳少痰。舌淡红,苔薄白,脉细。

处方:

柴胡10g	荆芥10g	防风10g	葛根30g
辛夷10g	白芷6g	蝉蜕6g	木蝴蝶10g
桔梗6g	甘草6g	杏仁9g	浙贝母10g
南沙参15g	芦根15g		

7剂,水煎服,日一剂。

7月24日二诊。药后鼻塞流涕已减,声音能出,仍咽痒咳嗽,干咳无痰,口干口渴,怕风,进空调房间易喷嚏流涕,舌淡红,苔薄白,脉细。

生黄芪10g	白术15g	杏仁9g	浙贝母10g
南沙参15g	麦冬15g	防风10g	乌梅10g
炙紫菀10g	炙款冬花10g	桔梗6g	甘草6g

7剂,水煎服,日一剂。

由于空调的普遍应用,夏季感冒的类型已经比暑湿感冒复杂多变,常见感受风寒,或者表寒里热,或者表寒里湿热等,临床要注意鉴别诊断。本例初期即为感受风寒邪气,风寒束肺,卫表不和,故而周身酸困,鼻塞流涕;寒邪阻滞,气机不利,故而咽痒,声音嘶哑,治宜疏风散寒,宣肺开音,方中荆芥、防风、辛夷、白芷疏风散寒;蝉蜕、木蝴蝶、桔梗、生甘草利咽开音,服药后患者表解,音开。复诊时表现为卫表气虚,津液不足,故以玉屏风散益气固表,南沙参、麦冬、乌梅滋阴润肺,炙紫菀、炙款冬花润肺止咳。

第六节 临 证 感 悟

一、辨病辨证要点

感冒是临床常见病、多发病,一般认为,感冒属于轻浅之疾,易于治疗,其实,感冒的辨证治疗绝非易事,临床常见因为感冒治疗不当而引起其他继发疾病,缠绵难解。

感冒之病,与多种传染病的初期阶段症状相似,在临诊时务必注意鉴别,以免误诊误治。如流感、麻疹、脊髓灰质炎、水痘、猩红热、传染性单核细胞增多症等。还要与过敏性鼻炎,各种肺炎等相鉴别。

感冒首先要辨别寒热,根据患者寒热的轻重,有无咽痛,口干口渴,舌边尖红等临床表现和舌脉特征,可以辨别是风寒还是风热。辨别关键在于是否有咽痛,一般咽痒、咽干、咽紧可能都是感寒的表现,而一旦患者出现咽痛,诊查可见咽部充血,则可认为是风热。

其次,要辨别兼夹证。夹湿者,周身困重疼痛,头痛如裹;夹痰湿者,舌苔白腻,咳吐较多白黏痰;夹食滞者,脘腹胀满,嗳腐吞酸,大便不爽。而年高体弱或有基础疾病者,需要辨别气血阴阳的盛衰,根据气虚、血虚、血瘀、痰滞、阴虚、阳性的不同情况,分别治疗。

二、临证诊治心得

感冒一病,是由于外邪侵入人体而致,临床治疗的第一要务,当是祛邪外出,邪去则正安。因此治疗用药首先要给邪气以去路,病中无汗者要辛散发汗,以辛凉为主,给邪气以外泄之路,风寒者可用辛温如紫苏叶、荆芥、防风等,使邪从汗解。如果病中大便不通,则要注意开肠通便,使邪气从便而出。如有汗、便通,就要注重清热,清热解毒以祛邪,常用金银花、连翘、蒲公英、野菊花等。

根据感受寒邪轻重的不同,可以选用不同的方药,如感寒较轻,仅有周身酸困不适,可用葱豉汤加紫苏叶、荆芥,以通阳散寒,宣表达邪,或以生姜红糖水热饮后覆被以解散表寒。如果感邪较重,可应用荆防败毒散或九味羌活汤。如果重感寒邪,恶寒重,头痛剧烈,周身疼痛,可用麻黄汤、葛根汤治疗。

夏季感冒可加用时令鲜药,如鲜藿香、鲜佩兰、鲜芦根、鲜荷叶、荷梗、西瓜翠衣等,以清暑化湿,解表透邪。由于现代生活交通便捷,空调广泛使用,因此夏季感冒更常见感受寒邪或夹杂饮冷引起的寒湿困表,因此临床要注意辨别,如仅有表寒,可用荆芥、防风、羌活等,如夹杂寒湿,可用羌活、独活、生姜等,如有内热,可加连翘、黄芩、蒲公英等。

妇女产后或女性月经期间,感受风寒,头痛身痛,发热,可用傅青主加味生化汤,羌活,防风,当归,川芎,生姜,甘草。头痛重可加白芷,葛根,腹痛可加延胡索,白芍。

三、护理与调摄

患感冒期间,应强调适当休息,注意室内空气新鲜、流通,多饮水,避风寒,避免繁重劳作。服药期间,饮食宜清淡,忌食生冷、肥甘厚腻食物。

注意煎药及服药要求,水药宜于轻煎,一般煎煮10~15分钟即可,不宜过煮,趁温热服,服后避风寒并覆被取微汗,或进食热稀饭、米汤以助药力。

在感冒流行期间,可服药预防。同时注意防寒保暖,随时增减衣服,避免淋雨及过度疲劳,减少公共场所的活动,防止交叉感染。

四、感冒的预防

预防感冒,要因人、因地、因时制宜。在不同地域,根据不同的感冒易发季节,对易于反复感冒的患者,可以根据患者的不同体质应用中药进行辨证施防。

1. 素体气虚证

临床表现:平素易于感冒,自汗,少气懒言,倦怠乏力,舌质淡,苔薄白,脉细无力。

方药:黄芪、白术、防风,水煎服,每日1剂,每日早晚分两次服用,连服3~6剂。

2. 素体阴虚证

临床表现:平素口渴喜饮,鼻咽干燥,皮肤干燥,咽痒干咳,舌红少津,脉细。

方药:北沙参、玄参、桑叶、菊花、金银花,水煎服,每日1剂,每日早晚分两次服用,连服3~6剂。

3. 内热素盛证

临床表现:面红目赤,易于口舌生疮,咽痛口渴,排便不畅,舌红苔黄,脉滑数。

方药:板蓝根、金银花、紫草、牛蒡子,水煎服,每日1剂,每日早晚分两次服用,连服3~6剂。

4. 痰湿素盛证

临床表现:平素胸脘满闷,肢体困重,纳差不饥,形体肥胖,舌质淡,苔白腻,脉滑。

方药:藿香、佩兰、苍术、厚朴、生甘草,水煎服,每日1剂,每日早晚分两次服用,连服3~6剂。

在临床上,还可以根据患者的不同体质,应用药茶、药粥进行辨证施防。如银花苏叶茶、莲子大枣粥等,还可以佩戴药物香囊或用药物在室内熏香,以祛邪避疫。

由薄荷、苍术、贯众、白芷、冰片等研末装香囊随身佩戴,或置于室内熏香。

参 考 文 献

[1] 朱元珏,陈文彬. 呼吸病学. 北京: 人民卫生出版社,2003

[2] 陈灏珠. 实用内科学. 第12版. 北京: 人民卫生出版社,2005

[3] 田代华整理. 黄帝内经·素问. 北京: 人民卫生出版社,2005

[4] 杨士瀛. 仁斋直指方-经典医学名著. 上海: 第二军医大学出版社,2006

[5] 朱震亨. 丹溪心法. 北京: 人民卫生出版社,2005

[6] 宋华妮,毛宗福,韩定芬,等. 葛根汤(合剂)治疗感冒(外感风寒证)的随机双盲对照研究. 临床荟萃,2005,20(6): 313-315

[7] 毛秉豫. 抗感解毒口服液治疗风热感冒90例疗效观察. 云南中医中药杂志,2008,29(4): 18-19

[8] 褚蕾. 藿香桂枝汤与藿香正气水治疗外感夹湿型感冒100例临床对照观察. 云南中医学院学报,2007,30(5): 45-47

[9] 李锦强,赵建平,白丽. 感冒的中医证候规律研究. 湖南中医杂志,2012,28(2): 80-81

[10] 乔洁,胡镜清. 普通感冒中医常见症征、辨证分型与疗效评价指标的文献分析. 中国中医基础医学杂志,2009,15(2): 155-157

[11] 缑强,王焕生,田炳坤. 四时感冒的中医辨证治疗. 现代中医药,2007,27(4): 62-64

[12] 王雪丽,高学文. 中医对感冒的分型及治疗用药. 中医中药,2009,16(8): 82-83

第二章　流行性感冒

第一节　西医认识

流行性感冒（influenza,简称流感）是由流行性感冒病毒（包括甲、乙、丙3型）引起的急性呼吸道传染病。流感病毒容易发生变异,传染性强,其中甲型流感病毒最容易发生变异,可感染人和多种动物,为人类流感的主要病原,常引起大流行和中小流行。乙型流感病毒变异较少,可感染人类,引起暴发或小流行。丙型流感病毒较稳定,可感染人类,多为散发病例,目前发现猪也可被感染。

流感患者和隐性感染者是流感的主要传染源,从潜伏期末到发病的急性期都有传染性,其主要通过空气飞沫传播,也可通过口腔、鼻腔、眼等处黏膜直接或间接接触传播。人群普遍易感,感染率最高的通常是青少年。流感的潜伏期一般为1~7天,多数为2~4天。流感病毒通过细胞内吞作用进入细胞。在病毒包膜上含有M2多肽的离子通道在胞内体中被酸性pH激活,使核衣壳蛋白释放到胞质（脱壳）。核衣壳蛋白被转运到宿主细胞核,病毒基因组在细胞核内进行转录和复制。病毒核蛋白在胞质合成后,进入胞核和病毒RNA结合形成核壳体,并输出到细胞质。病毒膜蛋白经完整加工修饰后,嵌入细胞膜内。核壳体与嵌有病毒特异性膜蛋白的细胞膜紧密结合,以出芽方式释放子代病毒颗粒（芽生）。神经氨酸酶（NA）清除病毒与细胞膜之间以及呼吸道黏液中的唾液酸,以便于病毒颗粒能到达其他的上皮细胞。最后,宿主的蛋白酶将HA水解为HA1和HA2,使病毒颗粒获得感染性。流感病毒成功感染少数细胞后,复制出大量新的子代病毒颗粒,这些病毒颗粒通过呼吸道黏膜扩散并感染其他细胞。

临床以全身症状为主,而呼吸道症状表现轻微或不明显。我国北方地区冬春季节,南方夏季和冬季是高发期,所引起的并发症和死亡现象非常严重。

其发病机制主要与病毒代谢产物对全身器官的毒性作用以及流感病毒对呼吸道黏膜的直接损害有关,病理变化主要表现为呼吸道纤毛上皮细胞呈簇状脱落、上皮细胞的化生、固有层黏膜细胞的充血、水肿伴单核细胞浸润等病理变化。致命的流感病毒性肺炎病例中,病理改变以出血、严重气管支气管炎症和肺炎为主,其特点是支气管和细支气管细胞广泛坏死,伴随有纤毛上皮细胞脱落、纤维蛋白渗出、炎症细胞浸润、透明膜形成、肺泡和支气管上皮细胞充血、间质性水肿、单核细胞浸润的病理改变。后期改变还包括弥漫性肺泡损害,淋巴性肺泡炎,化生性的上皮细胞再生,甚至是组织广泛的纤维化。严重者会因为继发细菌感染引起肺炎,多为弥漫性肺炎,也有局限性肺炎。

流行性感冒的诊断标准如下。

(1)流行病学史:流行期间一个单位或地区出现大量上呼吸道感染患者或医院门诊该类患者明显上升。

(2)临床表现:①单纯型流感:最常见。突然起病,高热,体温可达39~40℃,可有畏寒、寒战,多伴头痛、全身肌肉关节酸痛、极度乏力、食欲减退等全身症状,常有咽喉痛、干咳,可有鼻塞、流涕、胸骨后不适等。颜面潮红,眼结膜外眦轻度充血。如无并发症呈自限性过程,多于发病3~4天后体温逐渐消退,全身症状好转,但咳嗽、体力恢复常需1~2周。②肺炎型流感:实质上就是并发了流感病毒性肺炎,多见于老年人、儿童、原有心肺疾患的人群。主要表现为高热持续不退,剧烈咳嗽、咳血痰或脓性痰、呼吸急促、发绀,肺部可闻及湿啰音。X线胸片提示两肺有散在的絮状阴影。痰培养无致病细菌生长,可分离出流感病毒。可因呼吸循环衰竭而死亡,病死率高。③中毒型流感:极少见。表现为高热、休克及弥散性血管内凝血(disseminated intravascular coagulation, DIC)等严重症状,病死率高。④胃肠型流感:除发热外,以呕吐、腹泻为显著特点,儿童多于成人。2~3天即可恢复。

（3）实验室检查:外周血常规白细胞总数一般不高或降低。

（4）确诊标准:具有临床表现,以下1种或1种以上的病原学检测结果呈阳性者,可以确诊为流感:①流感病毒核酸检测阳性(可采用real-time RT-PCR和RT-PCR方法)。②流感病毒快速抗原检测阳性(可采用免疫荧光法和胶体金法),需结合流行病学史作出综合判断。③流感病毒分离培养阳性。④急性期和恢复期双份血清的流感病毒特异性IgG抗体水平呈4倍或4倍以上升高[1]。

治疗:在发病36小时或48小时内尽早开始抗流感病毒药物治疗。①凡实验室病原学确认或高度怀疑流感、且有发生并发症高危因素的成人和儿童患者,不论基础疾病、流感疫苗免疫状态以及流感病情严重程度,都应当在发病48小时内给予治疗。②实验室确认或高度怀疑流感以及需要住院的成人和儿童患者,不论基础疾病、流感疫苗免疫状态,如果发病48小时后标本流感病毒检测阳性,亦推荐应用抗病毒药物治疗。此外,要合理使用对症治疗药物。

预防:接种流感疫苗是最有效预防流感及其并发症的手段,疫苗需每年接种方能获得有效保护。

第二节　中医认识

现代医家多认为流行性感冒与文献中的"时行感冒"等同,认为本病为非时之气夹六淫时邪侵袭人体而致病。时行感冒一词,首见于清代林佩琴《类证治裁·伤风论治》[2]中,"时行感冒,寒热往来,伤风无汗,参苏饮,人参败毒散,神术散。"当时认识到这种特殊的感冒具有流行性,能在一个时期内广泛流行,不论男女老幼,症状多相似,与感受时行之气有关,而定名为时行感冒。"时行"中的"时"指发病有严格的季节性;"行"指气候失宜引起疫毒的流行[3]。正如晋代葛洪在《肘后备急方》[4]所说:"总名伤寒,因俗也号为时行。"隋代巢元方在《诸病源候论》[5]中提出"时行病者,是春时应暖而反寒,夏时应热而反冷,秋时应凉而反热,冬时应寒而反温,非其时而有其气,是以一岁之中,病无长少率相似者,此则时行之气也。""从春分以后至秋分节前,天有暴寒者,皆为时行寒疫也。"可见,时行是指天运失时,疫邪丛生而导致的疾病流行。

我们认为,时行感冒为非时之气夹六淫时邪侵袭人体而致病,且以发热为主,属于中医学中具有传染性、流行性的外感热病的范畴。中医学历史文献中虽然没有确切记载"流行性感冒"这一病名,但是却记载了大量与流感类似的具有传染性、流行性的外感热病,并形成了系统的辨证论治理论。因此,流感总的辨证论治法则与外感热病理论的发展有密切关系。时行感冒的出现正是历代医家在研究外感热病的过程中,不断总结、深化衍变而来的,是外感热病的分类从笼统到逐步清晰的结果。

中医学对外感热病的认识分为寒温两派:其中东汉张仲景继承并发展了《内经》的外感热病学理论,以六经辨证体系为轴,将病脉证治、理法方药一线相贯,形成了外感热病较为完整的辨治体系,首开中医外感热病学之临床辨治先河。《伤寒论》以风寒作为外感热病的主要病因,并按六经传变的规律进行论治,对伤寒表证初期的一般治法是"当解表"、"当发汗",以麻黄汤和桂枝汤为主,后世称之为辛温解表法。同时,《伤寒杂病论》根据具体情况辨证施治,对于表里同病、寒热不一的病证,灵活选择寒热共用、温清同施之法,如大青龙汤、小青龙加石膏汤、射干麻黄汤、越婢汤、桂枝二越婢一汤等,皆是根据表寒里热之多少灵活变化所组成的寒温并用之剂[6]。

而清代最有代表性的温病学家叶天士在《温热论》[7]中论述到:"温邪上受,首先犯肺,逆传心包,肺主气属卫,心主血属营",认为温病的病邪为温邪,强调温邪与寒邪相对立,温邪包括风热、暑热、湿热、燥热、温毒、秽浊及戾气;传变规律为"卫之后方言气,营之后方言血"的卫气营血传变规律;外感热病初期邪在表,强调治疗原则为辛凉解表法,但用药不可过用寒凉,强调"在卫汗之可也,到气方可清气,入营犹可透热转气,入血唯恐耗血动血,直须凉血散血"。

可见,流行性感冒包含在中医学的外感热病范畴之中,可以参照外感热病的辨证方法对流行性感冒进行辨证论治。

第三节 病因病机与证候特征

对于流感的病因,现代医家主要认为属于"时邪疫毒",可夹寒、夹热或夹湿,或寒热错杂。流感病邪常常传变入里,卫气同病,或卫营同病,或肺胃并犯。任继学[3]认为本病发生、发展的规律是既伤卫又伤气,也能伤肺,更能波及神明,扰乱肠胃。因此,必以表卫受束、热毒闭肺、逆传心包、扰乱肠胃为其辨证准绳。伤寒因风寒之邪由表入里,故应以辛温解表为主。然本病为时疫病毒,既犯卫又犯气,肺胃并犯,故在病理上既有表阳被郁,又有毒热内炽。火热自内出,经气先虚,虽汗多不解,所以治法上既不能单纯解表,也不能单纯清里,初应以表里通解为法。邪气内陷者,应以清热解毒为主。营卫得清,邪不传中,是为善法。张俊庚[8]认为时行感冒是时邪病毒经口鼻或皮毛而入,卫气被郁,故微恶风寒,发热或壮热;卫气被郁,毛窍开合失司,故无汗或少汗;邪热病毒熏蒸于上,故头晕、头痛、咽喉肿痛;邪毒袭肺,肺气失宣,故咳嗽;病邪伤及阴血,故舌质淡红,或红或红绛,苔薄黄或黄厚;邪毒在卫表,故脉浮数,滑或滑数,为病毒盈盛之征。故应用经方银翘散与清温解毒汤。袁长津[9]认为,流感患者就诊时,往往即表现出表里同病、寒热夹杂的共性,多以头身疼痛,发热,恶寒或不恶寒,鼻、咽不适,分泌物增多,困乏无力为主证,或伴有咳、喘、咳痰等肺系病变,或伴有呕恶、腹泻、胸腹闷胀等胃肠症状。李国勤[10]在甲型H1N1流感的中医辨治上,认识到本病病位在肺,发展过程有3个阶段,即初期、中期和后期。治疗时应认清阶段,合理用药;初期疫毒之邪首犯肺卫,湿遏热阻,肺失宣散,治当宣肺解表,清热利湿;中期毒损肺络、津血外渗,治宜清热解毒、止血通络;后期毒邪内陷、内闭外陷,邪去正虚,热邪常耗气伤阴,则出现气阴两虚,治宜补肺健脾、益气养阴。重症结合静脉清热解毒中药、扶正针剂,截断病情恶化,使得正气内存、肺气宣降、呼吸顺畅,病得易愈。

对于流感的证候研究表明,风寒证、风热证等表证,热毒闭肺证、肺胃热盛证等里证,热陷心包证、阴竭阳脱证等危重证候,均可在流感患者中出现。王大伟等[11]应用文献数据挖掘、文献分析法等方法,系统挖掘、分析各名老中医治疗流行性感冒的相关期刊文献及著作共59篇。从统计分析结果看,当代名老中医对外感风热、外感风寒、毒邪内蕴、外感夹湿4个证型的认同度较高,与近年来对流行性感冒的证候分布调查大致相符。在流行性感冒的急性病程中,阴虚,阳虚,太阳少阳合并等上述各种证型多不会单独出现,而是呈现虚实转化、虚实夹杂的证候演变。当代名老中医在流行性感冒的治疗上,除了辛温解表、辛凉解表等散邪之外,也必注重消除兼杂,扶助正气,做到祛邪当务尽,宣肺不伤气,对疾病常可取得较好疗效。李素云等[12]将不同命名的证候整理成9类,按出现频率大小依次为:风热证(包括表热证、风热犯表证、风热犯肺证、肺卫风热证、风温犯表证、风热证等),热毒闭肺证(包括热毒闭肺证、邪毒袭肺证、疫毒闭肺证、温毒型等),痰热壅肺证、肺胃热盛证(包括肺胃郁热证、邪热蕴肺证、肺热壅盛证、气分邪热证、气分温热证、卫气同病证、阳明热盛证、阳明证、二阳或三阳合病等),正虚邪恋证(包括气虚证、阴虚证、阳虚证、气阴两虚证等),表寒里热证,风寒证(包括寒邪束表证、风寒束表证、风寒证、太阳证等),热陷心包证,以及其他类型(包括脾胃湿阻证、下焦湿热证、暑热稽留证、暑热犯肺证、少阳证、邪入少阳证、太少两感证及夹湿、夹暑、夹寒、夹毒)等。

我们在流感的临床辨治中,遵循董建华院士创立的外感热病寒温统一,分为表证、表里证、里证三期二十一候的辨证方法进行辨证治疗[13]。

第四节 分证论治

一、表证期

1. 风热犯表证

主症: 身热较著,微恶风,汗泄不畅,头胀痛,咳嗽,痰黏或黄,咽干,或咽喉红肿疼痛,鼻塞,流黄浊涕,口渴欲饮,舌苔薄白微黄,边尖红,脉浮数。

治法: 辛凉解表,宣肺透散

方药: 银翘散加减

金银花10g	连翘10g	射干10g	紫苏叶10g
荆芥10g	牛蒡子10g	柴胡10g	黄芩10g
淡竹叶10g	薄荷10g后下	生甘草5g	

本证由于风热侵于肺卫,导致卫表失和,热郁肌腠。故用金银花、连翘辛凉清热解表,荆芥、薄荷轻清透邪。如果头痛较重,可加桑叶、菊花、白芷疏风清热;咳嗽较重,可加炒杏仁、炙百部降气止咳。

2. 暑湿困表证

主症: 身热,微恶风寒,汗少,肢体酸重,头晕重胀痛,咳嗽痰黏,腹胀,胸闷,纳谷不香,大便溏稀,甚至有恶心呕吐。苔白腻,脉濡滑。

治法:芳香化浊,理气解表清热

方药:

藿香10g	佩兰10g	杏仁10g	香薷6g
羌活10g	生薏苡仁15g	桔梗6g	紫苏叶10g
金银花15g	连翘10g	生甘草5g	

本证为平素痰湿较重者,外感时疫病毒;或者由于夏季久居空调室内,外受寒邪,内蕴暑湿引起。香薷具有很强的散寒解表作用,被称为夏月麻黄,配合紫苏叶、羌活散寒解表。如果恶心、呕吐明显者,可加生姜、姜竹茹和胃止呕;肢体沉重疼痛甚者,加木瓜、苍术、独活以燥湿通络。

3.燥邪伤表证

主症:发热,微恶风,咽痛,口干喜饮,咳嗽、痰少色黄质黏,舌质光红,少苔或无苔,脉细。

治法:辛凉清解,宣肺润燥

方药:桑杏汤加减

桑叶12g	苦杏仁9g	北沙参15g	浙贝母10g
炒栀子10g	淡豆豉10g	知母10g	生石膏30g^{先煎}
天花粉15g	桔梗6g	生甘草6g	

温邪为病,易耗伤阴液,故治以清燥泻热,润肺化痰。用生石膏、知母、栀子、淡豆豉清里泻火;天花粉、北沙参养阴润燥;桑叶、杏仁、浙贝母清润化痰;桔梗、甘草清热利咽。如果咽干鼻干者,可加玄参、麦冬以养阴生津;鼻干衄血者,加白茅根、侧柏叶凉血止血;痰黄黏稠难咯者,可加瓜蒌皮、浙贝母、芦根清热化痰。

4.气虚外感证

主症:发热,午后或入夜加剧,自汗,气短,倦怠,周身乏力,纳呆,舌淡苔少,脉浮细数无力。

治法: 益气解表

方药:

生黄芪15g	金银花15g	当归10g	炒白术10g
柴胡10g	黄芩10g	干生地黄15g	淡豆豉15g
荆芥10g	紫苏叶10g	甘草5g	防风10g

平素气血不足,反复感冒,时疫外感,缠绵不已,经久不愈。方以生黄芪益气固表,托毒外出,当归、干生地黄养血,荆芥、紫苏叶、淡豆豉透邪外出。如果咽痛较重,加射干、桔梗以清热利咽;胸胁满闷,气机郁滞者,可加枳壳、郁金以行气宽胸。

二、表里证期

1. 表寒里热证

主症: 突发寒热,体温可高达39℃以上,咳嗽,咽痒咽痛,舌红苔黄,脉浮数有力。部分患者可兼见少阳经病变,如寒热往来,咳嗽较重,痰黄不多,舌苔黄厚,脉弦数。

治法: 表里双解,散表寒,清里热

方药: 麻杏石甘汤合柴葛解肌汤加减

炙麻黄6g	杏仁10g	生石膏30g[先下]	生甘草5g
柴胡10g	黄芩10g	葛根10g	紫苏叶10g
桔梗6g	薄荷6g[后下]		

方中炙麻黄、紫苏叶解散表寒,生石膏、黄芩清解里热。如果感寒重,身痛明显者可加荆芥、防风、羌活、独活以散寒止痛;里热重,咽痛口干者,加金银花、连翘、板蓝根以清热解毒。

2. 表里并病,胃肠湿热证

主症: 发热,周身酸痛,口干口渴,恶心呕吐,腹泻如水,舌红苔黄,脉细数。

治法: 解表清里,逆流挽舟

方药: 荆防败毒散加葛根芩连汤加减

荆芥10g	紫苏叶10g	葛根10g	黄芩10g

黄连5g　　　藿香10g　　　炒白术10g　　　车前草15g

清半夏10g　　焦山楂15g

荆防败毒散解散表邪,葛根芩连汤清热止泻,藿香、车前草芳香祛湿止泻,焦山楂消积导滞。如果呕吐较重,加生姜、姜竹茹以和胃止呕;腹痛明显者,加白芍、木香行气止痛。

三、里证期

1. **热毒犯肺证**

主症: 高热,头痛、周身肌肉酸痛,面红目赤,咽痛,咳嗽,咳痰质黏,咳痰不爽,口渴喜饮,倦怠乏力,舌红苔黄,脉滑数。

治法: 清肺泻热,宣肺透邪

方药: 麻杏石甘汤加味

炙麻黄6g　　　苦杏仁9g　　　生甘草6g　　　生石膏30g^{先煎}

柴胡10g　　　黄芩10g　　　羌活6g　　　牛蒡子10g

知母10g　　　浙贝母10g　　桔梗10g

麻黄辛温,宣肺解表而平喘为君;石膏辛甘大寒,清泻肺胃之热以生津,为臣,与石膏两药相配,既能宣肺,又能泻热;杏仁可以苦降肺气,止咳平喘,既助石膏沉降下行,又助麻黄泻肺热;甘草顾护胃气,防石膏之大寒伤胃,调和麻黄、石膏之寒温;以柴胡、黄芩配合加强清肺热之力,疏解透邪,给邪以出路。如果高热烦渴,可加天花粉、南沙参、麦冬以滋阴生津;腹胀便秘者,可加生大黄通腑泻热。

2. **热毒壅肺证**

主症: 持续高热,咳嗽咳痰,气短喘促;或心悸,躁扰不安,口唇紫暗。舌暗红,苔黄腻或灰腻,脉滑数。

治法: 清热泻肺,解毒散瘀

方药:

炙麻黄6g　　　生石膏30g^{先煎}　炒杏仁9g　　　知母10g

金荞麦15g　　黄芩10g　　　蒲公英15g　　浙贝母15g

丹参15g　　　牡丹皮10g　　　全瓜蒌15g　　　葶苈子30g

生石膏、知母、金荞麦、黄芩、蒲公英清肺泻热,贝母、瓜蒌清肺化痰,丹参、牡丹皮、葶苈子活血利水泻肺。如果咳痰带血,或咯吐粉红色痰,可加三七、白芍活血止血;高热烦躁,神昏谵语者,可用汤剂送服安宫牛黄丸。

3. 湿热阻滞中焦

主症:发热,咽痛,咳嗽痰黄,脘腹痞满,恶心纳呆,呕吐,倦怠懒言,舌质红,苔黄腻,脉滑数。

治法:清热化湿,透邪和胃

方药:藿朴夏苓汤加减

藿香15g　　　佩兰15g　　　淡豆豉10g　　　连翘15g

金银花10g　　黄芩10g　　　茯苓15g　　　　炒竹茹10g

杏仁9g　　　　薏苡仁30g　　芦根15g　　　　厚朴10g

姜半夏9g　　　生甘草3g

腹满呕恶,倦怠懒言,湿困中阻,发热重,咳嗽痰黄,舌质红,湿已化热。药用藿香、佩兰、金银花、连翘、淡豆豉透邪于外;黄芩清泻于中;薏苡仁、茯苓渗泄于下;芦根清胃泻热而止呕逆;厚朴、竹茹化湿和胃。如果痰黄量多者,可加浙贝母、瓜蒌皮以清热化痰;如果咽痛较甚,可加射干、桔梗以清热利咽。

4. 气营两燔证

主症:高热,烦躁不安,甚则神昏谵语,咳嗽,胸闷憋气,或喘促气短。舌质红绛,苔黄,脉细数。

治法:清气凉营

方药:犀角地黄汤加减

水牛角片30g^{先煎}　生地黄15g　　　赤芍10g

紫草12g　　　　　丹参12g　　　　连翘15g

麦冬10g　　　　　淡竹叶10g　　　生石膏30g^{先煎}

瓜蒌30g　　　　　青蒿15g　　　　淡豆豉15g

犀角地黄汤清热凉血,淡豆豉、淡竹叶透邪外出。如果神昏谵语者,加服安宫牛黄丸以醒神开窍;大便秘结者,加生大黄以通腑泻热。

5. 脱证

主症:神志淡漠甚至昏蒙,面色苍白或潮红,冷汗自出或皮肤干燥,四肢不温或逆冷,口燥咽干,舌暗淡,苔白,或舌红绛少津,脉微细数,或脉微弱。

治法:扶正固脱

方药:

气虚阳脱者:红人参15g,制附子15g,干姜15g,炙甘草10g,山萸肉15g。

气虚阴脱者:生晒参10g,麦冬15g,五味子10g,山萸肉15g。

阳脱者,以参附汤益气回阳,以山萸肉温阳固脱。阴竭者,以生脉饮益气养阴生津,以山萸肉收敛固脱。

6. 恢复期

主症:神疲乏力,低热,咳嗽,气短,纳差,舌淡红苔薄,脉细。

治法:益气养阴,宣肺止咳

方药:

| 太子参15g | 南沙参15g | 麦冬10g | 天花粉15g |
| 浙贝母10g | 杏仁10g | 佛手10g | 生麦芽15g |

太子参补肺益气,南沙参、麦冬、天花粉养阴生津,浙贝母、杏仁润肺化痰,佛手、麦芽消食和胃。如果气虚较甚,气短懒言,可加生黄芪益气补肺;脾虚食少,大便溏薄者,加白术、茯苓、薏苡仁以健脾渗湿。

第五节 病 案 举 例

案一:李某某,男,53岁。

一诊:1990年3月2日。李某在就诊前赴外地工作1周,每日酒肉烟茶不断,回京途中受凉,恶寒发热,周身酸痛,口苦咽干,茶饭不思,体温38~40℃,先后用青霉素,氨苄西林及解热止痛西药,正柴胡饮,感冒清热冲剂等中西药治疗8天,汗出热减,旋即又升。经X线胸片、化验、诸般检查皆无阳性所见。就诊刻下症:发热微恶寒,头痛项强,周身关节酸痛,微咳少痰,胸闷脘痞,时时犯恶,腹胀隐痛,口干苦而黏,咽干痛,不思饮食,大便溏滞不爽,小便短赤,体温39.7℃。舌红苔黄厚腻,脉滑数。

处方:荆防败毒散合普济消毒饮化裁

羌、独活各10g	防风10g	川芎10g	薄荷6g后下
柴胡10g	黄芩10g	连翘10g	生石膏45g先下
板蓝根15g	枳壳10g	厚朴10g	生大黄5g后下

煎服法:嘱其上药用冷水600ml浸泡30分钟,武火煎煮10分钟,取滤液分两次温服。每日1剂。服1剂后,热退纳增。服3剂诸症皆平。外感高热,单纯伤寒者甚少,时行感冒颇多。初病即呈高热,表里同病者最多,比如此例。治疗不可拘泥于先解表后清里,待热结阳明后才可攻下之常规。此例诊为时行感冒,表寒里热,三阳同病,湿食中阻。表里同病,内外邪热相煽,其势甚烈,只有表里双解,透清下三法联用,迅猛祛邪,才能顿挫热势,一举成功。

案二:高某某,男,62岁。

一诊:1997年7月31日初诊,患者发热6天,自服抗生素、退热药等,体温在38.6℃左右,午后尤甚,口渴喜冷饮,无汗,咳嗽,痰多黄稠,舌红苔黄,脉弦滑。

处方:麻杏石甘汤加减

炙麻黄6g	杏仁10g	生石膏30g先下	生甘草5g
柴胡10g	黄芩15g	连翘10g	金银花15g
青蒿30g	淡豆豉15g	桔梗6g	炙枇杷叶10g

3剂,水煎服,日一剂。

二诊:服药3剂复诊,体温正常,咳嗽减轻,痰量减少,舌红苔黄,脉弦。仍以上方加减调理而愈。此例诊为时行感冒,表寒里热,肺经病变。我们治疗外感发热证,喜用清热宣透法,青蒿、淡豆豉为常用的一对药,取其透邪外达,热退即止,金银花清热宣透,配柴胡退热作用更强。方中还重用清肺热石膏、黄芩,一清一透,收效甚著。

案三: 杨某某,男,21岁。

主因"发热伴咳嗽27小时"于2009年5月20日下午1点转入北京地坛医院。患者为确诊"甲型H1N1流感"病例。20日下午17点T: 39.1℃,发热,轻度恶寒,面红目赤,乏力倦怠,咽干,头晕,咳嗽,痰微黄,纳差,小便黄,舌红苔薄黄,脉浮数。辨证为"风热疫邪,侵犯肺卫",治法为"清热解毒,宣肺透邪"。

处方:

炙麻黄6g	杏仁10g	生石膏30g^{先下}	生甘草6g
金银花20g	柴胡15g	黄芩15g	葛根15g
桑叶10g	菊花10g	薄荷6g^{后下}	青蒿30g^{后下}
浙贝母10g	桔梗6g		

3剂,急煎服。

17:30,服中药200ml,头部微汗出,体温降至38.6℃,19:30服中药200ml,汗出不畅,轻度恶寒,21:00时体温上升至38.8℃,23:30时服用中药200ml,0:00周身汗出,逐渐热退,全身症状缓解。

案四: 王某某,男,68岁。

2012年8月6日来诊。患者发热,发热前短暂恶寒,头身疼痛,咳嗽痰黄,脘腹痞满,不思饮食。

舌苔黄腻,脉弦滑。

处方:

广藿香10g	佩兰15g	苦杏仁9g	白术15g
生薏苡仁30g	芦根15g	黄芩10g	连翘15g
浙贝母10g	射干6g	桔梗6g	甘草6g
淡豆豉15g	蒲公英15g	炒莱菔子15g	

3剂,水煎服,日一剂。

第六节　临证感悟

传统中医认为,流行性感冒多发生于冬春季节,通常呈急性起病,表现为恶寒、高热、头痛、全身酸痛、乏力等中毒症状,常伴咽痛、流涕、流泪、咳嗽等呼吸道症状。具有传染性,流行性,起病急,病情重,全身症状显著,易传变,易入里化热,合并其他变证等特点,属于中医"时行感冒"范畴,可见于温病中的"风温"、"春温"、"湿温"、"伏暑"、"冬温"以及伤寒中的"太阳病"、"阳明病"、"少阳病"等病。

我们认为流行性感冒的病因为外感疫毒之邪,中国北方地区流感的病机特点为外寒里热;应当按照表证、表里证、里证三期进行辨证论治;流感的治疗原则是祛邪为先,邪去则正安,流感治疗中要注意正确应用汗法;流感的预防重在避其毒气。

一、流感的病因为外感疫毒

我们学习古代医家的经验,结合自己多年临床实践,对流感的病因病机形成了新的认识,认为流感病毒乃疫疠之气,流感的病因为感受外来的疫毒病邪,吴又可在《瘟疫论》中指出:"瘟疫之为病,非风、非寒、非暑、非湿,乃天地间别有一种异气所感",并不是"非其时有其气",乃"感天地之异气……此气之来,无论老少强弱,触之者即病"。这种流感病毒不是外感六淫之风寒暑湿燥火,也不是七情六欲、饮食劳倦所伤,而是疫疠之气。

流感多发生于气候突变、寒暖失常之时。在不同的季节中,疫疠病邪又可兼风、寒、暑、湿、燥等邪为患,结合邪气不同的发病特点,可见风热疫毒、暑热疫毒、燥热疫毒等。疫毒病邪之所以能侵袭人体,与人体体质的强弱,正气的盛衰,肺卫调节功能的失常有关,因此禀赋素弱,年老久病者易内外相引而发病。起居失常,寒暖失调或过度疲劳之后,腠理疏懈,卫气不固,也易被外邪所侵。

而人的体质阴阳偏盛之不同,亦影响病情的转化和病证的类型。

流感的病机为疫毒病邪从皮毛、口鼻而入,肺卫先受,早期引起肺卫症状。若失误误治,病情发展,可传入气分,甚至气营同病,热扰心神或热盛动风。流感初起为疫毒袭于肺卫,风寒外束,卫阳被遏,毛窍闭塞,肺气闭郁,故表现为恶寒发热、无汗、头痛、周身酸痛、喷嚏、流涕、咳嗽等,疫毒很快入里化热,致卫气同病,肺热壅盛,致咽喉肿痛、口渴欲饮、咯黄痰等,若毒邪逆传心包,可见神昏谵语等神经系统症状。因此,冬季流感发病的主要特点是外寒内热,表里同病;夏季发生的流感,恶寒、肌肉酸痛、头痛等症状则较少见,内热较重,常夹湿邪,腹痛、腹泻、恶心、呕吐等消化道症状多见,疫毒侵犯胃肠表现突出。

二、北方地区流感的病机特点为外寒里热

中医重视"天人合一"、外因与内因的统一。中医对流感的辨证,强调"因时、因地、因人"制宜。因而地域不同,气候不同,体质不同,流感的病症表现大有不同,治疗也应不同。我们经过多年的临床观察,发现我国北方地区流行性感冒多具有表寒里热的特点,临床从表寒里热论治流行性感冒,疗效甚佳。故北方地区流行性感冒在中医病因病机方面有其自身的特征。

1.外感寒邪,内蕴热毒,为其主要病因特征。寒邪是外感病的主要致病邪气之一,辛温散寒解表法从古至今,在治疗外感病中发挥着巨大作用。如《伤寒论》之麻黄汤、桂枝汤及其类方均为辛温解表散寒之剂。《景岳全书》中的正柴胡饮,表散风寒,解热止痛,治疗外感风寒初起。

现代病毒学家总结了1990年10月—1993年3月,流感病毒在我国的活动特点,发现具有地区性差异。在3年多的监测时间内,我国共发生过2次流感暴发流行,同时均发生在北方,而南方处于平静状态。其次,在北方,流感病毒活动具有严格的季节性,每年活动高峰均在冬季,而在南方见不到严格的季节性。之所

以如此,是因为北方地区冬季气候干燥寒冷,寒为其主气,当天气转冷,风寒不断,尤其在气候骤变、寒流袭来之时,或机体抵御外邪能力下降时,寒邪乘虚而入,遂致流感发病。根据其流行季节与地理环境,可以推断北方地区流行性感冒发病与寒邪致病有密切关系。从临床症状来看,流感患者症见发热恶寒,头痛,周身酸痛,无汗或汗出不畅,鼻塞流涕等症,审证求因是中医特色,从流感的临床症状即可推断,寒邪束表是其主要外因。内蕴热毒,为其发病之内因。随着工业的发展,工厂废物废气的排放,机动车辆尾气的排放,致使空气中弥散大量重金属如铅、锌等对人体有害的物质,燥金之气长期留于人体,可入里化热;二氧化碳超常排放造成的大气温室效应,形成热燥之气;随着人们生活水平的提高,空调、暖气进入千家万户,室内空气夏天阴凉,冬季温暖,与外界形成巨大反差。冬季在家中应寒反暖,处在这样的环境中,可使人体内生热毒。人体内在精神状态的改变,现代社会的紧张生活节奏,激烈竞争,许多人的五志过极而多见化火,可致内热偏盛。饮食结构的改变,现代人高脂肪、高蛋白的高热量饮食结构,亦是造成内热偏盛的条件之一。由于上述种种原因,致使人体内蕴热毒,成为流感发病的内因。

2. 表寒里热,热毒郁闭,是其基本病机特征。由于季节、地理、生活环境的特点,形成了我国北方地区流行性感冒的发病特征。当气候骤变,天气转冷,寒流袭来,尤其在机体抵御外邪能力下降时,由于机体内蕴热毒,外寒袭表,致使内热蕴郁肺胃,不得发散,热毒郁闭,热势越来越高;外寒如冰,紧束肌表,全身酸楚疼痛,感冒由此而生。若失治误治,外寒可入里化热,肺热壅盛,热灼津液成痰,以致痰热壅肺而咳嗽,甚至呼吸困难,形成现代医学的病毒性肺炎。亦可由于寒邪郁而化热,逆传心包,而见神昏、谵语等神经系统症状,即中毒型流感。疾病日久不愈,亦可热伤津液,甚则气阴两伤。因而表寒里热,热毒郁闭,是其基本病机特征。治疗须内外兼顾,表里同治,散寒解表,清热透毒,表里双解,使邪散毒解。

三、流感可以传变,当分三期辨治

传统观点认为流行性感冒相当于时行感冒,而感冒病邪在表,一般不传变入里。我们认为流行性感冒属于温疫、温病范畴,根据病邪的性质不同,可按照卫气营血或三焦传变,临床论治应根据董建华院士提出的外感热病三期二十一候辨证论治方法,分为表证期,表里证期,里证期三期进行治疗。

四、流感的辨证要点

流行性感冒的核心病机是疫毒犯肺,表里同病,临床辨证时要注重辨表里、辨咽喉、辨舌象、辨宿疾。

辨表里:流感的表证最常见的临床表现是恶风、恶寒,头痛,肌肉酸痛,以及是否汗出。无汗或汗出不畅是判断邪在卫表的关键,其中恶寒重、肌肉酸痛多提示寒邪外束,营卫闭郁;而初起恶风寒较轻或无,迅速表现为恶热、咽喉肿痛,则多提示表证以风热邪气为主。流感疫毒虽然入里化热较快,但大多在发病初期伴有不同程度的表证。

辨咽喉:流感疫毒自口鼻而入,咽喉为肺胃之门户,因此咽喉征象有助于判断疫毒的寒热性质,咽喉初起即红肿热痛者说明热邪壅盛,以热邪为主,而发病二日咽喉仍然红肿不明显者,说明疫毒以表寒郁闭为主,或者患者呈阳气亏虚体质。

辨舌象:时病看舌,观察舌质可判断患者的体质,舌质红者内热较重,舌质淡胖者多为气阳亏虚;流感起病急骤,舌苔变化较快,通过舌苔的黄白、燥润和厚腻可判断病邪的寒热性质、是否存在津伤,以及是否夹湿、夹滞等。

辨宿疾:对患者既往慢性基础疾病的问诊,有助于判断患者内伤基础和正气亏虚的情况,以尽早判断患者可能的证候学演变和疾病转归。

五、治疗原则以祛邪为先,邪去则正安

流感的治疗原则以祛除毒邪为主,毒去则正安,毒去则正复。吴又可在《瘟疫论》"注意逐邪勿拘结粪"一节中说:"大凡客邪贵乎早逐,乘人气血未乱,肌肉未消,津液未耗,患者不至危殆,投剂不至掣肘,愈后亦易平复。欲为万全之策者,不过知邪之所在,早拔去病根为要耳。但要谅人之虚实,度邪之轻重,察病之缓急,揣邪气离膜原之多寡,然后药不空投,投药无太过不及之弊",治疗以宣肺透邪、清热解毒为基本治法,"清"、"透"、"泻"三法相结合,因势利导,尽快祛邪外出。辛以解表,凉以清热,合而解表清热。治疗中注意勿过用辛温方药强发其汗,助长火热,加重病情;内热较重亦勿太早太重使用苦寒清热药物,可能导致凉遏冰伏,热毒内陷,反从内传。

根据流行性感冒为疫病的特点,我们主张采用辨证与辨病论治相结合的方法设计方药,从大处着眼,随机应变,通过调整身体的整体功能状态,提高抗病能力,祛邪外出,对流感病进行及时而辨证的治疗,不仅能抗病毒,更能治疗病毒病。在选药配方上,采用多靶向治疗,既可以抑制病毒,还可以通过清热解毒、宣肺透邪使疫邪及其代谢所产生的毒物排出体外。

近年来,许多学者利用现代科技手段,结合中医药理论,从单体、单味药与复方对中药抗流感病毒作了较深入的研究。研究发现大青叶、板蓝根、金银花、连翘、射干、黄芩、黄连、黄柏、大黄、虎杖、百部、鱼腥草等10余种药具有抗流感病毒作用。玉屏风散、小柴胡汤、麻黄汤、三仁汤、柴胡桂枝汤、麻杏石甘汤、银翘散、葛根汤等古方在临床验证具有较好的治疗流感的作用,可根据患者的证候适当选用。

六、有关流感治疗中汗法的应用

我们认为治疗流感应以"得正汗"为目的,开转气机,通郁

闭、调和阴阳,则病愈。然欲达到"正汗出"的效果,辨证需正确判断邪毒在表里的比重、性质,论治则应注重辛味解表药物与甘寒清热药物之间的合理配伍。只要无汗,就应坚持辛药以解表与凉药以清热合用的原则,两者孰轻孰重,孰主孰次,应依据临床情况而定。

从临床观察,许多发热性的疾病在退热过程中都有汗出,尤其外感热病必须正确发汗才能药到病除。张仲景在《伤寒论》"桂枝汤"服法中,特别强调"温复令一时许,遍身漐漐,微似有汗者益佳,不可令如水流漓,病必不除。若一服汗出病差,停后服,不必尽剂;若不汗,更服,依前法;又不汗,后服小促其间,半日许,令三服尽"。叶天士在《外感温热篇》中说"在卫汗之可也",这个"汗"是指"正汗",它的标志是微微汗出,遍身皆见,持续不断,随汗出而热减脉缓,"正汗"是里热清、表卫和的标志,预示着高热等中毒症状将逐渐消失,疾病的病程将大为缩短。"清"、"透"、"泻"三法通过疏达气机,有利于"正汗",使邪从外解。

"正汗"源于吴鞠通的《温病条辨》。在该书《汗论》中讲道:"盖汗之为物,以阳气为运用,以阴精为材料。阴精有余,阳气不足,则汗不能自出,不出则死;阳气有余,阴精不足,多能自出,再发则痉,痉亦死;或熏灼而不出,不出亦死也。其有阴精有余,阳气不足,又为寒邪肃杀之气所搏,不能自出者,必用辛温味薄急走之药,以运其阳气,仲景之治伤寒是也。……其有阳气有余,阴精不足,又为温热升发之气所灼,而汗自出,或不出者,必用辛凉以止其自出之汗,用甘凉甘润培养其阴精为材料,以为正汗之地,本论之治,温热是也。"吴氏虽然提出了"正汗"理论,却强调治温病不可用汗法。他在《银翘散·方论》中说:"按温病忌汗,汗之不惟不解,反生他患。盖病在手经,徒伤足太阳无益;病自口鼻吸受而生,徒发其表亦无益也。且汗为心液,心阳受伤,必有神明内乱,谵语癫狂,内闭外脱之变。再,误汗虽曰伤阳,汗乃五液之一,未始不伤阴也。《伤寒论》曰:'尺脉微者为里虚,禁汗'，其义可见。其曰伤阴者，特举其伤之重者而言之耳。温病最善伤阴，用药又复伤阴，岂非为贼立帜乎？此古来用伤寒法治温病之大错也！"吴氏所说"用伤寒法治温病"是指用麻桂青龙等辛温发汗，对于温热病，犹如火上加油，增热助火，耗阴竭液，必当禁忌。其实张仲景用伤寒法治伤寒，使用辛温发汗，其法度甚严，明训"不可发汗"者："咽喉干燥者，不可发汗"、"淋家"、"疮家"、"衄家"、"亡血家"、"汗家"、"少阳不可发汗"、"少阴病，脉沉细数"，"少阴病，脉微"以及"病人有寒"，"假令尺中迟者"或"尺中脉微"等，均"不可发汗"。《伤寒论》第6条："太阳病，发热而渴，不恶寒者，为温病。若发汗已，身灼热者，名风温"，这里指出，温病而误用辛温发汗，引起邪热更盛，津液损伤，致全身高热如火灼状。这里的"风温"，应指温病误汗而成的坏病。下文紧接道：若误"被火者"，"火重"者等，所有这些情况，"不可发汗"，而强行发汗者，均属"妄汗"。"一逆尚引日，再逆促命期"，可见"妄汗"后果之严重。以上说明了张仲景、叶天士、吴鞠通等先辈治温病用汗法之审慎态度。不可"妄汗"，只能"正汗"。

七、流感治疗用药心得

我们认为，北方地区冬春季流感，高热、无汗、恶寒重、肌肉酸痛、头痛等表寒证为主者，从炙麻黄、荆芥、防风、紫苏叶、羌活等辛温解表药物中选用2~3味；恶寒轻，发热重，但无汗或汗出不畅者，选用金银花、葛根、薄荷等辛凉清解的药物；舌苔腻者加用藿香、佩兰、苍术等芳香化湿解表药。

咽喉红肿较重，化热较迅速者，减用辛温解表药物，从炒牛蒡子、射干、僵蚕、板蓝根、玄参等利咽解毒药物中选用2~3种。若大便闭结或者舌苔黄厚者，可加用酒大黄3~6g以泻热。

流感多系太阳、少阳、阳明三阳合病，卫气同病，大多伴有纳差、精神倦怠等不适，宜佐用柴胡、黄芩和解少阳枢机，以利透邪外出。

舌红、苔黄、口渴喜饮者,则以清里热为主,但宜选用辛寒、甘寒之品,如生石膏、金银花、连翘等。若热势鸱张,面红目赤,烦躁不安,体温超过39℃时,多加用青蒿30g,苦寒清热,芳香令热邪更易透达。

流感咳嗽应注意以宣肺解表为主,可适当佐用化痰止咳药物,多选用前胡、桔梗、杏仁、浙贝母等。

八、慢性基础疾病患者的流感诊治要点

由于患有慢性疾病、存在内伤基础的人群,流感并发症的发生率高,病情重,病死率高,在辨治时要加以重视。我们认为,中医治疗流感不仅重视不同流感病毒本身的致病特征,更重视疫疠之气作用之下不同体质、宿疾的"人"。不同的内伤基础对流感的中医证候特点产生着重要影响,如喘证、哮病、肺胀、痰饮等慢性呼吸系统疾病者的流感容易继发细菌性肺炎,咳喘迅速加重,痰色转黄,痰量增多;心悸、怔忡、胸痹、心痛等心血管疾病患者病后乏力、衰弱症状突出,心律失常、心肌缺血及心功能不全等发生率明显升高;中风、眩晕等脑血管病变者,患流感后易出现头晕目胀等肝阳亢盛的表现,血压容易波动,脑血管病复发率升高;消渴患者气阴两伤以及津液亏虚更为突出,等。治疗时结合体质与基础疾病合理配伍方药,防止出现变证、坏病,甚为重要。

素有喘证、哮病、肺胀的患者,起病早期即有痰热、痰湿征象者,在得汗之后,早期加用瓜蒌皮、天竺黄、金荞麦等清热化痰药物,防治疾病内传。眩晕、中风病患者,以头晕、头痛、结膜充血为主要表现者,慎用麻黄、羌活、桂枝等药物,以桑菊饮为主方调治,表证可选用紫苏叶、荆芥、淡豆豉等药辛平解表。消渴病患者,早期即使无伤津及气阴两虚的表现,也应适当佐用生黄芪、天花粉、麦冬、生地黄、南沙参等益气生津之品,同时慎用、少用解表药物,防止过汗伤阴。心悸、胸痹患者,早期宜加用太子参、

当归、红花、瓜蒌皮等益气、活血、宽胸药物,慎用麻黄、桂枝等辛温解表药物,防止过汗耗伤心血。儿童为稚阴稚阳之体,流感疫毒更易化热,其临床多以咽喉肿痛为突出症状,且易夹积、夹滞,临床多选用银翘散为基本方,再加利咽解毒和化食导滞的药物。

九、流感预防——避其毒气是防止染疫的关键

中医历来重视疾病的预防,对于传染病(疫病),几千年来积累了丰富的经验。《素问·刺法论》中,"帝曰:余闻五疫之至,皆相染易,无问大小,症状相似,不施救疗,如何可得不相移易者?歧伯曰:不相染者,正气存内,邪不可干,避其毒气,天牝从来,复得其往,气出于脑,即不干邪"。天牝,鼻也,鼻受天气,故曰天牝。天地瘟邪疫疠之气,自空虚而来,亦欲其由空虚而去。盖邪气自鼻通于脑,则流布诸经,令人病瘟。气出于脑谓嚏之,或张鼻以泄之,或受气于室,速泄于外,而大吸清气以易之,则邪从鼻出,而瘟疫毒邪自散,此"复得其往",却邪于外之法也。"避其毒气"是"不相染"的关键。

经云:"邪之所凑,其气必虚","正气存内,邪不可干"。一般理解为:邪气之所以能够入侵人体,是因人体正气虚弱,或者说,因为正气虚弱,必然招致疫毒邪气的入侵;二是只要人自身正气旺盛,邪气就不能入侵。前者会令人自悲,丧失防病的信心,自暴自弃;后者会令人盲目自信,放松防病的警觉,两者皆为被动,不利于防病。周平安教授认为:一旦毒邪侵入机体,必然损伤正气,造成"其气必虚";即使人身正气旺盛,也应注意保护,采取防病措施,避免邪气侵入,这样才能始终处于主动地位。无论身体虚弱或强健,都要"避其毒气",才能达到"正气存内,邪气不干",防止染病。

我们的预防方案如下。

(一)饮食预防

1. 三豆汤　赤小豆、绿豆、白扁豆各30g,洗净,加水500ml,

煮熟,吃豆喝汤。功能清热解毒,健脾利湿。适用于脾虚夹湿热,大便溏的易感人群。

2. 四红汤 红皮花生豆、红小豆、红枣各30g,洗净,加水500ml,煮熟,加入适量红糖,吃枣肉、花生、赤豆、喝汤。功能补气生血,扶正祛邪。适用于有慢性病,体质虚弱,气血两虚及放化疗的肿瘤患者。

3. 清心防疫茶 绿茶、菊花、生甘草各3g,用80℃的开水300ml,冲泡饮用。功能清热除烦,芳香解毒。适用于工作繁忙,劳心耗神,容易心烦上火的易感人群。

4. 补脾健胃茶 乌龙茶、藿香、炒麦芽各5g,用80℃的开水500ml冲泡饮用。功能健脾开胃,消食解毒。适用于脾胃虚弱,饮食不易消化,腹胀、便溏的易感人群。

5. 凉拌菜 选用新鲜的鱼腥草、败酱草、蒲公英、马齿苋、黑木耳、鲜蘑菇其中一种,沸水焯过,过凉水控干,加入由蒜汁、食醋、食盐、香油混合而成的调料汁,拌匀食用,易感人群皆可选用。

(二)防疫香囊

主要成分:八角茴香、降真香、藿香、鬼箭羽等9味中药。

制法:将药材制成粗末,混匀,装入香囊中。

使用范围:用于预防呼吸系统传染病,如流行性感冒等病的易感人群。

用法:仅供外用。将香囊佩挂在颈上,或装入上衣口袋内,吸其药香气味。

禁忌:严禁口服,有过敏体质者慎用。

本方根据《松峰说疫》中"除秽靖瘟丹"加减组成。其云"瘟疫之乡,果能阖家佩带(戴),时时闻嗅,则秽气潜消,沉疴顿起,已病易愈,未病不染"。

(三)药物预防

在流感大流行期间,或与患者有密切接触者,在常规综合预

防外,建议服用

大青叶5g、贯众5g、生甘草5g,水煎服,每日1剂,连服5日(不可常服)。注: 孕妇及脾胃虚寒者不宜,儿童减量。

参 考 文 献

[1] 中华人民共和国卫生部. 流行性感冒临床诊断与治疗指南2011版. http: // www. moh. gov. cn/publicfiles/business/htmlfiles/mohyzs/s3585/201103/50776. htm.

[2] 林珮琴撰,李德新整理. 类证治裁. 北京: 人民卫生出版社,2005

[3] 任继学. 时行感冒. 中国中医药现代远程教育,2004,2(5): 26-28

[4] 葛洪撰. 尚志钧整理. 肘后备急方. 合肥: 安徽科学技术出版社,1983

[5] 巢元方撰,南京中医学院校释. 诸病源候论校释. 北京: 人民卫生出版社,2009

[6] 赖文,李永宸. 东汉末建安大疫考——兼论仲景《伤寒论》是世界上第一部流行性感冒研究专著. 上海中医药杂志,1998,(8): 2-6

[7] 叶天士. 温热论. 北京: 中医古籍出版社,1993

[8] 张俊庚,张磊,朱爱青. 清瘟解毒汤治疗时行感冒. 山东中医杂志, 2002,(09): 539

[9] 周妍,袁长津. 袁长津教授治疗流行性感冒经验. 中医药导报,2009, (12): 4-5

[10] 李国勤,李辉,边永君,等. 甲型H1N1流感的中医辨证. 第十一次全国中西医结合防治呼吸系统疾病学术研讨会论文集. 中国北京: 2010

[11] 王大伟,周志添,罗翌. 当代名老中医治疗流行性感冒的辨证治疗经验挖掘. 深圳中西医结合杂志,2011,21(3): 154-156

[12] 李素云. 流行性感冒中医证候及其临床特征的文献分析. 中华中医药杂志,2010,25(8): 1286

[13] 周平安,杨效华,焦扬. 甲型H1N1流感防治述要. 环球中医药,2010,3 (2): 114-116

第三章 病毒性肺炎

第一节 西 医 认 识

病毒性肺炎（viral pneumonia）是由上呼吸道病毒感染向下蔓延所致的肺部炎症[1]。多数研究认为，流感病毒是引起成人病毒性社区获得性肺炎最主要的病原体，其他常见的病毒还包括呼吸道合胞病毒（RSV）、腺病毒和副流感病毒，相对少见的病毒包括单纯疱疹病毒，带状疱疹病毒，SARS冠状病毒和麻疹病毒等。病毒性肺炎以儿童最常见，主要由流感病毒、腺病毒、呼吸道合胞病毒、麻疹病毒等引起。免疫抑制宿主易罹患巨细胞病毒和其他疱疹病毒肺炎。1993年美国出现的汉坦病毒肺炎和2002年我国出现的严重急性呼吸综合征冠状病毒（SARS-CoV）肺炎是两种新型的、可引起流行的、病死率极高的病毒性肺炎。

病毒性肺炎为吸入性感染，通过人与人的飞沫传染，主要是由上呼吸道病毒感染向下蔓延所致，常伴气管-支气管炎，家畜如马、猪等有时带有某种流行性感冒病毒，偶见接触传染。粪经口传染见于肠道病毒，呼吸道合胞病毒通过尘埃传染。器官移植的病例可以通过多次输血，甚至供者的器官引起病毒感染。血行播散的病毒性肺炎并不伴气管-支气管炎。呼吸道病毒可通过飞沫与直接接触传播，且传播迅速、传播面广。正常人群在受到病毒感染时并不一定发生肺炎，只有在免疫功能低下时才可发病。

很多呼吸道病毒的活动有一定季节性，由此引起的肺炎也多发生在这段时间内。流感病毒的流行高峰多在秋冬交替时节，呼吸道合胞病毒的典型流行时间是每年或每隔一年的晚秋,鼻病毒的流行多在秋季和春季。与之不同的是,副流感病毒、腺病毒没有明显的季节性,全年均可能流行。

病毒性肺炎的病原体大致可分为两类: 呼吸道病毒(流感病毒、副流感病毒、高致病性禽流感病毒如H5N1、H7N9等、麻疹病毒、腺病毒、呼吸道合胞病毒、SARS-CoV等)和疱疹病毒(水痘-带状疱疹病毒、单纯疱疹病毒和巨细胞病毒)。前者经呼吸道传播,具有较强的传染性和一定的季节性,多见于儿童(SARS-CoV尚无儿童发病者);后者中水痘-带状疱疹病毒经呼吸道传播,传染性强,其余传染性相对较弱,多为接触传播,常见于免疫低下宿主。

病毒性肺炎的感染一般从上呼吸道开始,气道上皮有广泛的破坏,黏膜发生溃疡,被覆纤维蛋白被膜。气道的防御功能降低,容易继发细菌感染,免疫状态低下者,尚可合并真菌、原虫特别是卡氏肺孢子虫感染。单纯性病毒性肺炎多引起间质性肺炎,肺泡间隔有大量单核细胞浸润,肺泡水肿,被覆含血浆蛋白和纤维蛋白的透明膜,使肺泡弥散距离加宽。肺炎可为局灶性或广泛弥漫性,甚至实变,肺泡细胞和巨噬细胞内可见病毒包涵体,细支气管内有渗出物,病变吸收后可留有肺纤维化,甚至结节性钙化。

病毒性肺炎的临床表现和病情严重程度差异很大,大多呈急性起病,全身症状有发热、头痛、全身肌肉酸痛、乏力等;呼吸道症状有咳嗽,以干咳为主,偶有血痰或咯血;常有呼吸困难,呼吸道合胞病毒肺炎有明显喘息。儿童、老年人、免疫低下者病毒性肺炎以及某些病毒(如巨细胞病毒、SARS-CoV、汉坦病毒等)所致肺炎病情危笃,常导致急性呼吸窘迫综合征和心肺功能衰竭。本病常无显著的胸部体征,病情严重者有呼吸浅速、心率增快、发绀、肺部干湿性啰音等。X线胸片上病毒性肺炎多为间质性浸润,呈磨玻璃状阴影;随着病情发展可出现肺泡实变和融合,呈小片浸润乃至大片致密影如"白肺"。

诊断:病毒性肺炎的诊断依据为临床症状及X线改变,并排除由其他病原体引起的肺炎。确诊则有赖于病原学检查,包括病毒分离培养、血清学检查及病毒抗原的检测。病毒培养是诊断的"金标准",但获取结果需要数天的时间,而且病毒能否生长取决于临床标本中病毒的数量和活力。呼吸道分泌物中细胞核内的包涵体可提示病毒感染,但并非一定来自肺部,需进一步收集下呼吸道分泌物或肺活检标本作培养分离病毒。血清学检查常用的方法是检测特异性IgG抗体,如补体结合试验、血凝抑制试验、中和试验,但仅能作为回顾性诊断,并无早期诊断价值。

治疗:以对症治疗为主,卧床休息,居室保持空气流通,注意隔离消毒,预防交叉感染。给予足量维生素及蛋白质,多饮水及少量多次进软食,酌情静脉输液及吸氧。保持呼吸道通畅,及时清除上呼吸道分泌物等。抗病毒治疗特异性较强的药物有:流感病毒可早期(48小时内)选用金刚烷胺、金刚乙胺、神经氨酸抑制剂奥司他韦和扎那米韦,前两者仅作用于甲型流感病毒,后两者对甲、乙型均有效。疱疹病毒可选择阿昔洛韦和更昔洛韦。呼吸道合胞病毒可选用利巴韦林。

预防:人体免疫球蛋白被动免疫对易感的患者,特别是针对水痘与麻疹有一定的保护作用。特异性免疫接种对流行性感冒、腺病毒、麻疹等虽有保护作用,但不能完全防止发作。

第二节 中 医 认 识

中医学历史记载中没有病毒性肺炎的名称,当代许多医家依据其临床特点将之归属于"咳嗽"、"喘证"、"喘脱"等范畴,从病因发病与病理机转的角度分析,认为该病隶属于"外感热病"、"风温"、"春温"的观点也具有相当的代表,尚有少数人将其归为"温毒"、"疫疠"、"虚劳"的范畴。

多数医家认为感受外邪是病毒性肺炎的直接因素,外邪的性质以温热性质的一类病邪为多。不少学者还认为正气不足是发病的重要内因,甚至是主要方面。对于正气不足的理解也各不相同,有强调肺气不足、卫外不固为主者,有肺阴亏虚为主者,也有肺脾气虚为主者等,但大多认为肺气阴亏虚是本病发病的重要病理基础,病位主要在肺,涉及心、肝、脾,病性总为虚实夹杂,其又有虚为主、实为主之不同,虚主要责之于气阴亏虚,实主要责之于热、痰、瘀等。其基本病机主要是气阴两虚、邪毒内侵。

我们根据病毒性肺炎发病有一定的季节性、传染性、流行性,患者临床主要表现为高热头痛,全身肌肉酸痛,咳嗽,咳血痰,喘息,呼吸困难等,认为病毒性肺炎应属于温病学的范畴,可以参照卫气营血辨证方法进行辨证论治。

第三节　病因病机与证候特征

对于病毒性肺炎病因的认识主要包括风热邪气、热毒之邪、湿热疫毒、风寒之邪等。其主要病机是风热侵犯机体,多从口鼻而入,先犯上焦肺卫。"肺主气属卫",风热犯肺,外则卫气与邪抗争,卫气郁阻,皮毛开合不利;内则宣降清肃失职。一般肺卫邪热不解,邪气顺传,可入气分、营分,甚至血分。邪热入里,灼液损络,疫毒壅肺,肺气闭郁;邪热进一步深入则内陷营血,深入下焦,出现热入营血,热厥神闭,热盛动风;耗血动血,正气虚衰,甚者可见心阳虚衰,正气暴脱之象。如果邪热由肺卫直入心包或营血,则属逆传,轻则热灼营阴、扰乱心神;重则热陷心包,蒙闭清窍,生风动血。

病毒性肺炎的发生主要由于寒温失调,劳倦汗出,病后体虚,使得腠理疏松,卫外不固,易感外邪。外受温热疫毒或湿热疫毒,侵犯肌表,卫气失于宣畅,故发热、头痛;蕴于肺卫,肺失宣肃,而见咳嗽喘急;热邪犯肺,肺失清肃,津液被灼,故咳嗽痰黏;热邪炽盛,心神受扰而心悸;热伤津液,血脉循行不畅,瘀阻脉络则气促、发绀;如果邪热内陷,邪盛正虚,则心阳衰竭,导致内闭外脱的危象。在病变过程中,按照卫气营血传变,病位主要在肺,故以卫分证和气分证多见,病变可由肺卫顺传气分、营分甚至血分;也可由肺卫逆传心包或营血,具有起病急、病情重、传变快、病程短的特点。

余如瑾等[2]根据临床不同的发病特点,把病毒性肺炎分为"时行邪气"所致者(如流感病毒性肺炎、麻疹病毒性肺炎等)、"伏邪"所致者(如巨细胞病毒性肺炎)、"非时疫邪"所致者(如传染性非典型肺炎等),还认为本病正气不足为发病基础,正邪交争、内生之毒续生是其重要病理环节,痰阻气道、瘀阻血络是其重要病机特点。刘青等[3]认为正虚邪实是病毒性肺炎的主要病因,气分热盛是病毒性肺炎的病机关键。王艳辉等[4]认为病毒性肺炎发病多为外感六淫之邪,闭束皮毛,入里化热,致使肺气壅遏不宣,清肃之令失常,里热灼津为痰,阻塞气道,影响肺气之出入而发病。还有些医家认为,小儿病毒性肺炎主要由于外感风温邪毒,导致热毒壅盛,灼津为痰,痰阻气道,肺气郁闭所致[5,6]。

近年来的临床研究表明,中医药在病毒性肺炎的诊疗中存在明显优势,特别是在2003年传染性非典型肺炎的防治中发挥了巨大作用,其独特疗效阐述了中医药在抗病毒、调节免疫、改善临床症状等方面的作用。对于病毒性肺炎的证候研究和疗效观察发现,痰热闭肺证、痰瘀互结证、痰热腑实证、正虚邪恋证均为临床常见证候。

朱先康等[7]统计了近10年江苏省中医院儿科肺炎住院病例后认为,约90%属于痰热闭肺证,因此主要应用清化痰热、宣肺开闭治法,处方以麻杏石甘汤为基础,适当加用开肺涤痰、解毒活血之品,共奏清热化痰、宣肺开闭、解毒活血之效。袁斌等[8]应用清肺口服液治疗小儿病毒性肺炎57例,结果表明,清肺口服液能有效改善小儿病毒性肺炎痰热闭肺证的咳嗽、咳痰、气促、鼻煽、肺部湿啰音等症状和体征,清肺口服液综合疗效明显优于利巴韦林注射液。汪受传等[8-10]以清开灵注射液静脉滴注与儿童清肺口服液联用,以利巴韦林注射液静脉滴注与复方愈创木酚磺酸钾口服液联用为对照,治疗小儿呼吸道合胞病毒肺炎痰热闭肺证206例,结果中药组疗效显著优于西药组,中药组在主症发热、咳嗽、痰壅、肺部听诊、X线胸片等疗效与起效时间方面均优于西药组,并由此提出了基于主症、证候动态变化的病毒性肺炎疗效评价的新方法。

宋春蔚等[11]认为痰瘀互结是病毒性肺炎的基本病机,因此在清热解毒、宣肺化痰治法的基础上,宜常规配合活血化瘀法。由于外邪闭阻,痰热壅肺,肺气郁闭不宣,气郁久则血运受阻而瘀;同时邪热伤津,津伤则血行迟缓,以致瘀热互结阻肺。因此,在对照组基础上加用丹参、桃仁、郁金、牡丹皮等治疗小儿病毒性肺炎30例,结果总有效率90.3%,明显优于对照组,验证了活血化瘀法对小儿病毒性肺炎的治疗效果。杭敏等[12]用蛭丹化瘀口服液(水蛭、鸡血藤、当归、赤芍、川芎、牡丹皮、黄芪等)治疗小儿病毒性肺炎,结果表明其治疗效果及临床症状和体征的改善优于对照组,差异有显著性,说明活血化瘀中药治疗小儿病毒性肺炎疗效肯定。

杨端芬[13]认为小儿病毒性肺炎病变过程中常常存在大便秘结等腑气不通的症状,表现为痰热腑实证,可应用通腑泻热法治疗,临床用增液承气汤加味(玄参、麦冬、细生地黄、全瓜蒌、浙贝母、大黄、芒硝、厚朴)治疗小儿病毒性肺炎88例,结果总有效率为96.6%。

韦宗境等[14]认为小儿迁延性病毒性肺炎多由于失治、误治以致肺脾两虚,痰瘀阻肺而迁延不愈,故治疗宜扶正祛邪,以益气健脾、活血化瘀、化痰平喘为法,应用复方芪苓汤(黄芪、莪术、黄芩、川贝母、枇杷叶等)对病毒性肺炎迁延不愈的患儿具有较好的疗效。崔现军等[15]认为本病发生主要在于正气不足,外邪侵袭,致使气血瘀滞,治法为益气养阴、活血化瘀、清热解毒,应用扶正抗毒液(黄芪、沙参、当归、黄精、大黄、金银花、大青叶、赤芍、连翘等)灌肠治疗小儿病毒性肺炎,结果治疗组退热时间、平喘时间、止咳时间、肺部啰音消失时间等都明显优于对照组。

第四节 分 证 论 治

1. 温热疫毒,袭卫犯肺证

主症: 发热恶风,微有汗出,咽红咽痛,咳嗽气促,痰少而黏,咳痰不爽,口渴喜饮,甚则鼻翼煽动,烦躁不安,舌边尖红,苔薄黄,脉浮数。

治法: 宣肺清热,化痰平喘

方药: 银翘散加减

金银花15g	连翘10g	射干10g	紫苏叶10g
荆芥10g	牛蒡子10g	柴胡10g	黄芩10g
淡竹叶10g	薄荷10g^{后下}	贯众10g	生甘草5g

温热疫毒,袭卫犯肺,卫表不和,肺失宣肃,故以银翘散疏风清热,宣肺解表,柴胡、黄芩调节疏机,使邪气易于外达,贯众清热解毒,针对病因。如果咳嗽痰黏者加浙贝母,桔梗以化痰止咳;咽红咽痛甚者加牛蒡子,玄参以清热利咽;头痛目赤者加菊花、桑叶以疏风清热;口渴热甚者加知母,天花粉以滋阴生津;便秘或黏滞不爽者,加酒大黄以通腑泻热。有糖尿病者,加苍术、玄参以健脾生津;有慢性血液病、肿瘤术后及放化疗患者,加生黄芪、大枣、鸡血藤以益气养血;有慢性肾脏病者,加生黄芪、酒大黄以益气泻浊;中风后遗症者,加川芎、丹参以活血通络;有高

血压者,加杜仲、茺蔚子补益肝肾;有慢性肝病者,加炙鳖甲、郁金养阴疏肝。

2. 湿热疫毒,困阻肺脾证

主症:身热不扬,咳嗽气促,口渴口黏,痰少而黏,咳痰不爽,心烦不安,或有恶心呕吐,头身重痛,舌红,苔黄腻,脉濡滑。

治法:芳香宣化,清热解毒

方药:藿朴夏苓汤加减

藿香15g	佩兰15g	淡豆豉10g	连翘15g
金银花10g	黄芩10g	茯苓15g	杏仁9g
薏苡仁30g	芦根15g	厚朴10g	姜半夏9g

方用藿香、佩兰、金银花、连翘、淡豆豉透邪于外;黄芩清泻于中;薏苡仁、茯苓渗泄于下;芦根清胃泻热而止呕逆;厚朴燥湿行气。如果呕吐较重,可加生姜、竹茹和胃降逆止呕;心中烦热不安,可加黄连、淡竹叶清心除烦。

3. 表寒里热证

主症:突发恶寒高热,头身疼痛,疲乏无力,咽痒咽痛,咳嗽,痰少,舌红苔黄,脉浮数有力。

治法:散寒清热,表里双解

方药:麻杏石甘汤合柴葛解肌汤加减

炙麻黄6g	杏仁10g	生石膏30g^{先下}	生甘草5g
柴胡10g	黄芩10g	葛根10g	羌活10g
紫苏叶10g	桔梗6g	薄荷6g^{后下}	

方中炙麻黄、紫苏叶、葛根、羌活解散表寒;生石膏、黄芩清解里热;杏仁、薄荷宣肺止咳;柴胡、黄芩和解表里,透转疏机。如果寒重身痛者,可加荆芥、防风、独活散寒止痛;腑气不通,大便秘结者,可加大黄、虎杖泻热解毒。

4. 疫毒壅肺,肺气闭郁证

主症:高热无汗,头痛身楚,频繁咳嗽,痰黏难咳,气短,呼吸急促,活动则喘,倦怠乏力,舌红苔黄,脉弦数。

治法: 解毒清热,泻肺平喘。

方药: 麻杏石甘汤加减

| 炙麻黄6g | 生石膏30g^{先下} | 黄芩10g | 金银花15g |

炙麻黄6g　生石膏30g^{先下}　黄芩10g　金银花15g

金荞麦15g　葶苈子30g　桑白皮15g　紫菀15g

马鞭草15g　丹参15g　酒大黄6g　生甘草5g

方以麻黄、石膏宣肺泻热;葶苈子、桑白皮、马鞭草清热泻肺,利水平喘;金银花、黄芩、金荞麦清热解毒;丹参、酒大黄清热活血。如果咳痰带血或咯吐粉红色痰,可加三七粉活血止血;肺络痹阻,胸憋气喘者,可加穿山龙、丝瓜络以通络宣痹。

5.湿毒蕴积,湿热蒸肺证

主症: 发热不退,持续不解,倦怠懒言,喘息气短,咳嗽痰黄,脘腹痞满,口苦纳呆,恶心呕吐,舌质红,苔黄腻,脉滑数。

治法: 清热解毒,理气化湿

方药: 甘露消毒丹加减

藿香10g　佩兰10g　杏仁9g　生白术15g

薏苡仁15g　芦根15g　茵陈10g　连翘10g

黄芩10g　栀子10g　射干10g　淡豆豉10g

紫苏叶10g　姜半夏10g　丝瓜络10g

方以藿香、佩兰芳香化湿解表;淡豆豉、紫苏叶辛散解表;茵陈、连翘、黄芩、栀子、射干苦寒燥湿,清热解毒。如果发热重加柴胡、青蒿清热疏表;恶心呕吐重,加生姜、竹茹和胃止呕;腹泻重者加黄连、炮姜清利肠胃;痰湿盛者,加紫苏子、莱菔子降气消痰;有慢性阻塞性肺病、哮喘者,加莱菔子、瓜蒌化痰降气;有冠心病者,加瓜蒌、薤白化痰通络。

6.毒损肺络,津血渗漏证

主症: 高热,咳嗽频繁,痰中带血或泡沫血痰,粉红或鲜红色,心慌,呼吸急促,气喘不能活动,口唇发绀,舌红绛,脉细数。

治法: 解毒泻肺,凉血化瘀

方药：

炙麻黄6g	黄芩10g	大青叶10g	金荞麦20g
金银花20g	马鞭草30g	葶苈子30g	丹参15g
酒大黄3g	三七粉3g	生晒参10g	丝瓜络10g
生甘草5g			

方以麻黄、黄芩、大青叶、金荞麦、金银花宣肺泻热，清热解毒；葶苈子、马鞭草清热泻肺，利水平喘；丹参、酒大黄、三七清热活血，凉血止血；生晒参大补元气，益气固脱，扶正祛邪。如果出现腹胀如鼓，不排便，不排气，肠鸣音消失，可用灌肠方：酒大黄15g，厚朴10g，莱菔子15g，枳实10g，蒲公英30g，浓煎100ml灌肠，每天1次，以通腑泻热。

7. 热盛阴竭证

主症：呼吸急促，咳粉红色泡沫痰，口唇发绀，皮肤发花，汗出尿少，神识昏蒙，胸腹灼热，手足厥冷，肤温汗黏，汗珠如油，舌红少津，脉细促。

治法：清里热，固阴竭

方药：

生晒参15g	西洋参15g	金银花20g	黄芩10g
山萸肉30g	五味子10g	生甘草6g	

本证是由于热邪亢盛，重伤津液而导致的阴竭证，患者虽然有皮肤发花，手足厥冷的寒象，实为热深厥深，真热假寒之象，从其胸腹灼热，舌红少津可见一斑，治以生晒参、西洋参益气养阴；金银花、黄芩清解热毒；山萸肉、五味子收敛固脱。

8. 气阴亏虚，肺络瘀阻证

主症：胸闷气短，神疲乏力，动则气喘，或见咳嗽，自汗，口干咽燥，舌红少津，舌苔黄，脉细无力。

治法：益气养阴，活血化瘀，疏通肺络

方药：

生黄芪15g	南沙参15g	麦冬15g	丹参15g

| 赤芍12g | 紫菀15g | 浙贝母10g | 桔梗6g |
| 穿山龙15g | 白术15g | 薏苡仁15g | |

生黄芪、沙参、麦冬益气养阴;丹参、赤芍凉血活血;浙贝母、穿山龙化痰散结通络;白术、薏苡仁健脾利湿。如果气短乏力明显者,可加太子参或西洋参以益气滋阴;气短气喘较重、舌暗红者加三七、灵芝、红景天益气通络;自觉发热或心中烦热,舌暗红者加青蒿、牡丹皮以清虚热;大便偏溏者加茯苓、山药健脾止泻。

9. 气阴两虚,余邪未尽证

主症:低热不退,咳嗽痰少,神疲乏力,气短,纳差,舌淡红,苔薄白,脉细数。

治法:益气养阴,清肺化痰

方药:

生黄芪10g	太子参15g	南沙参15g	麦冬10g
天花粉15g	浙贝母10g	杏仁10g	佛手10g
丹参15g	生麦芽15g		

方以生黄芪、太子参补肺益气,沙参、麦冬、天花粉养阴生津,浙贝母、杏仁润肺化痰,佛手、麦芽消食和胃。如果自觉发热或心中烦热,可加金银花,地骨皮以清除余热;大便溏薄,加扁豆、白术、山药以健脾止泻。

第五节 病 案 举 例

案例:闻某某,女性,32岁。

一诊:2011年1月13日。因发热5天来诊。患者5天前开始发热,恶寒无汗,在发热门诊就诊,查血常规白细胞为3.9×10^9/L,给予中药清开灵口服液治疗3天,发热不退,复查血常规白细胞为3.4×10^9/L,胸部X线检查示:左中肺淡片状阴影。给予阿奇霉素静脉注射3天,患者仍发热39℃不退,遂来就诊。刻下症:

恶寒发热,周身酸困,头痛头晕,恶心欲呕,咳嗽气急,干咳无痰,胸闷脘痞,舌质淡暗,舌苔黄厚而腻,脉滑数。

处方:藿朴夏苓汤加减

藿香10g	佩兰10g	杏仁9g	生白术15g
薏苡仁15g	芦根15g	厚朴6g	清半夏10g
黄芩10g	栀子10g	柴胡25g	淡豆豉15g
葛根30g	羌活10g		

3剂,水煎服,每日一剂。

嘱咐患者先以冷水浸泡中药30分钟,第一煎煎煮15分钟,第二煎煎煮10分钟,两煎混合后分为4次口服,每服200ml。

二诊:2011年1月16日。服药后发热减轻,体温最高37.8℃,已不恶寒,时有头痛头晕,咳嗽气急,痰黄白、黏稠,胸闷脘痞,大便黏滞不爽,舌质淡暗,苔黄腻,脉滑。胸部CT检查回报,双侧中肺、下肺均可见斑片影,部分融合成大片状。

处方:

藿香10g	佩兰10g	杏仁9g	炒白术15g
芦根15g	清半夏10g	黄芩10g	炒薏苡仁15g
栀子10g	浙贝母10g	穿山龙15g	丝瓜络10g
茯苓15g	灵芝10g	红景天10g	葛根15g

5剂,水煎服,每日一剂。

三诊:2011年1月22日。药后发热已退,时有头晕,咳嗽气急,痰白黏稠,咯吐不利,胸闷脘痞,大便不成形,舌质淡暗,苔腻微黄,脉滑。

处方:

生黄芪15g	当归10g	金银花15g	生甘草6g
灵芝10g	红景天10g	浙贝母10g	穿山龙15g
白术15g	薏苡仁15g	山药10g	扁豆10g
杏仁9g	清半夏10g	丝瓜络10g	三七粉3g^{冲服}

7剂,水煎服,每日一剂。

四诊:2011年1月30日。患者服药后已不发热,时有咳嗽,痰白黏,量不多,胸闷减轻,纳食增加,大便不成形,每日3~4次,舌质淡暗,苔微腻,脉滑。患者精神状态好,体力有所恢复,要求恢复工作,同意患者恢复轻体力劳动。

处方:

生黄芪25g	当归10g	金银花15g	生甘草6g
灵芝10g	红景天10g	浙贝母10g	穿山龙15g
焦白术15g	薏苡仁15g	山药10g	扁豆10g
杏仁9g	丝瓜络10g	丹参10g	三七粉3g^{冲服}

14剂,水煎服,每日一剂。

五诊:2011年2月15日。患者上班后自觉疲乏无力,不耐劳作,时有咳嗽,痰白黏,量不多,胸闷不重,纳食尚可,大便略成形,舌质淡暗,苔微腻,脉滑。嘱患者注意休息,防止过度劳累,影响疾病顺利恢复。

处方:

生黄芪25g	当归10g	金银花15g	生甘草6g
灵芝10g	红景天10g	浙贝母10g	穿山龙15g
焦白术15g	薏苡仁15g	焦山楂15g	茯苓15g
杏仁9g	丝瓜络10g	葛根15g	三七粉3g^{冲服}

14剂,水煎服,每日一剂。

六诊:2011年3月2日。患者已基本不咳嗽,痰少,无胸闷,纳食正常,大便略成形,舌质淡暗,苔薄白,脉滑。复查胸部CT其肺部病灶已完成吸收,未留后遗纤维化。

处方:

生黄芪25g	当归10g	金银花15g	生甘草6g
灵芝10g	红景天10g	浙贝母10g	穿山龙15g
焦白术15g	薏苡仁15g	焦山楂15g	茯苓15g
芦根15g	丝瓜络10g	葛根15g	三七粉3g^{冲服}

14剂,水煎服,每日一剂。

第六节　临证感悟

一、辨病辨证要点

临床上病毒性肺炎主要影响儿童,近年来由于新型流感病毒不断出现,如2009年的甲型H1N1流感;禽流感病毒引起人类感染,如2013年的H7N9禽流感病毒在人类流行,使得越来越多的成人发生病毒性肺炎。成人病毒性肺炎起病急、病情重,常常引起急性呼吸窘迫综合征、心肺功能衰竭而导致死亡,是人类面临的严重公共卫生问题,亟待临床治疗有所突破。

我们认为,病毒性肺炎是由于温热疫毒或湿热疫毒引起的外感热病,一般循卫气营血顺序传变,但常易发生逆传心包等变证,临床上要及时用药,阻断病情发展和逆传,挽救生命。

病毒性肺炎是由上呼吸道病毒感染向下蔓延所致的肺部炎症,同为流感患者,哪些患者易于出现病毒性向下蔓延,引起病毒性肺炎,是临床诊治流行性感冒患者时务必要重视的。一般认为,既往有慢性基础疾病,如高血压、中风后遗症、冠心病、糖尿病、慢性肾功能不全、慢性阻塞性肺病、支气管哮喘、肺间质病、恶性肿瘤等,以及长期服用免疫抑制剂的患者等,是流行性感冒的高危人群,这些患者同样也是病毒性肺炎的高危人群。在2009年甲型H1N1流感流行时,发现妊娠妇女、肥胖患者也是高危人群,2013年的H7N9禽流感病毒引起的病死率极高的病毒性肺炎也证实了这一判断。因此,这类患者患流行性感冒后,需要及时治疗,以免延误病情而出现坏病。

我们在临床上发现,流行性感冒患者引发病毒性肺炎时,临床表现为身热持续不退,头身困重,胸闷脘痞,咳嗽气促,舌苔厚腻,中医辨证多为湿热并重,甚至表现为湿重于热的证候,由于湿邪黏腻难解的特征,因此患者病情持续加重,缠绵难解,如果治疗不当,还可引起逆传而危及生命,还有部分患者遗留肺间质损害,肺功能终身不能恢复正常,生活质量明显下降。

在辨证治疗时,首先要辨别是热重还是湿重,热重者面色红赤,口干口渴喜饮,舌苔黄燥,治宜清热解毒,泻热通腑为主;而湿重者身热不扬,面色浊垢,舌质暗红,舌苔黄腻或白腻,治宜芳化宣透为主。

其次要辨别病位在肺还是在肺脾两脏,在肺者咽红咽痛,咳嗽痰黏,胸闷气急,治宜宣肺清热,化痰平喘为主;在脾者胸闷脘痞,恶心呕吐,不思饮食,大便泄泻,治宜芳香醒脾,健脾化浊为主。

二、临证诊治心得

病毒性肺炎患者起病急,传变快,病情重,诊疗不当,常常危及生命,因此,在临床诊治时,一定要汗、清、透、下多法联合,早期截断病邪传变,阻止病情进一步发展。

湿邪重者,应注重化湿,宣畅气机,芳香化湿,淡渗利湿,使湿邪有去路,湿利热才易清,否则湿热黏腻胶结,病程绵长难愈。

病毒性肺炎患者出现喘憋、发绀,大便不畅,或干结,或黏腻不爽者,我们临床常常应用虎杖。虎杖性味苦寒,功擅清热解毒,利胆退黄,祛风利湿,散瘀定痛,止咳化痰,临床可用于治疗关节痹痛,湿热黄疸,经闭,产后瘀血不下,癥瘕,咳嗽痰多,水火烫伤,跌打损伤,痈肿疮毒等多种疾病。

现代药理研究表明,虎杖的主要药理成分为游离蒽醌和蒽醌苷、大黄素、大黄素甲醚、大黄酚、蒽苷A、蒽苷B、芪类化合物(白藜芦醇苷)、糖苷类、氨基酸、微量元素等[16,17]。药理实验结果表明,虎杖具有很好的抗菌、抗病毒作用:大黄素、7-乙酰基-2-甲氧基-6-甲基-8-羟基-1,4-萘醌具有抗菌活性。大黄素、大黄素-8-葡萄糖苷对金黄色葡萄球菌、肺炎双球菌有抑制作用。虎杖中含有的一种黄酮类物质对金黄色葡萄球菌、白色葡萄球菌、变形杆菌有抑制作用[18]。10%虎杖煎液对单纯疱疹病毒、流感亚洲甲型京科68-1病毒及埃可Ⅱ型病毒（ECHOⅡ）均有抑制作用[19]。3%煎液对479号腺病毒3型、72号脊髓灰质炎Ⅱ型、44号埃可9型、柯萨奇A9型及B5型、乙型脑炎（京卫研Ⅰ株）、140号单纯疱疹等7种代表性病毒株均有较强的抑制作用[20,21]。虎杖单体Ⅰ和Ⅱ可使乙型肝炎抗原滴度降低8倍。

同时，虎杖还具有镇咳平喘作用：用电刺激猫喉上神经法实验表明大黄素、虎杖煎剂均有镇咳作用。虎杖7.5%煎液能对抗组胺引起的豚鼠气管收缩，加药5分钟后，对抗强度为75%，故有一定平喘作用，但其作用强度不如氨茶碱[22]。

因此，虎杖可用于各种肺炎的治疗，是较理想的一味药。虎杖性微辛，可以透邪外出；苦寒则能清热利湿，但不甚苦，而不致败胃伤中；既入气分，又可入血分，兼有清气凉血活血之长；既能利小便，又可以通腑，具疏通之性，导湿热痰火下趋；虎杖活血利水，还可治疗肺间质水肿，防止肺纤维化的发生。可见，虎杖一味药，兼具解表、清热、化痰、活血化瘀、利水、通腑的功效，临床用于病毒性肺炎的治疗常可收到良好疗效。

参 考 文 献

[1] 朱元珏，陈文彬. 呼吸病学. 北京: 人民卫生出版社，2003
[2] 余如瑾，姜良铎，唐光华. 成人病毒性肺炎中医临床辨治思路. 中国中医急症，2004，13（4）: 227-228
[3] 刘青，熊家平. 田玉美辨治病毒性肺炎经验. 湖北中医学院学报，1999，1（3）: 49
[4] 王艳辉，周雪林. 麻杏石甘合剂治疗重型病毒性肺炎82例. 国医论坛，2003，18（2）: 10
[5] 汪受传，任现志，朱先康. 小儿病毒性肺炎病原病机证候探讨. 辽宁中医杂志，1999，26（1）: 5-6
[6] 李杰，广凌，王雪峰. 中药内外合治小儿病毒性肺炎的临床研究. 辽宁中医杂志，1999，26（6）: 261-262
[7] 朱先康，卞国本. 清肺解毒法治疗小儿病毒性肺炎60例. 中国中医药信

息杂志,2001,8(10):50-51

[8] 袁斌,汪受传,孙轶秋,等.清肺口服液治疗小儿病毒性肺炎57例疗效观察.中国中医药信息杂志,2006,13(6):76-77

[9] 赵霞,汪受传,杨燕,等.清开灵注射液与儿童清肺口服液联用治疗小儿RSV肺炎痰热闭肺证多中心、区组随机、平行对照临床试验.中医杂志,2008,49(7):602-604

[10] 汪受传,赵霞,任现志,等.基于主症动态变化的病毒性肺炎疗效评价方法研究.中华中医药杂志,2008,23(8):66-70

[11] 宋春蔚,颜小波.活血化瘀法在小儿病毒性肺炎中的应用.中国现代药物应用,2007,1(11):60

[12] 杭敏,侯安存,王新佳.蛭丹化瘀口服液治疗小儿病毒性肺炎50例.中医杂志,2006,47(8):615

[13] 杨端芬.增液承气汤治疗小儿病毒性肺炎88例.四川中医,2001,19(3):60

[14] 韦宗境.复方芪芩汤治疗小儿迁延性肺炎43例.浙江中医杂志,2001,36(7):298

[15] 崔现军,钦迎,邵秀梅,等.扶正抗毒液灌肠治疗小儿病毒性肺炎临床观察.中医杂志,1999,40(11):678-679

[16] 肖凯,宣利江,徐来明,等.虎杖的水溶性成分研究.中草药,2003,34(6):496

[17] 刘晓秋,于黎明,吴立军.虎杖化学成分研究.中国中药杂志,2003,28(1):47

[18] 樊小容.虎杖对致病菌株药敏试验.时珍国医国药,2000,11(2):108-110

[19] 董杰德.四种中草药抗柯萨奇及埃柯病毒的实验研究.山东中医学院学报,1993,17(4):46

[20] 王卫华.虎杖提取液抗柯萨奇病毒B3的实验研究.湖北中医杂志,2001,23(9):47-48

[21] 王志洁.虎杖中蒽醌化合物部分分离晶体抗Ⅰ型人疱疹病毒的实验研究.山东中医药大学学报,1998,22(6):458-459

[22] 张喜去.虎杖的化学成分、药理作用与提取分离.天津药学,1999,11(3):13

第四章　传染性非典型肺炎

第一节　西医认识

传染性非典型肺炎,又称严重急性呼吸综合征(severe acute respiratory syndromes, SARS),是由感染冠状病毒科冠状病毒属SARS-CoV引起的一种具有明显传染性、可累及多个脏器系统的特殊性病毒性肺炎,临床上以发热、乏力、头痛、肌肉关节酸痛等全身症状和干咳、胸闷、呼吸困难等呼吸道症状为主要表现,部分病例可有腹泻等消化道症状,严重者出现快速进展的呼吸系统衰竭,是一种新的呼吸道传染病,极强的传染性与病情的快速进展是此病的主要特点。

患者是本病的主要传染源,极少数患者在刚出现症状时即具有传染性,一般传染性随着病程而逐渐增强,在发病的第2周最具传染力。密切接触是主要传播途径,以近距离飞沫传播和直接接触呼吸道分泌物、体液传播多见。人群普遍易感,但儿童感染率较低。该病的首发季节为冬春季节。

诊断标准:临床分为早期,进展期,恢复期3期。①流行病学史:发病前2周曾密切接触过同类患者或者有明确的传染给他人的证据;生活在流行区或发病前2周到过SARS正在流行的地区。②症状与体征:发热(>38℃)和咳嗽,呼吸加速,气促,或呼吸窘迫综合征,肺部啰音或有肺实变体征之一以上。③实验室检查:外周血象:白细胞计数一般正常或降低;常有淋巴细胞计数减少(若淋巴细胞计数<0.9×10^9/L,对诊断的提示意义较大);T淋巴细胞亚群计数:常于发病早期即见CD4$^+$、CD8$^+$细

胞计数降低,二者比值正常或降低。④肺部影像学检查:肺部不同程度的片状、斑片状浸润性阴影或呈网状样改变。⑤SARS病原学检测阳性。分泌物SARS-CoV RNA检测阳性,或血清(血浆)SARS-CoV特异性抗原N蛋白检测阳性,或血清SARS-CoV抗体阳转,或抗体滴度升高≥4倍,均可确定诊断。

SARS病例符合下列标准的其中1条可诊断为SARS的重症病例:①呼吸困难,呼吸频率>30次/分。多叶病变或X线胸片48小时内病灶进展>50%。②低氧血症,吸氧3~5L/min条件下,SaO_2<93%,或氧合指数<300mmHg。③出现休克或多器官功能障碍综合征。

治疗:临床上主要以对症支持治疗和针对并发症的治疗为主。

预防:重点在于控制传染源和切断传播途径,做好个人防护,保护易感人群[1]。

第二节 中医认识

传染性非典型肺炎是新发的传染病,在中医学中无对应一致的病名,但是根据传染性非典型肺炎的传染性、临床特征和舌象、脉象,可以确定属于温病、瘟疫、外感热病的范畴。

对于中医应如何命名,邓铁涛[2]认为该病属于春温湿热疫病范畴,病机以湿热蕴毒,阻遏中上二焦,并易耗气,夹瘀,甚则内闭外脱为特点,可以定名为春温病伏湿之证。任继学[2]认为当属中医温病中时疫春温病,亦称时疫肺热病,其病因为时行疫毒,其毒为臭毒,病位在肺胃,病性为温热。有专家根据本病具有染易性强,来势凶猛凶险,高热经久难退,肺系症状轻而影像学改变明显,变证、危重症多,出现严重合并症或并发症后病死率较高的特点,主张命名为"肺毒疫"[3]。我们认为SARS是感受疫疠之毒邪而发生的急性外感热病,首先犯肺,可逆传心包,或损害肝肾,但病变始终以肺为中心,中医宜命名为"肺瘟疫"[4]。

第三节 病因病机与证候特征

对于传染性非典型肺炎的病因,大部分专家认同属于疫疠之邪,有医家认为属于温疫夹湿,或湿温之湿重于热,或有伏邪存在[5]。任继学[2]认为,传染性非典型肺炎发病内因有三:一是伏邪,即"冬伤于寒,春必病温"。冬有烈风,风能疏泄,开发腠理,寒能伤阳,微者不即病,邪气潜藏于肌肤膜原,或伏藏于少阴。二是正气不足,即"冬不藏精,春必病温"。先天之精为肾藏之,后天之精则源于水谷之精,汗出过多,阳气外泄,血汗同源,汗出过多则伤血,血伤则精伤。饮食失节,损伤于胃,胃为营气之源,营气生成又根源于精,胃伤则营伤,营伤必伤精。概而言之,精伤则化气功能受阻,引发阳气不足,阴精不得潜藏,导致人体防御系统障碍,是发病之源。三是毒自内生,情志失调,喜怒不节,引发气机阻滞,五脏之道不畅,以致五脏失和,气化功能不全,气血循环不利,使毒自内生,促使机体中气不足,卫气不固,营气不守,抗病能力低下,即"邪虽自外来,其无毒者不入"。外因则因春有余寒,寒伤人体之阳,乘人体正气虚之时,引动伏邪,重感时邪而毒动病发。总之,伏邪内藏,正气不足,毒自内生,正值春之余寒和春温之气,开疏腠理,引动伏邪而伤人,发为传染性非典型肺炎。

周仲瑛[2]认为,传染性非典型肺炎的发病机制是肺有伏热,内火偏盛,加之外感时邪疫毒,风邪束表。风火同气,内外合邪,风助火势,火动生风,风火相煽,相互转化,互为因果,则为病更烈,从而决定了非典型肺炎患者病机的易变、速变、多变的特性。风邪束表,卫阳被遏,营卫不畅而发病之始就有发热、头痛、周身酸痛等症;"温邪上受,首先犯肺",因肺内伏热,外有风邪疫毒,两阳相合,内外夹击,则有干咳、少痰、呼吸急促等表现。从其病机演变来看,除卫气营血传变外,还主要表现为三焦传变过程,从上焦手太阴肺经开始,可逆传心包,顺传为中焦手足阳明和足太阴脾经,终于下焦肝肾二经。

刘志明[6]在写给前副总理吴仪的信中说:非典型肺炎之病因,从《内经》之旨体会,一是今年为癸未之岁,主火,在二之气(秋分至立夏时节),主客皆少阴金火运事,火气太过,"民病瘟疫大行,远近咸苦"。一是喜怒不节,寒暑过度,肾不藏精,易伤正气,故曰:邪之所凑,其气必虚。二者互为因果。

从该病流行情况看,气候炎热的越南、新加坡,气候寒冷的加拿大,潮湿的爱尔兰、英国,太平洋两岸的美国和中国几乎在同一时段发病。因此,从寒热燥湿气候变化异常来寻找病因,显然不通。吴又可在《温疫论》中说:"温疫之为病……乃天地间别有一种异气所感",并不是"非其时有其气,春应温而反大寒,夏应热而反大凉,秋应凉而反大热,冬应寒而反大温"所致,而"疫者,感天地之异气……此气之来,无论老少强弱,触之者即病,邪从口鼻入",阐明了疫疠之邪有别于"六淫"之邪。我们认为,传染性非典型肺炎的病因是温热夹湿性质的疫毒之邪,可迅速传变至气营,甚至逆传心包,或见热入营血,由于兼夹湿邪,病情复杂,黏腻难去。治疗以祛邪外出为基本原则,根据不同证候分别应用清、下、宣、透、芳化等法,使邪去则正安[7]。

SARS常见的临床分期有三期法和四期法,三期法为发热期,喘憋期,恢复期;四期法分为发热期,喘憋期,极期,恢复期,故治法也随之不同。王永炎[6]认为:毒、瘀、虚三个基本证候因素,当以疫疠之毒为主,互为因果。邪毒是始动因素,又贯穿疫病全程,所有临床见证均与之密切相关。瘀指血瘀和瘀血,其血液循环障碍,当以络脉受累突出,主在肺络而涉及全身,由病络而成络病。自然络病源于疫毒,瘀可生热又可致虚。路志正[6]将传染性非典型肺炎分为6个证候:疫毒袭肺证,疫毒入气证,疫毒痹肺证,毒陷心包证,心肺厥脱证,气阴两伤证。按辨证分型确定治法在SARS治疗中应用十分普遍,叶进等[8]通过文献资料研究发现传染性非典型肺炎的临床证候主要有10种。①邪在肺卫：以发热或有恶寒、咳痰、胸闷、舌质偏红、苔薄白或薄黄、脉浮数为主，治以疏风清热、辛凉清表为主，还有清热化湿、辛散透邪等治法。②卫气同病：以发热、头身疼、咳嗽气喘、胸闷或痛、舌红、苔白或黄、脉浮滑数为主，治以疏表清里、卫气同治、化湿解毒等为主。③肺热壅盛：高热、大汗出、咳嗽或血丝痰或痰少或黄稠、呼吸细弱或气促、舌质深红或红、苔白腻或黄腻、脉弦滑数，治以清热解毒、泻肺平喘、涤痰止咳为主。④湿热阻肺：发热、身热不扬，口干不欲饮，或口干口苦，喘憋气促，舌红或红胖或深红、苔黄腻或黄厚或白厚，脉滑，治以芳香化湿、清热解毒为主，还有宣降肺气、分消走泄等治法。⑤热入营血：高热、入夜尤甚，头身疼痛、喘憋气促且动则更甚，口干渴或口苦，舌质深红、苔焦黄或干，脉细数，治以清营凉血、泻火涤痰、清心开窍等为主。⑥内闭外脱：发热，呼吸困难，气短或面色苍白，谵语肢冷，大汗，神疲乏力，舌红或红胖，脉细或虚数，治以益气固脱、回阳救逆为主。⑦气阴两伤：神疲乏力，舌红或红胖或暗红，脉细数或虚数或濡数，治以益气养阴、健脾和胃为主。⑧气虚夹湿夹瘀：头身重痛，胸脘痞胀，乏力，舌红胖，治以益气化湿、活血通络为主。⑨余热恋肺：低热，痰少或白黏，身痛，口干苦，苔少或根部黄腻，脉滑或虚数，治以滋养肺胃、清解余热为主。

刘保延等[9]通过文献研究、专家论证、问卷调查、SARS病例分析等，对SARS辨证进行探讨，从辨证的科学思维出发，建立了SARS的辨证模式。①早期：疫毒侵肺，湿遏热阻。临床表现以发热为主，或恶寒，咳嗽少痰，头痛，周身酸痛，气短乏力。舌边尖红，苔薄白或薄黄而腻，脉数或滑数。瘟疫热毒之邪夹湿，自口鼻或皮毛而侵入，首先犯肺袭卫，致卫气闭郁，肺失宣降，出现发热甚或高热、恶寒甚或寒战、咳嗽。湿遏热阻，经脉不利而出现周身酸痛，气短乏力。②中期：气虚血瘀，湿毒壅肺。临床表现为胸闷气短，喘憋汗出，或咳嗽频繁，口唇发绀，或有发热，困倦乏力,不思饮食,舌暗苔白腻或黄腻,脉滑数。瘟疫之毒,为剽悍之邪,传变迅速,热毒损伤络脉致瘀血阻络,血脉不通,形成瘀毒。"血不行则化为水",水湿停滞于肺,壅塞肺络,损伤肺气,故而出现胸闷气短、喘憋、汗出或者咳嗽频繁等症状。热毒致瘀,瘀毒致湿,内湿与外湿合邪,形成湿毒。热毒、瘀毒、湿毒壅阻肺窍,气机内闭,是本期的病机关键。总之,本期病机特点邪实为本,气虚为标。③恢复期:肺脾气虚,心血耗损。临床表现胸闷气短,动则尤甚,体倦神疲,心悸汗出,腹胀纳呆,时有咳嗽,便溏,舌淡暗苔白或腻,脉细数或细弱。瘟疫之毒犯肺,经过前期治疗,邪去正虚,肺气虚则胸闷气短,动则尤甚,脾胃虚则腹胀、纳呆、便溏,心血耗损则心悸汗出,体倦神怠。

第四节 分 证 论 治

传染性非典型肺炎是疫毒引起的急性热病,毒邪贯穿本病始终,热毒、瘀毒、湿毒是其病机关键。因此,治疗原则以解毒祛邪为主。邪去则正安,邪去则正复,治疗越早越好。正如《素问·阴阳应象大论》所说:"善治者治皮毛,其次治肌肤,其次治筋脉,其次治六腑,其次治五藏。治五藏者,半死半生也。"吴又可《温疫论》说:"大凡客邪贵乎早逐。乘人气血未能乱,肌肉未消,津液未耗,病人不至危殆,投剂不至掣肘,愈后亦易平复,欲为万全之策者,不过知邪之所在,早拔去病根为要耳。"

(一)早期,发热期

1.疫毒犯肺证

主症:发热,或有恶寒,头痛,身痛,肢困,干咳,少痰,或有咽痛,乏力,气短,口干,舌苔白或黄或腻,脉滑数。

治法:清肺解毒,化湿透邪

方药:

金银花15g　　连翘15g　　黄芩10g　　柴胡10g

| 青蒿15g | 豆蔻6g | 杏仁9g | 生薏苡仁15g |
| 南沙参15g | 芦根15g | | |

方以金银花、连翘辛凉解表,清热解毒;青蒿、黄芩清热透热;豆蔻、薏苡仁化湿解表。如果热势甚者,加生石膏、知母以加强清热力量;舌苔腻甚,加藿香、佩兰以芳香化湿。

2. 湿热郁阻证

主症:发热,不恶寒或恶寒短暂;腹泻、脘腹胀满,或有恶心呕吐,头身重痛;面色晦滞,汗出不畅、口渴不欲饮,小便黄,干咳少痰。舌红苔腻,脉滑数。

治法:清热化湿,宣肺止咳

方药:

葛根15g	黄芩10g	连翘15g	薄荷6g^{后下}
杏仁10g	车前草15g	藿香10g	豆蔻6g
甘草6g			

方以葛根、黄芩解表清热;藿香、车前草芳香解表利湿。如果发热重者,加柴胡、青蒿以清热疏表;恶心呕吐重者,加半夏、竹茹和胃止呕;腹泻重者,加黄连、炮姜清利肠胃。

3. 疫毒壅肺证

主症:高热,汗出热不解,咳嗽,少痰,胸闷,气促,或脘腹胀满,或便秘,或便溏不爽;口干不欲饮,气短,乏力;甚则烦躁不安。舌红或绛,苔黄腻,脉滑数。

治法:清热解毒,宣肺化湿

方药:

生石膏45g^{先下}	知母10g	炙麻黄6g	金银花20g
炒杏仁10g	生薏苡仁15g	浙贝母10	厚朴10g
生甘草10g			

方以白虎汤大清气热;麻杏石甘汤宣肺平喘;厚朴行气降气。如果气短,乏力重者,加西洋参益气养阴;痰中带血者加生地榆、侧柏叶、仙鹤草凉血止血;便秘加全瓜蒌、生大黄通腑泻

热;脘腹胀满、便溏不爽者,加焦槟榔、木香行气消胀。

（二）进展期,喘憋重症期

湿热疫毒壅肺入里,由卫气及营血,肺闭喘憋,渐有脱证出现。治疗以解毒清热,化湿祛浊,益阴固阳为主。

1. 气营两燔证

主症:高热恶热,入夜尤甚,烦躁,面色晦滞,汗出不畅,口渴不欲饮,尿黄、咳嗽、胸闷憋气,舌红绛,苔黄腻,脉弦数。

治法:清营泻热,宣肺化湿

方药:白虎汤合清营汤加减

生石膏45g^{先下}	知母10g	连翘15g	金银花15g
水牛角15g^{先下}	炙麻黄6g	黄连6g	郁金10g
生地黄10g	牡丹皮10g	丹参15g	赤芍12g
芦根30g	桔梗6g		

方以白虎汤大清气热;以清营汤清营凉血,透热转气。如果气短乏力者,加西洋参以益气养阴;便秘者加全瓜蒌、生大黄以通腑泻热。

2. 热入心营证

主症:身热夜甚,心烦躁扰,甚或时有谵语,或见斑疹隐隐,憋气胸闷,喘息气促,或有干咳少痰、痰中带血;咽喉干燥不甚渴。舌深绛,苔黄腻,脉滑数。

治法:清热凉营,化浊宣肺

方药:

水牛角15g^{先下}	生地黄15g	玄参15g	牡丹皮10g
羚羊角15g^{先下}	桑白皮15g	郁金10g	葶苈子15g
金银花20g	连翘10g	白茅根15g	芦根15g

方以水牛角、羚羊角、生地黄清心凉营;桑白皮、葶苈子清热泻肺。如果气短乏力重者,加西洋参益气养阴;便秘者加全瓜蒌、生大黄以通腑泻热;咳嗽者加炙紫菀、炙款冬花以宣肺止咳。

3. 肺闭喘憋证

主症：高热不退或身热渐退，呼吸困难，憋气胸闷，喘息气促，或有干咳少痰，痰中带血，气短乏力，口唇紫暗。舌暗红，苔黄腻，脉滑。

治法：清热泻肺，祛瘀化浊，佐以扶正。

方药：

葶苈子15g	桑白皮15g	黄芩10g	郁金10g
全瓜蒌30g	蚕砂10g^包	萆薢12g	丹参15g
败酱草30g	厚朴10g	赤芍15g	西洋参15g^{另煎冲兑}

方以桑白皮、黄芩、葶苈子清热泻肺；萆薢、蚕砂化湿泻浊。如果气短疲乏，喘重者加山萸肉温肾纳气；脘腹胀满、纳差，加莱菔子、麦芽行气和胃；口唇发绀者，加三七、益母草活血利水。

4. 喘憋欲脱证

主症：高热开始减退或有潮热，呼吸困难，憋气胸闷，喘息气促，烦躁不安，时有汗出，心悸气短乏力，干咳少痰。舌暗红，苔黄腻，脉滑。

治法：益气敛阴，固脱开闭

方药：生脉饮加减

人参粉3g^{冲服}	麦冬10g	五味子10g	山萸肉10g
菖蒲10g	郁金10g	藿香10g	瓜蒌15g
丹参15g			

方以生脉饮益气养阴；山萸肉、五味子收敛固脱。如果口唇发绀，加三七、益母草活血化瘀；脘腹胀满、纳差，加厚朴、麦芽以行气和胃。

5. 痰蒙心包证

主症：高热或有潮热，神昏或时清时寐，喘憋重，喉间痰鸣，呼吸喘促，面色发绀，血氧饱和度下降。舌绛紫，苔黄腻，脉滑数。

治法：化湿通络，豁痰开窍

方药:

水牛角粉15g^{先下}	栀子10g	金银花15g
块滑石15g	丹参15g	菖蒲10g
郁金10g	天竺黄10g	瓜蒌15g
胆南星10g	猴枣散6g^{冲服}	

方以菖蒲、郁金芳香开窍;瓜蒌、胆南星、猴枣散豁痰开窍。如果气短疲乏,喘重者加西洋参以益气养阴;脘腹胀满、纳差呕恶,加厚朴、制半夏行气降逆,和胃止呕。

6. 内闭外脱证

主症:呼吸窘迫、憋气喘促、呼多吸少;语声低微,躁扰不安,甚则神昏,汗出肢冷,口唇紫暗。舌暗红,苔黄腻,脉沉细欲绝。

治法:益气敛阴,回阳固脱,化浊开闭

方药:

| 红参10g^{另煎冲兑} | 炮附子10g^{先煎} | 山萸肉30g | 五味子10g |
| 麦冬15g | 郁金10g | 整三七6g | |

方以参附汤益气回阳;山萸肉、五味子收敛固脱。如果神志昏迷者,上方送服安宫牛黄丸;冷汗淋漓者,加煅龙牡以收敛止汗;四肢厥冷者,加桂枝、干姜温阳通脉。

(三)恢复期

恢复期热退湿去,以气阴亏虚、痰瘀阻络为主,可有其他症状,总以益气养阴,化痰通络治疗,出现其他兼证可有所偏重。

1. 气阴亏虚,痰瘀阻络证

主症:胸闷气短,神疲乏力,动则气喘,或见咳嗽,自觉发热或低热,自汗,口干咽燥,舌红少津,舌苔黄或腻,脉沉细无力。

治法:益气养阴,化痰通络

方药:

| 党参15g | 南沙参15g | 麦冬15g | 丹参15g |
| 赤芍12g | 紫菀15g | 浙贝母10g | 桔梗6g |

方以党参、南沙参、麦冬益气养阴,如果咳嗽有痰或舌苔腻者,可用太子参或西洋参。如果气短气喘较重、舌暗红者加三七活血通络;自觉发热或心中烦热,舌暗红者,加青蒿、牡丹皮清泻余热;大便偏溏者,加茯苓、白术健脾止泻;焦虑不安者加醋柴胡、香附疏肝理气;失眠者加炒枣仁、远志养心安神;肝功能损伤,转氨酶升高者加茵陈、五味子保肝降酶;骨质损伤者加炙龟甲、炙鳖甲补益肝肾。

2. **热湿内阻证**

主症: 低热,身热不扬,周身重痛,咳嗽,口干不欲饮,胸脘痞闷,胁胀胁痛,腹胀纳呆,便秘或便溏。舌红苔厚腻,脉滑。

治法: 辛通苦降,化湿清热

方药:

藿香10g	连翘15g	豆蔻6g	黄芩10g
茵陈15g	杏仁10g	半夏10g	厚朴10g
焦槟榔10g	炒栀子10g	枳壳10g	

方以藿香、豆蔻、杏仁芳香化湿透热,枳壳、厚朴、槟榔燥湿理气。如果不思饮食者,可加生麦芽、生谷芽以健脾开胃;如果食后腹胀不消者,加生麦芽、炒山楂、鸡内金以消积导滞。

3. **热瘀阻络证**

主症: 胸闷,短气,喘息,或胸疼,或胁痛,或潮热。舌质暗红,苔黄。

治法: 通络活血,宽胸畅肺

方药:

旋覆花10g[包]	茜草10g	郁金10g	藿香10g
瓜蒌皮15g	黄芩10g	炙枇杷叶10g	赤芍15g
丹参15g			

方以旋覆花、郁金宽胸理气;茜草、丹参活血通络。如果胸胁闷痛不舒者,加醋柴胡、枳壳疏肝行气;自觉身热者,加地骨皮、牡丹皮以清虚热,口干口渴者,加南沙参、麦冬滋阴生津。

4. 肝肾阴亏证

主症: 低热,或夜热早凉,五心烦热,腰酸腿软,神疲欲寐,干咳,口干,食少。舌红少苔,脉弦细。

治法: 清涤余邪,补养肝肾

方药: 沙参麦冬汤加减

桑叶15g	金银花15g	芦根30g	南沙参15g
生地黄15g	阿胶10g^{烊化}	麦冬15g	五味子10g
青蒿10g	地骨皮10g		

方以桑叶、金银花清解余邪;南沙参、麦冬滋阴生津;生地黄、阿胶滋阴养血,补益肝肾之阴。如果心烦、夜寐不安,可加百合、合欢皮、酸枣仁养心安神;干咳较重者,可加炙枇杷叶、炙百部以润肺止咳。

5. 脾虚湿阻证

主症: 气短乏力,倦怠懒言,纳少乏味,胸闷腹满,或有便溏,咳嗽,喘息,痰白。舌质暗,边有齿痕,苔白或白腻。

治法: 健脾除湿

方药: 参苓白术散加减

党参10g	茯苓15g	白术10g	扁豆10g
陈皮6g	半夏10g	藿香10g	桔梗6g
紫菀10g			

方以参苓白术散健脾渗湿;藿香芳香醒脾。如果脘闷腹胀者,可加紫苏梗、香附、大腹皮以行气宽中;食谷不消者,加炒山楂、鸡内金以消积导滞。

6. 心肺气虚证

主症: 气短乏力,倦怠懒言,动则喘息,心慌心悸,胸闷。舌暗,边有齿痕,苔白,脉结或代。

治法: 养心益气

方药:

太子参20g	西洋参10g^{另煎冲兑}	麦冬15g

五味子10g　　　　丹参15g　　　　　红花10g

百合10g　　　　　茯苓15g　　　　　酸枣仁15g

远志10g

方以生脉散益气养阴；丹参、红花活血通脉；酸枣仁、远志养心安神。如果心悸不安,可加当归、白芍养血安神；甚者再加珍珠母、生牡蛎以镇心安神。

7. 肝郁气滞证

主症: 焦虑不安,气急易怒,急躁,胁胀或痛,胸闷气短,口干,五心烦热,舌暗苔白,脉弦细。

治法: 疏肝养阴

方药: 逍遥散加减

柴胡10g　　　　　白芍15g　　　　枸杞子10g　　　牡丹皮10g

薄荷6g　　　　　香附10g　　　　茵陈15g　　　　川楝子10g

炒山栀10g　　　延胡索10g

方以白芍、枸杞子养血柔肝；薄荷、香附疏肝理气。如果五心烦热甚者,加地骨皮、知母以清虚热；心烦睡眠不安者,加合欢皮、酸枣仁以养心安神。

8. 心神失养证

主症: 心烦,失眠,心慌心悸,胸闷。舌暗苔白,脉细数。

治法: 养心安神

方药:

太子参30g　　　　当归15g　　　　　炒酸枣仁15g

远志10g　　　　　茯神15g　　　　　丹参15g

生龙牡各30g[先下]　琥珀粉3g[冲服]

方以太子参、当归益气养血,琥珀粉、生龙牡镇心安神。如果口干口渴者,加百合、麦冬以滋阴生津；气滞心胸、胸胁闷痛者,加柴胡、香附、郁金以疏肝行气。

9. 瘀毒伤骨证

主症: 关节疼痛或酸沉坠胀,腰酸腿软,气短乏力,舌淡暗或有瘀斑,脉细或少力。磁共振检查可有骨质损害改变。

治法:滋补肝肾,化瘀通络

方药:

熟地黄15g	鹿角片15g	骨碎补15g
生黄芪15g	生地黄15g	全当归10g
赤芍12g	土茯苓30g	生麻黄6g
白芥子6g	生甘草6g	淫羊藿10g

方以鹿角片、骨碎补强筋健骨;生麻黄、白芥子温通经脉。如果舌有瘀斑者,加制乳没、土鳖虫以活血化瘀;下肢冷凉,加制附片、桂枝、威灵仙温经通脉。局部外敷药:桂枝15g、独活15g、透骨草30g、制乳没各15g、血竭3g、制川乌10g、细辛10g、红花15g、土鳖虫15g。

第五节 病案举例

案一:杨某某,男,31岁。

病史:患者于2004年4月16日出现发热,伴肺炎表现,X线胸片提示右上肺炎,院外治疗效果不明显,于4月22日入院,患者有传染性非典型肺炎接触史,血清学检查显示:咽拭子及血清非典型肺炎病毒RT-PCR阳性,明确诊断为传染性非典型肺炎。入院后给予安福龙、利巴韦林抗病毒,胸腺素提高免疫力,门冬氨酸钾镁、维生素以加强支持,患者体温呈上升趋势,体温最高 T: 40℃,咳嗽、呼吸困难等症状亦有加重,实验室检查回报: 血气分析: pH 7.36, PO_2 13.33kPa, PCO_2 24.91kPa, BE -3.6mmol, SO_2 96.6%, 血常规: WBC 3.6×10^9/L, L 21.8%, N 75.3%, Hb 164g/L, PLT 111×10^9/L。电解质: K^+ 3.94mmol/L, Na^+ 134.3mmol/L, Cl^- 98.3mmol/L;肾功能: BUN 4mol/L, Cr 110μmol/L, Glu 7.29mmol/L;便常规: 正常,OB(-)。4月23日X线胸片示:双肺上叶炎症。体检听诊双肺呼吸音粗,未闻及干湿啰音。4月24日BP 124/72mmHg,

HR 88次/分,最高温度 T: 39.9℃。中医会诊时情况: 患者发热第9天,发热,不恶寒,无汗,手足微热,发热时头痛,咳嗽,咽痒,痰少,大便一日一行,舌暗红苔黄厚,脉滑。中医辨证为热毒壅肺,治则清肺解毒化湿。

处方:

金银花15g	连翘12g	生石膏35g[先下]	知母10g
炒栀子12g	黄芩10g	炙枇杷叶10g	蝉蜕8g
青蒿15g	薄荷6g	白茅根30g	鱼腥草30g
紫苏叶8g	虎杖15g	菊花10g	

3剂,每剂水煎400ml,分2次于早、晚饭后温服。

4月26日因持续高热,复查X线胸片示: 肺炎病情较前有进展。血气分析: pH 7.34, PO_2 11.3kPa, PCO_2 40.7kPa, BE −4.9mmol; 血常规: WBC 5.7×10^9/L, L 21.8%, N 84.2%, Hb 154g/L, PLT 122×10^9/L。为抑制炎性渗出,抗炎,抗纤维化,加用甲泼尼龙40mg静脉滴注,每日2次。4月26日再次中医会诊: 患者发热前恶寒,四末凉,手足心热,头微痛,轻咳,无痰,用药后腹泻4次,大便畅后热未减,口渴喜饮,舌红苔黄,脉滑数。患者感受疫毒,疫毒蕴肺,泛发内外,热深厥深,治疗当给邪毒以出路,除清解之外,仍需透邪外达,加强辛温药的比例、用量,处方调整如下:

金银花20g	连翘15g	柴胡10g	黄芩10g
生石膏30g[先下]	藿佩各10g	青蒿30g	羌活10g
紫苏叶10g	荆芥穗20g	黄连6g	木香10g
薄荷6g[后下]	牡丹皮10g	淡豆豉15g	

3剂,水煎服,日1剂。

患者当晚6PM体温达39℃,服中药100ml且温覆后汗出,体温渐降至38.5℃,每用药后微汗出,患者仍感口渴,头微痛,恶寒解,舌苔见退。

4月27日患者X线胸片示左中肺野淡片状阴影,右肺病变未见明显变化。血气分析: pH 7.294, PO_2 10.73kPa, PCO_2 5.81kPa,

SO_2 93%。血常规:WBC 9.9×10^9/L,L 8.9%,N 89.4%,Hb 158g/L,PLT 224×10^9/L,最高体温T: 39℃,舌红,苔黄,中药给予清热解毒,益气透表。

处方:

炙麻黄8g	羌活10g	紫苏叶10g	荆芥穗10g
柴胡20g	黄芩10g	川芎15g	金银花25g
生石膏40g^{先下}	寒水石30g	牡丹皮15g	地骨皮30g
连翘30g	生甘草5g	大枣10枚	青蒿30g
生黄芪30g			

4月28日患者最高温度T: 39.8℃,喘憋明显。患者进入病程第二周,为病毒复制期,出现急性肺损伤。血气分析:pH 7.39,PO_2 11.29 kPa,PCO_2 5.28 kPa,SO_2 96.2%,BE -1.1mmol;血常规:WBC 12.4×10^9/L,N 91.5%,Hb 159g/L,PLT 207×10^9/L。加用阿奇霉素0.5g静脉滴注,每日1次。头孢哌酮-舒巴坦钠1g,每8小时1次。甲泼尼龙80mg静脉滴注,每日2次,予人血清蛋白10g,纠正低蛋白血症。加用无创呼吸机持续使用。中医诊治:病情持续进展,正邪交争亢烈,高热鸱张,疫毒固遏肺系,气阴耗伤,中药用后汗少,为汗源亏乏,在原方基础上调整,治疗仍以透邪宣肺,利湿解毒为主,斡旋肺之气机,并佐辛温燥烈药物开达膜原,正气耗伤加用益气养阴之品。

处方:

草果10g	厚朴10g	槟榔10g
常山7g	生石膏50g^{先下}	生地黄30g
淡豆豉30g	地骨皮30g	泽兰30g
柴胡30g	青蒿20g	生薏苡仁30g
寒水石30g	石斛30g	生黄芪30g
黄芩10g	紫苏叶10g	生姜4片
生甘草10g	羚羊角粉0.6g^{冲服}	

2剂,水煎服,日1剂。

5月1日,体温有所下降,最高T: 37.7℃,无创呼吸机持续使用,血气分析: pH 7.389, PO_2 121.19kPa, PCO_2 5.37kPa, SO_2 97%, BE -1.1mmol; 血常规: WBC 14.5×10^9/L, N 92%, Hb 135g/L, PLT 261×10^9/L。X线胸片示:炎症较前有所吸收。甲泼尼龙改为40mg,每12小时1次。5月2日患者最高体温T: 37.1℃, R 24次/分, BP 119/70mmHg,神清,精神好,双肺呼吸音清,未闻及干湿啰音,自觉胸闷憋气较为明显,以活动后为重。中医会诊: 患者体温平稳,胸闷气促,气短,咳嗽痰黄,口渴不欲饮。进食时脱机喘憋加剧,氧分压下降。调整治则为益气解毒,芳化湿浊,宣肺透邪。

处方:

西洋参20g^{另煎兑服}	生黄芪20g	瓜蒌皮20g
黄芩10g	寒水石30g	紫苏叶10g
白薇30g	金沸草10g	生薏苡仁30g
土茯苓20g	泽兰30g	草薢6g
槟榔10g	郁金10g	青陈皮^各6g
当归10g	生姜4片	生甘草10g
羚羊角粉0.6g^{冲服}		

3剂,水煎服,日1剂。

5月4日中医诊查:偶咳无痰,无明显胸闷,最高T: 37.1℃,舌红,苔黄,脉细滑,继用解毒化湿之法。

处方:

茅芦根^各30g	生薏苡仁15g	桃杏仁^各10g	冬瓜仁15g
金沸草10g	炒枳壳15g	苦桔梗6g	桑白皮20g
金银花15g	草河车15g	鱼腥草15g	酒大黄3g
葶苈子20g	川贝母6g	生晒参3g^{另煎兑服}	
鳖甲30g^{先下}	炙甘草6g		

3剂,水煎服,日1剂。

5月7日,体温正常,病情好转,胸闷气短明显好转,仍咳嗽痰少,色黄白相兼,手足心热,大便不畅,舌红暗,苔薄白,脉弦细滑。复查X线胸片示:双肺炎症,右下肺病变吸收。

处方:

生晒参10g	鳖甲30g	茅芦根^各30g	生薏苡仁30g
桃杏仁^各10g	冬瓜仁20g	炒枳壳10g	桔梗6g
桑白皮20g	金银花20g	草河车10g	鱼腥草15g
酒大黄6g	川贝母10g	炙甘草5g	

3剂,水煎服,日1剂。

5月10日,复查X线胸片示:肺部阴影变浓,减泼尼松龙量为10mg/d,中药给予行气活血,清热解毒之剂。

处方:

生黄芪20g	金银花20g	蒲公英20g	瓜蒌皮20g
当归10g	桃仁6g	赤芍15g	莪术10g
葶苈子30g	桑白皮15g	莱菔子10g	生甘草5g
生晒参10g^{另煎兑服}			

3剂,水煎服,日1剂。

5月13日患者病情继续好转。X线胸片:双肺炎症治疗后,与前比较病变略有吸收。减泼尼松龙为5mg/d。中药继续应用益气活血通络之法。

处方:

生黄芪30g	金银花30g	桃仁10g	赤芍15g
莪术10g	浙贝母10g	旋覆花10g^包	茜草10g
丹参30g	桑白皮10g	姜黄10g	郁金10g
整三七10g			

3剂,水煎服,日1剂。

5月15日继续益气活血通络治疗。

处方:

生黄芪20g	金银花20g	当归10g
蒲黄10g	泽兰15g	丹参30g

| 浙贝母10g | 金沸草20g | 茜草10g |
| 莪术15g | 生甘草5g | 生晒参20g^{另煎冲兑} |

3剂,水煎服,日1剂。

5月17日,病情明显好转,仍有胸闷憋气,停吸氧。X线胸片显示:肺部阴影仍未吸收,中药继续益气解毒,活血通络治疗。后患者痊愈出院。

处方:

生黄芪20g	金银花20g	生蒲黄10g^包	泽兰15g
土茯苓30g	丹参30g	浙贝母10g	金沸草10g
莪术20g	茜草10g	丝瓜络10g	郁金10g
当归10g	生甘草5g		

案二: 腾某某,女,44岁。

病史:因发热5天,咳嗽2天,于2004年4月22日入院,有传染性非典型肺炎接触史。患者发热,体温38.4℃,伴关节疼痛,咳嗽。查体:听诊双肺呼吸音清,未闻及干湿啰音,实验室检查,血常规:WBC 3.4×10^9/L, N 75.4%, L 21.8%。BUN 2.52mmol/L, Cr 79 μmol/L。X线胸片:双肺炎症,左肋膈角变钝。血气分析:pH 7.382, PO_2 19.26 kPa, PCO_2 5.029 kPa, SO_2 99%, BE -2.4mmol。给予利巴韦林抗病毒治疗,甘草酸二铵辅助抗病毒,抑制炎症。高糖、维生素补充营养。

4月24日中医会诊:患者发热第7天,面色潮红,发热头痛,恶心纳呆,气短乏力,轻咳白痰,舌红苔黄腻,脉弦,证属疫毒壅肺,湿热阻滞,治以清肺解毒,化湿和胃。

处方:

炙麻黄8g	杏仁10g	知母12g	生石膏30g^{先下}
黄芩12g	鱼腥草25g	竹茹10g	焦三仙^各10g
藿香10g	金银花12g	连翘12g	白茅根25g
佩兰10g	紫草10g	炙甘草8g	

4剂,水煎服,日1剂。

4月27日中医会诊：患者仍发热恶寒,最高体温38.8℃,头痛,全身酸痛,手足心热,口渴不欲饮,恶心,咳嗽,痰微黄,胸闷憋气,神倦乏力,小便黄,舌红,脉弦。此患者病情较急,呈进展趋势,中医辨证属于疫毒蕴肺,充斥表里,治以清热解毒,宣肺透邪,并加强辛芳化湿之力。

处方：

炙麻黄5g	杏仁10g	生石膏30g^{先下}	甘草5g
柴胡10g	黄芩10g	青蒿15g	金银花15g
连翘10g	藿香10g	竹茹10g	羌活10g
紫苏叶10g	薄荷6g^{后下}		

2剂,水煎服,日1剂。

4月28日患者SARS抗体IgG(+)、IgM(+),SASR核酸病毒(−),确诊为传染性非典型肺炎。4月29日患者体温正常,咳嗽咳痰,憋气症状改善,但X线胸片上显示肺部病灶有进展。治以清热解表,辛散温通,芳香化湿。

处方：

厚朴10g	草果7g	槟榔10g	柴胡10g
黄芩10g	泽兰30g	姜半夏10g	浙贝母10g
生薏苡仁30g	紫苏叶10g	生黄芪30g	土茯苓30g
青蒿30g	竹茹15g	地骨皮30g	生地黄15g
生姜4片	生甘草10g	生石膏30g^{先下}	

3剂,水煎服,日1剂。

5月2日患者自觉症状明显好转,X线胸片显示肺部病灶较前明显吸收,无咳嗽、咳痰,无胸闷,手足心热,乏力,脉弦细无力,舌暗,苔黄腻,治以清热解毒,益气宣肺。

处方：

生晒参10g^{另煎冲兑}	生黄芪20g	金银花20g
生薏苡仁20g	土茯苓20g	泽兰30g
浙贝母10g	赤芍15g	当归10g

姜半夏10g	麦冬10g	草果6g
槟榔10g	金沸草10g	当归10g
寒水石30g	生甘草10g	

3剂,水煎服,日1剂。

5月5日患者病情平稳,无咳嗽气短,惟觉乏力,舌暗红,苔黄腻,前半剥脱欠津,脉细数无力,治以扶正为主,益气养阴,解毒化湿。

处方:

生晒参10g^{另煎冲兑}	麦冬10g	生薏苡仁30g
半夏10g	金沸草10g	土茯苓30g
泽兰15g	黄芩10g	鱼腥草15g
茅芦根^各15g	浙贝母10g	郁金10g
赤芍15g	生甘草10g	桂枝6g
金银花10g		

3剂,水煎服,日1剂。

5月7日患者体温正常,X线胸片显示双肺炎症明显吸收。热病后期,乏力,不咳,脉弦。治以益气养阴,生津和胃为主。后患者痊愈出院。

处方:

生晒参10g^{另煎冲兑}	麦冬10g	五味子6g
牡丹皮10g	郁金10g	赤芍15g
浙贝母10g	谷麦芽^各10g	生甘草5g

案三: 李某某,女,36岁。

病史:患者因关节肌肉酸痛6天,发热4天入院。发病前两周,有传染性非典型肺炎密切接触史。患者6天前无明显诱因出现关节酸痛,自服白加黑片,症状未缓解。4天前出现发热,*T*:38~39℃,不恶寒,流涕,予对乙酰氨基酚及头孢拉定等抗生素治疗无效。2天前出现干咳,伴胸闷,无痰,恶心,未吐,食欲较前下降,大便1次为溏便。入院查体: T 39℃, P 90次/分, R 16次/分, BP 120/70mmHg。双肺呼吸音粗,未闻及干湿啰音。X线胸片示: 双肺炎不除外。入院后给予利巴韦林、干扰素等抗病毒治疗。2004年4月24日中医会诊: 患者体温38.3℃,乏力,纳呆,恶寒,发热时无汗,腹泻,咳嗽轻,痰多色黄,舌红苔黄厚腻,脉滑。中医辨证为疫毒夹湿袭肺,应用清肺解毒,化湿透邪之法。

处方:

炙麻黄6g	杏仁10g	生甘草6g
生石膏30g^{先下}	紫草10g	金银花12g
连翘12g	柴胡10g	半夏10g
青蒿10g	藿香10g	佩兰10g
白茅根25g	生薏苡仁15g	豆蔻5g
黄芩10g		

3剂,水煎服,日1剂。

4月26日患者呼吸浅表,胸闷憋气,发热, T_{max} 39.6℃,大便日3次,化验血气分析: pH 7.374, PO_2 12.9kPa, PCO_2 4.53kPa, SO_2 99%, BE −4.3mmol; 血常规: WBC 7.4×10^9/L, N 83.4%, L 14.7%, PLT 133×10^9/L; X线表现: 双肺多发斑片阴影,左中下肺斑片阴影较昨日进展。给予甲泼尼龙80mg, 每12小时1次, BiPAP呼吸机辅助通气,对症处理等措施。中医会诊: 患者发热恶寒俱重,盖衣被不解,手足心热,口干不欲饮,腹泻,大便呈黏液水样便,恶心欲吐,倦怠乏力,舌红苔黄腻,脉弦。是疫毒夹湿,蕴蓄肺胃,胃肠失于和降,治当清利湿热,解毒透邪,和胃清肠,方宗葛根芩连汤及蒿芩清胆汤加减。

处方:

柴胡10g	黄芩10g	葛根15g	黄连6g
青蒿15g	藿佩各10g	半夏10g	生石膏30g^{先下}

| 竹茹10g | 紫苏叶10g | 木香10g | 焦山楂15g |
| 金银花15g | 薄荷6g | 甘草5g | |

2剂,水煎服,每日2剂。

4月27日药后体温下降,T_{max}37.8℃,咳嗽,胸闷憋气明显。血清学检测结果显示:SASR抗体IgG(+)、IgM(+),SASR相关冠状病毒核酸(-),根据流行病学资料、临床表现及血清学检查,此患者确诊为传染性非典型肺炎。中药应用清肺解毒,益气养阴之法。

处方:

炙麻黄10g	杏仁10g	鱼腥草25g	生石膏45g^先下
五味子10g	麦冬20g	青蒿10g	紫草10g
地龙10g	葶苈子10g	黄芩10g	白茅根30g
金银花15g	生甘草8g		

3剂,水煎服,每日1剂。

4月30日患者体温基本正常,病情明显好转,X线胸片显示:肺斑片状阴影明显吸收,继以清热解毒之法,同时加强益气养阴扶正。

处方:

西洋参10g^另煎冲兑	麦冬10g	五味子6g
泽兰30g	紫苏叶10g	生薏苡仁30g
土茯苓30g	黄芩10g	旋覆花10g^包
姜半夏10g	青蒿20g	木香10g
生姜4片	炙甘草5g	

3剂,水煎服,每日1剂。

5月2日患者体温正常,胸部X线示:双肺散在高密度影,边缘不清。患者手足心热,气短,乏力,胸闷憋气,舌红暗,苔腻,脉细无力,治以益气清热,宣肺祛湿化浊之法。

处方:

| 生黄芪20g | 西洋参10g^另煎冲兑 | 麦冬15g |

金沸草10g	白薇30g	泽兰15g
土茯苓30g	生薏苡仁30g	瓜蒌皮20g
赤芍15g	牡丹皮10g	丝瓜络15g
泽兰15g	紫苏叶10g	金银花20g
姜半夏10g	寒水石30g	生甘草10g

3剂,水煎服,每日1剂。

5月5日患者体温正常,症见手足心热,活动后气短,眠时多梦,舌暗红,苔薄腻,脉细弦无力,治以育阴益气,养血安神。

处方:

西洋参10g^{另煎冲兑}	麦冬10g	五味子6g
葶苈子10g	黄精10g	赤芍15g
丹参20g	生黄芪20g	生薏苡仁30g
土茯苓30g	白茅根30g	酸枣仁15g
焦三仙各10g	生甘草10g	

3剂,水煎服,每日1剂。

5月7日患者病情好转,无明显不适,体温正常,X线胸片显示:双肺炎症,肺内病变吸收明显。减量泼尼松龙为5mg/d。中药予以养血安神,滋阴益气之法。

处方:

珍珠母30g^{先下}	牡丹皮10g	炒山栀10g
石菖蒲20g	酸枣仁30g	玫瑰花10g
太子参20g	麦冬10g	五味子10g
白茅根10g	丹参20g	赤芍10g

3剂,水煎服,每日1剂。

5月10日患者诉仍感气短乏力,多梦。证属热病后期,气阴两伤,阴虚内热,治以益气养阴,活血安神。后患者痊愈出院。

处方:

珍珠母30g^{先下}	牡丹皮10g	炒山栀10g
石菖蒲20g	酸枣仁30g	玫瑰花10g

太子参20g	麦冬10g	五味子6g
白茅根20g	丹参20g	赤芍10g

案四：徐某某，女，23岁。

病史：2004年4月22日入院。患者有传染性非典型肺炎密切接触史，4天前出现发热，T_{max} 39.4℃，无恶寒，无咽痛，无咳嗽，呕吐，食欲下降，食量减半，左下腹偶有隐痛。查血常规：WBC 2.2×10^9/L，N 55.4%，予青霉素治疗1天，症状无好转，X线胸片示：右下肺炎症。既往有肾炎病史十余年，间断有双下肢水肿，盆腔炎病史3年，时有左下腹不适，慢性便秘病史。西医给予营养支持，干扰素、利巴韦林抗病毒，胸腺素调节免疫。实验室检查，血常规：WBC 2.0×10^9/L，N 51%，L 44.7%，PLT 120×10^9/L，Hb 125g/L，BUN 2.66 mmol/L，Cr 61 μmol/L。血气分析：pH 7.382，PO_2 94.9mmHg，PCO_2 39.5mmHg，SO_2 96.3%，BE −2.1mmol。中医会诊：患者发热为主，发热时寒热交作，乏力，气短，发热时恶心重，咳嗽轻，痰少，大便二日未行，舌红苔黄腻，脉细数。属于疫毒夹湿犯肺之证，治以清热解毒祛湿透邪。

处方：

柴胡10g	黄芩10g	半夏10g	青蒿12g
鱼腥草25g	知母12g	竹茹10g	生石膏30g^{先下}
藿香10g	焦三仙^各10g	虎杖15g	芦茅根^各25g
金银花15g	沙参15g		

4剂，水煎服，每日1剂。

4月26日患者T：38.5℃左右，X线胸片示右下肺炎症与前片比较略有吸收。中医会诊：患者往来寒热，头晕恶心，乏力，气短，口干不欲饮，大便3日未行。患者恶心症状突出，基本不受药，含水即恶呕，自18日月经来潮至今淋漓不断，舌红苔微腻，脉弦细。其病机为湿热阻于少阳，热入血室，因不受药，故采用直肠给药方法，灌肠给药。

处方:

柴胡10g	黄芩10g	半夏10g	橘皮10g
青蒿30g	炒山栀10g	郁金10g	生薏苡仁15g
藿香10g	竹茹10g	莱菔子10g	羌活10g
紫苏叶10g	金银花15g	虎杖20g	甘草5g

3剂,水煎150ml高位保留灌肠

同时给予苏叶黄连饮以和胃止呕,处方:伏龙肝150g,紫苏叶5g,黄连3g。2剂,以伏龙肝煎汤代水,煎紫苏叶、黄连,置冷后少量频频呷服。

4月29日患者实验室检查回报SASR抗体IgG、IgM(－),SASR相关冠状病毒核酸(＋),确诊为传染性非典型肺炎。中医会诊:患者用中药后恶呕好转,月经减少,精神好转,现要求进食,周身汗出,体温下降,胸闷气短气促,口不渴,舌暗红,苔黄腻,脉细滑,应用清热解毒,行气通络之法。

处方:

柴胡20g	黄芩10g	姜半夏10g	红花10g
青蒿30g	金银花15g	橘皮10g	当归15g
仙鹤草30g	藿香10g	竹茹10g	羌活10g
紫苏叶10g	大黄15g	泽兰15g	生姜4片

2剂,水煎200ml高位保留灌肠

另取伏龙肝150g,加1200ml煮水,煎取上清液800ml,纳紫苏叶3g,黄连3g,茅芦根各15g,煮水取汁300ml频饮。

5月2日中医会诊:患者恶呕已止,服中药后周身汗出,胸闷气短好转,咳嗽减轻,无咳痰,昨夜体温37.6℃,已无恶寒,困倦乏力,嗜睡,月经已停,舌暗红,苔腻,脉细无力,治以清热透湿,宣肺化浊之法。

处方:

柴胡10g	黄芩10g	青蒿30g	紫苏叶10g
薄荷10g	瓜蒌皮15g	金沸草10g	泽兰20g

仙鹤草15g　　地骨皮20g　　淡豆豉20g　　生薏苡仁20g
苍术10g　　　姜半夏10g　　生甘草5g

2剂,水煎服,每日1剂。

5月5日患者病情平稳,无气短,仍咳嗽,咳痰,痰黏难以咯出,色淡黄,痰中偶见红色血丝,手足趾冷,舌暗红,苔根腻,脉细无力,继续清热解毒透邪,同时益气扶正。

处方:

西洋参20g^{另煎冲兑}　　生黄芪20g　　　柴胡10g
瓜蒌皮20g　　　紫菀10g　　　　土茯苓20g
金沸草10g　　　菖蒲10g　　　　郁金10g
生薏苡仁20g　　青蒿10g　　　　白茅根20g
姜半夏10g　　　生麦芽15g　　　金银花15g

2剂,水煎服,每日1剂。

5月8日患者咳嗽,咯少许淡黄痰,偶见血丝,乏力,时有头晕,脉沉无力,舌质暗红。继以益气养阴,通络化痰之法。

处方:

生晒参10g^{另煎冲兑}　　醋柴胡10g　　　芦茅根^各30g
生薏苡仁30g　　旋覆花10g^包　　合欢皮30g
黄芩10g　　　　紫草10g　　　　杏仁10g
麦冬10g　　　　丹参30g　　　　浙贝母10g
赤芍15g　　　　生甘草5g

2剂,水煎服,每日1剂。

5月10日患者病情明显好转,继以益气化痰,通络清虚热之法,后患者痊愈出院。

处方:

生黄芪20g　　　醋柴胡10g　　　浙贝母10g
赤芍15g　　　　丹参20g　　　　金沸草10g
侧柏叶10g　　　生晒参10g^{另煎冲兑}　合欢皮30g
生薏苡仁30g　　炙鳖甲10g　　　三七粉3g^{冲服}

金银花20g   当归10g   生甘草5g

第六节 临证感悟

传染性非典型肺炎传染性极强,起病急,病情重,一旦延误治疗,病情迅速恶化,导致死亡。我们认为,传染性非典型肺炎的病因是温热夹湿性质的疫毒之邪,可迅速传变至气营,甚至逆传心包,或见热入营血,由于兼夹湿邪,病情复杂,黏腻难去,治疗以祛邪外出为基本原则,根据不同证候,分别应用清、下、宣、透、芳化等法,使邪去则正安。由于引起传染性非典型肺炎的冠状病毒具有嗜肺性,病情发展有明确的阶段性,经过短暂的上呼吸道感染阶段患者即发展为病毒性肺炎,急性呼吸窘迫综合征,以致呼吸衰竭而死亡,因此在临床治疗中,要积极采取各种综合治疗手段祛除外邪,给邪气以去路,必要时中西医结合治疗,使邪气不致深入,病情易于恢复。

一、辨病辨证要点

SARS以肺部感染进行性加重为主要临床表现。根据其临床特征,病程过程可分为3个阶段。①发热期:临床表现以发热为主,或恶寒,咳嗽少痰,头痛,周身酸痛,气短乏力。舌边尖红,苔薄白或薄黄而腻,脉数或滑数,发病后2~4天X线胸片检查出现肺部阴影,并迅速出现加剧改变。主要病机为疫毒侵肺,湿遏热阻。②喘憋期:为发病后1~2周,临床表现为胸闷气短,喘憋汗出,或咳嗽频繁,呼吸急促,口唇发绀,或有发热,困倦乏力,不思饮食,舌暗苔白腻或黄腻,脉滑数。主要病机为气虚血瘀,湿毒壅肺。危重患者在本期可以出现喘脱症,临床表现为喘息气促,憋气胸闷,呼多吸少,语声低微,躁扰不安,甚则神昏,汗出肢冷,手足厥逆,唇甲紫暗,舌紫苔黄腻而腐,脉沉细或促,或结。病机为疫毒闭肺,化源欲绝。③恢复期:出现肺脾气虚,心血耗损。临床表现为胸闷气短,动则尤甚,体倦神疲,心悸汗出,腹胀纳呆,时有咳嗽,便溏,舌淡暗,苔白或腻,脉细数或细弱。

与其他病毒性疾病相比,SARS感染后遗有多系统损伤,主要有如下4方面。①肺功能损伤: 相当数量的SARS患者在出院后仍遗有肺功能损伤,胸部X线片和高分辨CT可发现不同程度的肺间质纤维化和肺容积缩小,肺功能检查显示限制性通气功能障碍和弥散功能减退。可见胸闷、气短、活动后呼吸困难或心悸等临床症状,其主要病机是疫毒之邪损伤气阴,肺络瘀阻。②肝肾功能损伤: 部分SARS患者出院后遗留肝肾功能损害,尤以肝功能异常较为常见,主要为谷丙转氨酶(ALT)和谷草转氨酶(AST)的异常。可见胁痛、纳差、乏力、咳嗽等,其主要病机是疫毒之邪耗伤肝肾,络脉瘀阻。③骨质损伤: 部分SARS患者出院后遗留有骨质损害,可见骨痛、腰膝酸软、肢体沉重等。主要病机是疫毒之邪损伤肝肾,瘀毒伤骨。④心理障碍: 部分SARS患者在恢复期和出院后仍然存在着心理障碍,在行为、情绪、认知等方面存在着心理异常,以及抑郁症、强迫症、焦虑症、恐怖症和创伤后应激障碍(PTSD)等心理疾病。这些问题会对患者的生活质量造成不利影响。在疾病的过程中,患者由于疾病痛苦的折磨,对本病强烈传染性的恐惧,对自身健康的敏感等,可见焦虑、失眠、心慌、忧郁、悲伤,甚者悲观厌世等。其主要病机为气阴亏虚,肝气郁结,心神失养。

二、临证诊治心得

SARS早期以发热为主,或恶寒,咳嗽少痰,头痛,周身酸痛,气短乏力,舌边尖红,苔薄白或薄黄而腻,脉数或滑数。病机为疫毒侵肺,湿遏热阻。其病机是温疫热毒之邪夹湿自口鼻或皮毛而入,首先犯肺袭卫,致卫气闭郁,肺失宣降,出现发热甚至高热、恶寒甚或寒战,咳嗽。湿遏热阻,经脉不利而出现周身酸痛,气短乏力。治宜清热解毒,化湿透邪,此时是治疗成败的关键。

如治疗及时,可阻断病情向重症发展而直接进入恢复期。常用药物有:炙麻黄、杏仁、生石膏、知母、生甘草、金银花、连翘、柴胡、黄芩、青蒿、藿香、紫苏叶、桔梗、薄荷等,便秘者加虎杖。

中期喘憋重症期临床表现为胸闷气短,喘憋汗出,或咳嗽频繁,呼吸急促,口唇发绀,或有发热,困倦乏力,不思饮食,舌暗苔白腻或黄腻,脉滑数。病机为气虚血瘀,湿毒壅肺。由于温疫之毒,剽悍之邪,传变迅速,热毒损伤络脉,致瘀血阻络,血脉不通,形成瘀毒。"血不行则化为水",水湿之邪停滞于肺,壅塞肺络,损伤肺气,故而出现胸闷气短、喘憋、汗出或者咳嗽频繁等症状。热毒致瘀,瘀毒致湿,内湿与外湿合邪,形成湿毒。肺部实邪充斥,热毒、瘀毒、湿毒壅阻肺络,气机闭塞,是本期的病机关键。联系西医病理,呼吸道受到病毒感染后,向下蔓延至肺引起炎症,首先损伤肺泡上皮细胞,透明膜形成。肺组织表现出间质水肿、充血,细胞浸润,进而形成肺间质纤维化,这些变化即为中医的热毒、湿毒、瘀毒。治宜益气化瘀,利湿解毒,实邪去则肺络通,肺窍开,气之升降复常,气虚自能恢复。常用药物有:生黄芪、西洋参、金银花、当归、赤芍、泽兰、牡丹皮、三七、葶苈子、紫菀、桑白皮、生薏苡仁、马鞭草、虎杖等。

中期喘脱证见于危重患者,临床表现为喘息气促,憋气胸闷,呼多吸少,语声低微,躁扰不安,甚则神昏,汗出肢冷,手足厥逆,唇甲紫暗,舌紫苔黄腻而腐,脉沉细或促,或结。病机为疫毒闭肺,化源欲绝。由于温疫邪毒壅盛,痰瘀湿浊闭肺,耗竭肺之气阴,肺气化源欲绝,心神欲闭,元气欲脱,故喘憋躁扰,汗出厥逆,病情甚危。吴鞠通在《温病条辨》上篇中说:"温病死状百端,大纲不越五条。在上焦有二:一曰肺气之化源绝者死;二曰心神内闭,内闭外脱者死。"本证实为心肺化源将绝之象,故甚凶险。治当补气敛阴,回阳固脱。常用药物有:红人参、炮附子、山萸肉、麦冬、五味子、煅龙牡、三七等。若患者服药困难,可以从胃管中鼻饲给药,或者应用静脉药物制剂,可根据病情选用参附注射液,参麦注射液、复方丹参注射液、生脉注射液等。

恢复期出现肺脾气虚,心血耗损。临床表现为胸闷气短,动则尤甚,体倦神疲,心悸汗出,腹胀纳呆,时有咳嗽,便溏,舌淡暗,苔白或腻,脉细数或细弱。温疫之毒邪犯肺,经过前期治疗,邪去正虚,肺气虚则胸闷气短,动则尤甚,脾胃虚则腹胀纳呆便溏,心血耗损则心悸汗出,体倦神怠。治疗重在健脾和胃。脾升胃降,中气得复,心血自生。常用药物有:西洋参、生黄芪、苍白术、茯苓、生薏苡仁、半夏、丹参、当归、焦山楂、木香、黄连、葛根等。

多数患者腻苔始终存在,治疗中要重视"湿"邪,慎用温补之品,以防敛邪,正如吴又可在《温疫论》中所说:"有邪不除,淹缠日久,必至尪羸,庸医望之,辄用补剂。殊不知无邪不病,邪气去,正气得通,何患于虚不复也。今投补剂,邪气益固,正气日郁。转郁转热,转热转瘦,转瘦转补,转补转郁,循环不已,乃至骨立而毙。"在疾病进入恢复期后,由于毒邪损正,气阴不足,出现祛邪无力的状态,可适当应用益气养阴之品,以扶助正气,有利于逐邪。但是,温疫之为病,有别于寻常,毒邪伤人最速,如无明确的适应证,不可妄投温补之品。

三、病后调理

出院后的患者仍处于恢复期,多为余邪已尽或未尽,而正气尚未恢复阶段。若余邪已尽者,主要侧重在生活、饮食的调理,一方面适当锻炼,多做户外运动。另一方面注意饮食调理,宜饮食清淡,少食多餐,同时适量吃些富含优质蛋白和纤维素的食物,如牛奶、鸡蛋、豆制品、新鲜蔬菜、瓜果等。《素问·五常政大论》指出,在疾病缓解后,应以"谷肉果菜,食养尽之",禁食膏粱厚味,以防食复。《素问·热论》亦载:"帝曰:病热当何禁之?岐伯曰:病热少愈,食肉则复,多食则遗,此其禁也。"

若余邪未尽、正气不足者,表现有肺、心、肝、肾功能损害的后遗症,仅用生活调理是不够的,宜适当服用中药调理,以扶助正气,祛除余邪。如果肺部阴影迟迟不吸收,甚则出现肺间质纤维化,是疫毒伤及肺络之证,方药可以选用生黄芪、金银花、当归、蒲公英、丹参、赤芍、三七、泽兰、浙贝母、桑白皮、茯苓、生甘草等。如果出现肝功能损害,转氨酶及胆红素居高不下,恢复迟缓者,治宜疏肝利胆,化湿解毒,可以选用柴胡、黄芩、连翘、茵陈、五味子、郁金、升麻、大枣、炒山栀、炒山楂、生甘草等。如果出现心肌损害,心肌酶明显升高,心电图可有心肌缺血性改变,或心律失常,治宜益气养阴,清心除烦,可以选用西洋参、麦冬、五味子、桂枝、白芍、生龙牡、丹参、知母、茯苓、酸枣仁、大枣、甘草等。如果出现毛发脱落,许多患者发病3个月后出现毛发脱落,持续不减,是由于毒耗精血,肝肾亏虚引起,治宜补肾益精,养血生发,方药可以选用当归、赤芍、川芎、炙甘草、女贞子、墨旱莲、补骨脂、炒杜仲、侧柏叶、川续断、甘草等。如果服用激素,最好同时服用中药辅助治疗,以减轻激素的毒副作用,缩短撤减激素的时间,治以滋阴降火,补气温阳,方药可以选用人参、生地黄、熟地黄、甘草、淫羊藿、知母、枸杞子、三七、丹参等。如果重症患者由于湿热疫毒侵犯血管内壁细胞,加之应用肾上腺皮质激素,抗生素等药物,以及下肢反复静脉穿刺,造成下肢静脉血栓形成或静脉瓣功能损害,出现足跗肿胀沉重,发凉麻木,酸软无力、活动后加重,甚至凉痛水肿,皮色紫暗,是毒邪伤络,血脉瘀滞,治宜益气活血,通阳利水,可以选用生黄芪、金银花、桂枝、赤芍、泽兰、生薏苡仁、苍术、川牛膝、防己、当归、甘草等。

四、中医预防

中医预防疾病必须遵循中医的基本规律,在重视病因、邪气的同时,作为一种非特异的预防手段,要发挥中医的优势,区别不同地区、不同时期、不同体质而因时、因地、因人制宜。传染性非典型肺炎的防治重点在于易感人群的辨证施防。

　　这次非典型肺炎发生时值春季,阳气上升,天气由寒转温渐热,因此偏阳盛体质之人容易感受疫邪,应服用以清热解毒为主的方药进行预防,对于阴虚阳亢内热体质者,应服用滋阴清热类方药,对于儿童、脾胃虚寒或慢性胃肠道疾病者则不宜。素体气虚、阳虚人群应服用益气固表类的方药,增强肺卫的固护作用,素体痰湿、湿热的群体应服用一些芳香辟秽、清热化湿方药。

　　中医重视不同地区地理条件、相应气候以及居住条件等环境因素与发病的关系,呼吸系统病毒性感染疾病北方以外寒内热、表里同病者居多,而南方则以温邪夹湿多见,本次非典型肺炎广州经验也认为与湿邪相关,随着节气的更移,北方还应加强清热的力度,辅以化湿,而南方则应着重于祛湿清热。

　　根据我们历年来防治流感的经验,现代医学多种慢性疾病在流感流行期间发病率和病死率均较高,在非典型肺炎暴发期,一定要高度重视慢性呼吸道疾病,心血管疾病,糖尿病,血液病及癌症等特殊人群的防护,如慢性咳喘患者应服用补益肺脾肾类药物,冠心病患者服用益气活血类药物,糖尿病患者服用补气养阴类药物,血液病患者服用养血补血类的药物等,均会有一定的防护作用。

　　对于接触过非典型肺炎患者和疑似患者的人员,应该在隔离的同时根据上述原则服用预防中药,对于可能接触者如公共服务人员等也应服用预防药物。用药疗程应在3~5天,没有必要无限期使用。总之,预防非典型肺炎无通用处方,药物选择应个体化,不宜盲目服用中药。

参 考 文 献

[1] 中国疾病预防控制中心. 传染性非典型肺炎防治工作指南. 北京: 中国协和医科大学出版社, 2003

[2] 国家中医药管理局组织. 中医药专家谈SARS. 北京: 中国中医药出版社, 2003

[3] 孙霈, 王小红. 传染性非典型肺炎中医防治. 北京: 人民卫生出版社,

2003

[4] 周平安,焦扬,李小莉. 传染性非典型肺炎中医病因病机治则述要. 中国医药学报,2003,18(7):388-389

[5] 唐光华,林琳,何德平,等. 60例传染性非典型肺炎中医四诊动态分布特点初步总结. 中国医药学报,2003,18(5):259-262

[6] 中国中医研究院. 中医药防治非典型肺炎研究(二). 北京:中医古籍出版社,2003

[7] 周平安,杨效华,焦扬. 传染性非典型肺炎中医辨治述要. 中国中医药现代远程教育,2003,1(8):20

[8] 叶进,沈庆法,程磐基,等. 传染性非典型肺炎中医治法的研究进展. 新中医,2005,37(6):89-91

[9] 刘保延,翁维良,李鲲,等. 从传统辨证方法入手探讨传染性非典型肺炎辨证. 中医杂志,2004,45(12):886-888

第五章 传染性单核细胞增多症

第一节 西医认识

传染性单核细胞增多症（infectious mononucleosis, IM）是由EB病毒引起的一种急性或亚急性淋巴细胞良性增生的传染病。EB（Epstain-Barr virus, EBV）是一种人类普遍易感的疱疹病毒，与多种疾病有关，病变可涉及全身多个系统和器官[1]。

EB病毒感染世界各地均有发生，多呈散发，也可引起小范围流行。四季均可发病，晚秋至初春较多。患者和EB病毒携带者为传染源。病毒大量存在于唾液腺及唾液中，可持续或间断排毒数周、数个月甚至数年。传播途径主要为经口密切接触传播，飞沫及唾液传播不是主要途径。本病多见于儿童及青少年，性别差异小，6岁以下儿童多呈隐性或轻型感染，15岁以上感染者多出现典型症状。发病后可获得持久免疫。

EB病毒主要感染B淋巴细胞，近年发现它亦可感染T淋巴细胞、上皮细胞及自然杀伤细胞（natural killer cells，NK细胞）等，并引发相关疾病。感染后潜伏期为5~15天，一般为9~11天。起病急缓不一。约40%患者有前驱症状，历时4~5天，如乏力、头痛、纳差、恶心、稀便、畏寒等，本病的症状虽多样化，但大多数可出现较典型的症状。①发热：体温高低不一，多为38~40℃。热型不定。热程自数日至数周，甚至数个月。可伴有寒战和多汗。中毒症状多不严重。②淋巴结肿大：见于70%的患者。以颈淋巴结肿大最为常见，腋下及腹股沟部次之。直径1~4cm，质地中等硬，分散，无明显压痛，不化脓、双侧不对称等为其特点。消退需数周至数个月。肠系膜淋巴结肿大引起腹痛及压痛。③咽痛：虽仅有半数患者主诉咽痛，但大多数病例可见咽部充血，少数患者咽部有溃疡及假膜形成，可见出血点。牙龈也可肿胀或有溃疡。喉和气管的水肿和阻塞少见。④肝脾大：仅10%患者出现肝大，肝功能异常者则可达2/3。少数患者可出现黄疸，但转为慢性和出现肝衰竭少见。50%以上患者有轻度脾大，偶可发生脾破裂。检查时应轻按以防脾破裂。⑤皮疹：约10%病例在病程1~2周出现多形性皮疹，为淡红色斑丘疹，亦可有麻疹样、猩红热样、荨麻疹样皮疹，多见于躯干部，1周内隐退，无脱屑。⑥神经系统症状：见于少数严重的病例。可表现为无菌性脑膜炎、脑炎及周围神经根炎等，90%以上可恢复。

本病病理形态变化主要是全身淋巴网状组织的良性增生，以淋巴结、扁桃体、增殖体及肝、脾最明显，显微镜下观察，呈局灶性及血管周围正常和异常的淋巴细胞浸润，心、肺、肾、肾上腺、中枢神经系统及皮肤等均可受累。

本病预后大多良好，病程一般为1~2周，但可有复发。部分患者低热、淋巴结肿大、乏力、病后软弱可持续数周或数个月。极个别者病程迁延达数年之久。本病病死率为1%~2%，死因为脾破裂、脑膜炎、心肌炎等。有先天性免疫缺陷者感染本病后，病情迅速恶化而死亡。本病与单核-巨噬细胞系统恶性病变是两种迥然不同的疾病。虽EB病毒亦可见于淋巴瘤患者，但本病不会转化为淋巴瘤[2]。

诊断依据：①临床症状：发热，咽痛，淋巴结肿大，肝脾大，皮疹及头痛、脑膜炎等表现。②外周血象中白细胞升高，可见异型淋巴细胞大于10%。③嗜异性凝集试验阳性。④抗EB病毒抗体试验阳性。

诊断标准：欧美国家应用较多的是1975年Hoagland提出的标准。①临床三联征：发热、咽峡炎、淋巴结病。②外周血淋巴细胞比例≥50%和异型淋巴细胞比例≥10%。③血清嗜异凝集试验阳性。上述标准的适应人群是10~30岁的传染性单核细胞增多症病例。我国IM发病的高峰年龄在学龄前期和学龄期，其血清嗜异凝集抗体常阴性，而外周血异型淋巴细胞比例大于10%的病例在学龄前儿童IM中仅41.8%，因此，结合我国儿童IM的特点，下列诊断标准更适合在我国儿科临床中应用。

（1）下列临床症状中的3项：发热、咽峡炎、颈淋巴结肿大、肝大、脾大。

（2）原发性EBV感染的血清学证据：满足下列两项中的任意一项：①抗EBV-CA-IgM和抗EBV-CA-IgG抗体阳性，且抗EBV-NA-IgG阴性；②抗EBV-CA-IgM阴性，但抗EBV-CA-IgG抗体阳性，且为低亲合力抗体。同时满足以上两条者可以诊断为EBV-IM[1]。

治疗：本病多数预后良好，以对症治疗为主。①休息：急性期应注意休息，如肝功能损害明显应卧床休息，并按病毒性肝炎治疗。②疾病早期：可考虑使用抗病毒药物：阿昔洛韦、更昔洛韦、泛昔洛韦。此类药物通过抑制病毒多聚酶，终止DNA链的延伸，干扰素在细胞表面与特殊的受体结合，诱导细胞产生一种抗病毒蛋白，选择性地阻断宿主细胞mRNA的传递和蛋白合成，使病毒不能复制。③抗生素的使用：如合并细菌感染，可使用敏感抗生素，但忌用氨苄西林和阿莫西林，以免引起皮疹，加重病情。④肾上腺糖皮质激素的应用：重症患者发生咽喉严重病变或水肿者，有神经系统并发症及心肌炎、溶血性贫血、血小板减少性紫癜等并发症时，短疗程应用糖皮质激素可明显减轻症状。⑤防治脾破裂：避免任何可能挤压或撞击脾脏的动作，限制或避免运动，因为IM脾脏的病理改变恢复很慢，所以IM患儿尤其青少年应在症状改善2~3个月甚至6个月后才能进行剧烈运动；进行腹部体格检查时动作要轻柔；注意处理便秘；IM患儿应尽量少用阿司匹林降温，因其可能诱发脾破裂及血小板减少。

预防：尚无有效预防方法。

第二节 中 医 认 识

从本病的发病、病情经过和临床特征来看，本病属于中医学的温病、温疫、痰核、积证范畴。杨秀凤等[3]认为，按中医学观点，本病属温病范畴，受热毒或毒疫而致病。张吉仲等[4]认为，IM 为现代医学病名，但在中医古籍中已有类似的记载和论述，根据 IM 的主要临床表现：发热、淋巴结肿大、咽峡炎、肝脾大、皮疹等，当属温病范畴。王宗强等[5]认为，本病属中医学瘟疫范畴，受热毒、疫毒而致病，中医认为瘟疫初起，首先侵犯肺胃，临床表现为发热、咽红肿痛、咳嗽、腹痛、恶心、呕吐、纳呆、便干等。

我们认为，根据传染性单核细胞增多症的临床特征，病情经过和病情转归，本病应属于温病学范畴，由于患者在发热的同时，伴有咽峡炎、淋巴结肿大，甚至肝脾大，当属于温毒范畴。部分患者自始至终湿重于热，病程缠绵，淋巴结肿大不消，肝损害持续存在，应属于湿温或者伏暑范畴。

第三节 病因病机与证候特征

本病由于感受温热或湿热邪气引起，自口鼻而入，首犯肺卫，多按照卫气营血规律传变，湿热重者，常缠绵一经不移，如果治疗、调护不当，病情可持续数个月。邵亚新等[6]认为，本病病因是感受温热疫毒之邪，发病具有卫气营血的传变规律，根据病情进展，将此病分为3期，各期根据不同阶段又分为多型。临床以邪郁肺卫、毒热炽盛为多见。初期温邪自口鼻而入，首犯肺卫，而见表证，故邪郁肺卫较多见（占61.4%）；温热疫毒之邪为阳邪，极易化热化火，加之小儿为纯阳之体，感受外邪易于热化，两阳化热化火内传，故临床表现多为一派热象，中后期以毒热炽盛型最多(占66.7%),其余各证发生率为痰热阻络(15.4%)、痰热闭肺(12.8%),而湿热蕴阻、气营两燔、气阴耗伤发生率较低。

杨秀凤等[3]认为本病是感受热毒或毒疫引起,病机是瘟疫初起,首先侵犯肺胃,临床表现为发热、咳嗽、咽痛、恶心、腹部不适等;高热不解,肺胃热盛,引起痰火瘀结则淋巴结肿大;热毒又使体内气血运行受阻,引起血瘀,临床表现为肝脾大、舌质黯红;热毒不解,伤津耗液,出现阴虚火旺证候,口干口渴,小便短赤;热毒不解,瘀血不去则新血不生,导致血虚,表现为面色苍白、心悸、舌质淡等;在气虚基础上又出现气阴两虚,表现为低热、盗汗、舌质红、脉细数;本病的特征是邪毒热久,耗气伤阴,正虚邪恋,故病程比一般外感病程长,高热或低热常绵延不去。本组病例按中医辨证基本可分为两大类,即病邪较重正气未衰的实热型和邪气已衰,正气亦虚的阴虚型,其他类型较少。实热型治宜清热解毒化瘀,佐以扶正;阴虚型治宜益气养阴,兼以清热祛邪,二者治疗中均应注意化瘀,使气血疏通,防止病情反复,促使患者康复。

甄小芳等[7]把传染性单核细胞增多症分为3期论治,早期为邪郁肺胃证,治以疏风清热、祛痰散结;极期为痰热炽盛证,治以清热解毒、化痰散瘀;恢复期为余热未清,治以散结养阴生津。刘高俊[8]认为本病常见5种证候:第一邪犯肺卫证,症见发热,微恶风寒,无汗或者少汗,头痛,咳嗽,口微渴,苔薄白,舌边尖红,脉浮数,治以银翘散加减。第二肺胃热盛证,身热,汗出而热不退,烦渴,或咳喘痰多,咽峡红肿,便秘,小便短赤,或烦躁,或惊厥,舌色鲜红,脉滑数,治以普济消毒饮加减。第三肺热发疹证,身热,肌肤红疹,咳嗽,舌红苔黄,脉浮数,治以银翘散去淡豆豉,加细生地黄、牡丹皮、大青叶、倍玄参方。第四痰瘀阻络证,发热或者不发热,颈项淋巴结肿大,或者肝脾大,舌红,苔黄或黄腻,脉滑数,治以青蒿鳖甲汤合消瘰丸加减。第五肺胃阴伤证,身热不甚或其热不扬,干咳痰少,食欲缺乏,神疲力乏,口燥咽干,舌红少苔,脉细数,治以沙参麦冬汤加减。孙希焕等[9]认为传染性单核细胞增多症临床可分为温热证和湿热证两类,其中温热证治以疏风清热解毒法,方用银翘蒿芩汤化裁:薄荷、荆芥穗、炒栀子、金银花、连翘、牛蒡子、黄芩、牡丹皮、青蒿、淡竹叶、大黄、甘草。湿热证治以化湿清热、疏利透达法,方用达原饮化裁:藿香、连翘、菖蒲、黄芩、茵陈、薄荷、厚朴、半夏、槟榔、草果、滑石、熟大黄、甘草。加减法:合并支气管炎、肺炎者,加麻杏甘石汤;合并心肌炎者,加生脉散;咽峡炎严重者,加射干、赤芍、玄参、生地黄;淋巴结肿痛明显者,加夏枯草、蒲公英、浙贝母;肝脾大者,加丹参、瓜蒌、青皮、鸡内金;出现皮疹者,加紫草、赤芍;血白细胞减少者,加黄芪、太子参。

我们认为传染性单核细胞增多症可以分为热重于湿和湿重于热两大类,临床要注意鉴别诊断。热重于湿者,清热解毒治疗为主,一般病程较短,迅速起效;湿重于热者,常常病情缠绵,反复发热,临床治疗要注重化湿,利湿,化浊,化痰,使湿去而热毒易除,缩短病程。

第四节 分 证 论 治

1. 邪郁肺卫证

主症:发热,微恶风寒,头痛,咽痛,颈部可有痰核,舌边尖红,苔薄黄,脉滑数。

治法:疏风宣肺,清热解毒

方药:银翘散加减

金银花10g	连翘15g	桔梗6g	生甘草6g
牛蒡子10g	芦根10g	薄荷10g	荆芥6g
淡竹叶10g	大青叶10g		

方以金银花、连翘、牛蒡子、大青叶清热解毒,荆芥、薄荷解表透邪。如果咽喉肿痛者,可加射干、玄参以清热利咽,解毒消

肿;颈部淋巴结肿大者,加夏枯草、浙贝母、蒲公英以清热解毒散结;高热烦渴明显者,则以银翘散合白虎汤加减以卫气同治。

2. 温毒夹湿证

主症:恶寒发热,身热不扬,缠绵不退,头痛沉重,咽痛,身重肢倦,胸闷脘痞,恶心,便溏,苔白腻,脉濡数。

治法:芳香化湿,解毒利咽

方药:藿香正气散加减

藿香10g	佩兰10g	杏仁9g	生薏苡仁15g
黄芩10g	青蒿10g	苍术10g	清半夏10g
茯苓15g	淡竹叶10g	枳壳10g	

方以藿香、佩兰、杏仁、苍术、半夏芳香化湿燥湿;黄芩、青蒿、淡竹叶清热解毒。如果头痛者,加蔓荆子、白蒺藜以散风止痛;颈部淋巴结肿大疼痛者,加夏枯草、浙贝母、白花蛇舌草以清热解毒,消肿散结;四肢困重者,加秦艽、威灵仙以散风除湿,通络止痛;咽喉肿痛重者,加射干、牛蒡子以消肿止痛利咽。

3. 痰热闭肺证

主症:高热,咳嗽,咳痰黄黏,心烦口渴,甚至喘息气促,大便秘结,舌红,苔黄,脉滑数。

治法:清热解毒,宣肺涤痰

方药:麻杏石甘汤加减

炙麻黄3g	炒杏仁10g	生石膏30g^先煎	生甘草6g
黄芩10g	牛蒡子10g	浙贝母10g	赤芍10g
桑叶10g	桑白皮10g	芦根15g	虎杖10g

方以麻杏石甘汤宣肺泻热,桑白皮、黄芩、牛蒡子、虎杖清热解毒,浙贝母、芦根清热化痰。如果痰黏难咳,可加南沙参、天竺黄、鲜竹沥以清热化痰;咽喉肿痛者,可加连翘、蒲公英、射干、白花蛇舌草以清热解毒利咽。

4. 毒热炽盛证

主症:发热汗出,面赤心烦,乳蛾红肿,口渴引饮,胸胁满闷,大便干,舌红,苔黄,脉洪大而数。

治法:清热泻火,解毒利咽

方药:普济消毒饮加减

黄芩10g	黄连6g	连翘15g	牛蒡子10g
板蓝根10g	玄参10g	桔梗6g	射干10g
柴胡10g	僵蚕10g	生甘草6	

方以黄芩、黄连清泻热毒;牛蒡子、连翘、僵蚕疏风清热,解毒散结;玄参、板蓝根、马勃、桔梗、生甘草清热解毒利咽。如果颈部淋巴结肿大疼痛者,加夏枯草、浙贝母、白花蛇舌草以清热解毒,消肿散结;肝脾大者加郁金10g、鳖甲15g以软坚散结;黄疸者加大黄、茵陈以清热利湿退黄;皮疹明显者加紫草、白鲜皮以清热凉血;大便秘结者,加虎杖、酒大黄以清热解毒,泻热通腑。

5. 湿重于热

主症:寒热往来,烦渴,不欲多饮,胸胁胀满,身痛有汗,咽痛,手足沉重疼痛,呃逆,舌苔厚腻,脉弦。

治法:疏利气机,清热化湿

方药:三仁汤加减

杏仁9g	豆蔻10g	生薏苡仁15g	块滑石10g
淡竹叶10g	厚朴10g	半夏10g	苍术10g
黄芩10g	栀子10g	柴胡10g	

方以杏仁、豆蔻、薏苡仁芳香化湿;苍术、半夏、厚朴燥湿理气;黄芩、栀子清热解毒。如果汗出不畅者,加淡豆豉、羌活、独活以疏风解表,发汗透邪;颈部淋巴结肿大疼痛者,加夏枯草、半枝莲、白花蛇舌草以清热解毒,消肿散结;咽喉肿痛重者,加射干、牛蒡子以消肿止痛。

6. 热毒夹湿,湿热并重

主症:发热,面垢,口渴,胸闷,腹痛,肢体酸困,淋巴结肿大,肝脾大,小便黄赤,大便黏滞不爽,舌苔黄腻,脉滑数。

治法: 清热解毒,利湿化浊

方药: 甘露消毒丹加减

黄芩10g	连翘15g	浙贝母10g	射干10g
茵陈10g	菖蒲10g	藿香10g	块滑石10g
豆蔻10g	赤芍10g	山栀子10g	蒲公英15g

方以黄芩、连翘清热解毒;藿香、茵陈、滑石、豆蔻芳化利湿。如果胸闷腹胀者,加厚朴、半夏以行气化湿;咽喉肿痛重者,加牛蒡子、夏枯草以消肿止痛。

7. 痰热阻络证

主症: 身热汗出,咽痛,胁肋胀痛,胸闷腹胀,小便黄赤,颈部或全身淋巴结肿大,或肝脾大,舌红,舌苔黄腻,脉弦。

治法: 清热化痰,软坚散结

方药: 青蒿鳖甲汤合消瘰丸加减

青蒿10g	鳖甲15g	玄参10g	生牡蛎10g
浙贝母10g	柴胡10g	栀子10g	夏枯草10g
连翘10g	枳壳10g	泽泻10g	

方以青蒿、鳖甲清热散结;玄参、牡蛎、浙贝母清热解毒,化痰散结;柴胡、栀子、夏枯草、连翘清热解毒,散结消肿。如果胸胁胀痛甚者,加川楝子、延胡索、郁金以行气止痛;恶心呕吐者,加藿香、生姜、姜半夏以芳香和胃,降逆止呕;咽喉肿痛者,加蒲公英、板蓝根、僵蚕以清热解毒,利咽止痛。

8. 气营两燔证

主症: 身热夜甚,口干而不思饮,皮肤斑疹隐隐,甚至衄血、尿血,舌红绛,苔少,脉细数。

治法: 清气凉营,解毒利咽

方药: 清营汤加减

水牛角片30g	生地黄10g	黄芩10g	黄连3g
金银花10g	连翘10g	蒲公英10g	丹参10g
淡竹叶3g	甘草6g		

方以水牛角、生地黄清热凉营;黄芩、黄连、金银花、连翘、蒲公英清热解毒。如果出血者,加侧柏叶、白茅根以凉血止血。

9.气阴两伤,余邪未尽

主症:神疲乏力,食少纳呆,口燥咽干,或有低热,虚烦不眠,心悸不安,舌红少津,脉细数。

治法:养阴透热、益气生津

方药:竹叶石膏汤加减

淡竹叶10g	生石膏15g	太子参10g	麦冬10g
玉竹10g	南沙参15g	百合10g	知母10g
白术15g	甘草6g		

疾病后期,余邪未尽,正气已伤。方以太子参、白术、麦冬、百合益气养阴;淡竹叶、生石膏清解余热。如果气虚明显者,加黄芪以益气;饮食无味者,加炒山楂、生麦芽开胃消食;便溏腹泻者,加山药、扁豆、木香以醒脾化湿止泻;失眠多梦者,加酸枣仁、夜交藤以养心安神;心悸不安者,加白芍、当归、珍珠母养心安神。

第五节 病案举例

案一:孙某某,女,22岁

2012-9-12初诊。因发热5天来诊。患者5天前开始发热,体温38.5℃左右,微恶寒,白天不烧,夜间发热,不流涕,咳嗽,痰咯不出,大便闭结不通,3日未行,在社区医院就诊,查血白细胞计数:9.65×10^9/L,中性粒细胞百分数41.1%,淋巴50.8%,单核7.6%,血小板计数93×10^9/L。给予柴银口服液,蓝芩口服液治疗两天,发热不退而来诊。刻下症:发热,体温38.5~39℃,咽痛,咳嗽,胃脘疼痛,大便不通,舌红,苔黄,脉细数。查体颌下、颈后淋巴结肿大,最大约3.0cm×2.5cm,质软、边清、活动好,有触痛,咽部充血,扁桃体Ⅱ度肿大。血白细胞计数:14.65×10^9/L、中性粒细胞百分数14.9%,淋巴70.2%(异型淋巴细胞30%),单核14.6%,血小板计数63×10⁹/L,肝功能: ALT 238U/L(5~40), AST 783U/L(5~40), GGT 208 U/L(7~50), ALP 277U/L(42~141), HBsAg0.90(>1.0阳性)。

处方:

桑叶15g	菊花10g	金银花10g	连翘15g
大青叶10g	生石膏30g	知母10g	天花粉10g
麦冬15g	南沙参15g	芦根15g	杏仁6g
桔梗6g	生甘草6g	柴胡25g	薄荷10g
淡豆豉10g	生白术15g		

5剂,水煎服,每日煎煮后分3次口服,每服200ml。

2012-9-18二诊。服药后体温逐渐下降,二天前体温降至37.5℃,咽痛,吞咽时加重,腹胀腹痛,不思饮食,口干口渴,大便已通。诊查见咽部充血,双扁桃体Ⅱ度肿大,可见假膜,颌下、颈后淋巴结肿大,最大约3.0cm×2.5cm,质软、边清、活动好,有触痛,舌红,苔薄黄,脉细滑。外院查:肝功能异常,B超脾大,血白细胞计数: 16.35×10⁹/L,中性粒细胞百分数13.1%,淋巴77.2%(异型淋巴细胞30%),单核6.6%,血小板计数99×10⁹/L。外院病毒检测结果为: EB病毒抗体(IgA/EA)阴性0.35(<0.8), EB病毒抗体(IgA/VCA)阴性0.72(<0.8), EB病毒抗体(IgM/VCA)阳性7.47(<0.8),弓形虫IgM抗体阴性0.32(<0.8),风疹病毒IgM抗体阳性1.35(<0.8),巨细胞病毒IgM抗体阳性2.21(<0.8),单纯疱疹病毒Ⅰ型IgM 阳性1.42(<0.8),单纯疱疹病毒Ⅱ型IgM阳性1.51(<0.8),巨细胞病毒DNA<500(<500), E B病毒DNA<500(<500)

处方:

桑叶15g	菊花10g	金银花10g	连翘15g
蒲公英15g	野菊花10g	大青叶10g	牛蒡子10g
射干10g	玄参15g	南沙参15g	芦根15g

桔梗6g	生甘草6g	生麦芽15g	莱菔子15g
五味子10g	大枣10g		

7剂,水煎服,每日2次。

2012-9-25三诊。患者发热已退,咽痛明显减轻,轻咳,无痰,口干口渴喜饮,纳少,大便偏干,舌红苔薄,脉细。诊查见咽部充血,双扁桃体Ⅰ度肿大,假膜已消退,颌下、颈后肿大淋巴结数量减少,最大约2.0cm×1.5cm,质软、边清、活动好,触痛减轻。复查血白细胞计数: $7.86×10^9$/L,中性粒细胞百分数21.1%,淋巴细胞百分数71.1%(异型淋巴细胞30%),单核14.6%,血小板计数 $158×10^9$/L,肝功能: ALT 24U/L(5~40),AST 52U/L(5~40),GGT 116U/L(7~50),ALP 137U/L(42~141)。

处方:

桑叶15g	菊花10g	金银花10g	连翘15g
玄参15g	南沙参15g	芦根15g	桔梗6g
五味子10g	生麦芽15g	生白术30g	枳壳10g
生甘草6g			

7剂,水煎服,每日2次。

2012-10-8四诊。患者发热已退,咽痛消失,不咳,口渴喜饮,纳食增加,大便已通,舌红苔薄白,脉细。诊查见咽色淡红,双扁桃体Ⅰ度肿大,颌下、颈后肿大淋巴结数量减少,最大约2.0cm×1.5cm,质软、边清、活动好,触痛减轻。检查血白细胞计数: $6.76×10^9$/L,中性粒细胞百分数37.1%,淋巴细胞百分数50.4%,单核细胞百分数10.8%,血小板计数 $166×10^9$/L,谷丙转氨酶(ALT)6U/L(5~40),谷草转氨酶(AST)25U/L(5~40),谷氨酰转肽酶(GGT)51U/L(7~50),碱性磷酸酶(ALP)91U/L(42~141)。

处方:

南沙参15g	麦冬10g	金银花10g	连翘15g
玄参15g	天花粉15g	夏枯草10g	芦根15g

生麦芽15g　　　生白术30g　　　枳壳10g　　　　生甘草6g

7剂,水煎服,每日2次。

案二: 于某某,男性,24岁。

2012-10-16初诊。因发热4天来诊。患者发热4天,最高体温38.5℃,恶寒发热,咽痛,吞咽困难,声嘶,不咳嗽,痰白黏不易咳出,大便4日未行。诊查见咽部充血,双侧扁桃体Ⅲ度肿大,可见白色假膜,双侧颌下、颈前淋巴结肿大,质软、边清、活动好,有触痛,舌红,苔黄腻,脉弦滑。查血白细胞计数: 16.56×10^9/L,中性粒细胞百分数15.5%,淋巴细胞百分数68.8%,单核细胞百分数11.2%,血小板计数97×10^9/L。

处方:藿香正气散合三仁汤加减

藿香10g　　　　佩兰15g　　　　杏仁9g

生薏苡仁30g　　　生白术30g　　　清半夏10g

姜厚朴10g　　　　枳壳10g　　　　全瓜蒌30g

浙贝母10g　　　　黄芩10g　　　　栀子12g

白花蛇舌草15g　　虎杖15g　　　　淡豆豉10g

生姜10g　　　　　芦根15g

7剂水煎服,每日3次口服,每服200ml。

2012-10-23二诊:患者发热已退,咽痛减轻,痰多白黏,大便已通,每日一行。诊查见咽部充血,左扁桃体Ⅱ度,右扁桃体Ⅲ度,假膜已消退,双侧颌下、颈前淋巴结肿大,质软、边清、活动好,触痛减轻,舌质淡红,苔薄白,脉滑。

查血白细胞计数: 8.80×10^9/L,中性粒细胞百分数16.1%,淋巴细胞百分数72.8%,单核细胞百分数9.0%,血小板计数134×10^9/L,肝功能:谷丙转氨酶(ALT)187U/L(5~40),谷草转氨酶(AST)138U/L(5~40),谷氨酰转肽酶(GGT)49U/L(7~50),碱性磷酸酶(ALP)68U/L(42~141),血沉(ESR)10mm/h(0~15)。

处方:银翘散加减

桑叶15g　　　　菊花10g　　　　金银花10g　　　连翘15g

射干10g	牛蒡子10g	桔梗6g	生甘草6g
浙贝母10g	瓜蒌15g	白芷6g	夏枯草10g
虎杖15g	南沙参15g	玄参15g	芦根15g

7剂,水煎服,每日2次。

2012-10-31三诊。患者已不发热,咽不痛,无痰,纳可,大便调,易疲劳。

诊查见咽部充血,双扁桃体Ⅱ度肿大,双侧颌下、颈前淋巴结肿大已减轻,舌淡红,苔薄白,脉弦滑。

处方: 小柴胡汤加减

柴胡10g	黄芩10g	清半夏10g
夏枯草10g	海藻10g	虎杖10g
连翘15g	白花蛇舌草15g	射干10g
生甘草6g	生白术15g	生薏苡仁30g
灵芝10g	五味子10g	

14剂,水煎服,每日2次。

第六节 临 证 感 悟

一、辨病、辨证要点

传染性单核细胞增多症是由EB病毒引起的一种急性或亚急性淋巴细胞良性增生的传染病,多见于儿童及青少年,中医理论认为,小儿属纯阳之体,由于同气相召,因而阳热之体易于外感温热邪毒,感邪后肺卫失宣,热毒蕴结,常见气分热盛证,或热毒内蕴于肺胃,化火最速,内传营血,而致壮热不退;毒热上攻咽喉,则见咽喉肿痛糜烂(咽炎、扁桃体炎);热毒灼津,炼液为痰,流注经络,则瘰疬丛生(淋巴结肿大);热毒内盛,煎熬血分,血脉瘀滞则胁下痞块(肝脾大);热毒外发,则斑疹显露;热毒内扰心肝,则惊厥抽搐;邪热壅阻于肺,则发肺炎喘嗽;热毒

118

窜扰脑络,则见窍闭神昏;邪热瘀滞肝胆,则见呕吐黄疸。湿热重者,常常病情缠绵,反复发热,淋巴结肿大,肝功能损害持续存在。因此传染性单核细胞增多症的基本病机可概括为:热、湿、痰、瘀。

由于传染性单核细胞增多症患者咽峡炎为突出的临床表现,因此临床诊查时要注重辨别咽峡炎的情况,一般热重者,咽部充血明显,扁桃体肿大,但渗出、假膜不明显,治疗时要注重清热解毒,泻热通腑以消肿止痛;湿重者,扁桃体肿大,而且渗出多,常常见到大片假膜覆盖,治疗时要注重化湿利湿,解毒散结,以消肿止痛;同时,还要注意与急性化脓性扁桃体炎进行鉴别,一般急性化脓性扁桃体炎患者扁桃体肿大不突出,多为散在的黄白色小脓点,很少形成全面覆盖扁桃体的脓性分泌物。

二、临证诊治心得

本病临床辨证治疗可分为3个阶段:初期、极期、恢复期。初期外邪闭郁皮毛,肺气失宣,当疏风清热解毒;极期热毒蕴结,化痰成瘀,应清热解毒,活血化瘀,消痰散结;恢复期气阴两虚,余邪未清,须益气养阴清热。

本病发病即以邪侵肺卫症状为主,治疗法则以辛凉宣透,疏风化痰,以轻清宣透之法透邪外出。以银翘散加减治疗为主。以金银花、连翘辛凉透表,解毒清热;鲜芦根、牛蒡子清热利咽,生津止渴;薄荷辛凉透邪;配伍僵蚕、黄芩清热解毒,利咽消肿;食积者配以炒山楂、鸡内金、瓜蒌消积导滞。

极期时,根据本病临床以持续发热,颈部淋巴结及肝脾大为主要表现,显示出邪毒蕴结,郁积少阳形成痰核及气血凝滞,痰瘀互结导致癥瘕积聚。因此,以清热解毒、化痰散结、活血通络为治疗总则。如普济消毒饮、消瘰丸、黛蛤散及茵陈蒿汤加减,随证治之。以黄芩、生薏苡仁、败酱草清热解毒,化痰散结;连翘、僵蚕、鲜芦根、桔梗疏散风热,解毒利咽;"火郁发之",欲直清里热需透邪外出,故在佐取入肝、胆经的清热解毒药物如青黛、紫草、夏枯草的同时,加用升麻、柴胡发散邪毒,配以牡丹皮、郁金清肝热,同时加强行气活血化瘀的作用。

恢复期时,邪热久羁耗气伤阴,邪留经络痰核积聚未消,治以清热散结,养阴生津。可以沙参麦冬汤,青蒿鳖甲汤为主治疗,并加用丹参、玄参等活血散结。

小儿素体稚阴稚阳,热病伤阴耗气,因而苦寒之剂慎勿过剂,以免克伐小儿生生之气,在清热、散结、活血的同时,不忘兼顾养阴益气,但在后期余邪留恋,不可一味扶正。

三、外治法的应用

对于咽喉红肿疼痛较重者,可配合外用药,如喉风散、锡类散吹喉,以清热解毒,消肿止痛;或用西瓜霜含片、草珊瑚含片等含服。

对于淋巴结肿大,尤其是全身淋巴结肿大者,可外用中药湿敷,以散结消肿。用药前先观察淋巴结肿大程度、部位,直径大于1.5cm者,用青黛散捣泥涂于肿结处,厚1mm,观察20分钟,无皮肤过敏者,每日1~2次。或用三黄二香散(黄柏、黄连、大黄、乳香、没药),先用浓茶调成糊状,湿敷局部淋巴结,干则换药,每日2次,直至淋巴结肿大消失。或用如意金黄散外敷肿大淋巴结,先用淡醋调成糊状,湿敷局部淋巴结,干则换药,每日2次。

参 考 文 献

[1] 胡亚美,江载芳. 实用儿科学. 第7版. 北京: 人民卫生出版社,1992

[2] 王雪峰. 中西医结合儿科学. 北京: 中国中医药出版社,2005

[3] 杨秀凤,王建宇. 辨证治疗小儿传染性单核细胞增多症26例临床观察. 河北中医,2007,29(8): 704-705

[4] 张吉仲,陈霞. 小儿传染性单核细胞增多症的辨证分期施治. 中医药学刊,2003,21(6): 964

[5] 王宗强,薛莉强. 中医辨证治疗传染性单核细胞增多症46例. 山东中医

药大学学报,2004,28(4): 286-287

[6] 邵亚新,刘尚建,周静. 辨证治疗儿童传染性单核细胞增多症44例. 山东中医药大学学报,2011,35(5): 420-421

[7] 甄小芳,幺远,潘宇琛,等. 中药治疗儿童传染性单核细胞增多症的临床研究. 北京中医药,2009,28(10): 757-759

[8] 刘高俊. 中医辨证治疗传染性单核细胞增多症临床分析. 中医药临床杂志,2010,22(5): 453-454

[9] 孙希焕,袁志毅,马融. 中医治疗小儿传染性单核细胞增多症65例. 中国中医药信息杂志,2002,9(5): 55

第六章　流行性腮腺炎

第一节　西 医 认 识

流行性腮腺炎(epidemic parotitis)是由腮腺炎病毒侵犯腮腺引起的急性呼吸道传染病,并可侵犯各种腺组织或神经系统及肝、肾、心脏、关节等器官,儿童可并发脑膜脑炎,成人易并发睾丸炎、胰腺炎、卵巢炎。腮腺炎主要表现为一侧或两侧耳垂下肿大,肿大的腮腺常呈半球形,以耳垂为中心,边缘不清,表面发热,有触痛,张口或咀嚼时局部感到疼痛。

腮腺炎病毒与麻疹、呼吸道合胞病毒等病毒同属于副黏液病毒,系核糖核酸(RNA)型,病毒直径为85~300nm,平均140nm,对物理和化学因素的作用均甚敏感,1%甲酚皂溶液、70%乙醇、0.2%甲醛溶液等均可于2~5分钟内将其灭活,暴露于紫外线下迅速死亡,在4℃时其活力可保持2个月,37℃时可保持24小时,加热至55~60℃时经10~20分钟即失去活力,对低温有相当的抵抗力。本病毒很少变异,各毒株间的抗原性均接近,病愈后可获得持久免疫力。

流行性腮腺炎患者和感染了腮腺炎病毒但未发病的隐性感染者是传染源,被带病毒的唾沫污染的食物、餐具、衣物亦可成为传染源,孕妇感染本病可通过胎盘传染胎儿,从而导致胎儿畸形或死亡,流产发生率也增加。流行性腮腺炎患者和隐性感染者的唾液中有大量的腮腺炎病毒,病毒随患者和隐性感染者的唾液排出体外后,散播在空气中,腮腺炎病毒一般于发病前6天至腮腺肿大后9天可从患者唾液中分离出来,在腮腺肿大前1天和腮腺肿大后3天这段时间内传染性最强。于病程早期,也可从血液、脑脊液、尿或甲状腺等分离出腮腺炎病毒,飞沫的吸入是主要传播途径,接触患者后2~3周发病。流行性腮腺炎是儿童和青少年中常见的呼吸道传染病,多见于4~15岁的儿童和青少年,亦可见于成人,好发于冬、春季,在学校、托儿所、幼儿园等儿童集中的地方易暴发流行[1]。

腮腺的非化脓性炎症为本病的主要病变,腺体呈肿胀发红,有渗出物,出血性病灶和白细胞浸润,腮腺导管有卡他性炎症,导管周围及腺体间质中有浆液纤维蛋白性渗出及淋巴细胞浸润,管内充塞破碎细胞残余及少量中性粒细胞,腺上皮水肿、坏死,腺泡间血管有充血现象,腮腺四周显著水肿,附近淋巴结充血肿胀,唾液成分的改变不多,但分泌量则较正常减少。

流行性腮腺炎的诊断标准:①发病前2~3周有流行性腮腺炎接触史。②初期可有发热、乏力、肌肉酸痛、食欲缺乏、头痛、呕吐、咽痛等症状,但多数患儿症状不重或不明显。③起病1~2天腮腺肿胀,一般先见于一侧,1~2天后对侧肿胀。腮腺肿胀以耳垂为中心向周围蔓延,边缘不清楚,局部皮肤不红,表面灼热,有弹性感及触痛。腮腺管口可见红肿。患儿感到局部疼痛和感觉过敏,张口、咀嚼时更明显。部分患儿有颌下腺、舌下腺肿胀。同时伴中等度发热,少数高热。腮腺肿胀多于1~3天到达高峰,持续4~5天逐渐消退而回复正常,整个病程10~14天。④血白细胞计数可正常或稍降低,分类计数淋巴细胞相对增加。血及尿中淀粉酶增高。⑤不典型病例可无腮腺肿胀而以单纯睾丸炎或脑膜脑炎的症状出现,也有仅见颌下腺或舌下腺肿胀者。

辅助检查:①血清和尿淀粉酶测定:90%患者的血清淀粉酶有轻度和中度增高,有助于诊断。淀粉酶增高程度往往与腮腺肿胀程度成正比。②对于无腮腺肿痛或再发病例及不典型可疑病例的确诊,有赖于血清学及病毒方法。③病原学检查。从患儿唾液、脑脊液、尿或血中可分离出腮腺炎病毒。补体结合试验双份血清的效价4倍及其以上者可确诊,或一次血清效价达1:64者有诊断意义。用补体结合试验或ELISA法检测抗V(Virus)和抗S(Soluble)两种抗体,S抗体在疾病早期的阳性率为75%,可作为近期感染的证据,患病6~12个月后逐渐下降消失,病后2年达最低水平并持续存在。临床上要注意与急性化脓性腮腺炎、儿童复发性腮腺炎相鉴别[2]。

治疗:临床治疗可给予抗病毒药物、维生素及对症药物等。

预防:接种疫苗是预防流行性腮腺炎最有效的方法,儿童应按时完成预防接种,1.5岁接种1针,6岁接种1针。15岁以下儿童均可接种。目前有麻腮疫苗、麻风腮疫苗。

第二节 中医认识

流行性腮腺炎临床主要表现为发热,腮腺肿胀疼痛,当属于中医"痄腮"范畴,又称"蛤蟆瘟"、"鸬鹚瘟"、"时行腮肿"、"衬耳风"等。也有医家认为流行性腮腺炎可以归属于"大头瘟"范畴,但大头瘟主要表现为头面焮赤肿大,是属于红肿热痛的痈疽类病证,当与颜面丹毒近似。

痄腮的病名首见于金代,《疮疡经验全书·痄腮》论云:"此毒受在牙根耳聤,通于肝肾,气血不流,壅滞颊腮,此是风毒症",指出了本病的病因和病机特点。明代《外科正宗·痄腮》[3]进一步阐明:"痄腮乃风热湿痰所生,有冬温后天时不正,感发传染者,多两腮肿痛,初发寒热。"指出本病有传染性,并提出内服柴胡葛根汤,外敷如意金黄散的治疗方法。清代《疡科心得集·辨鸬鹚瘟耳根痈异证同治论》[4]说:"夫鸬鹚瘟者,因一时风温偶袭少阳,络脉失和。生于耳下,或发于左,或发于右,或左右齐发。初起形如鸡卵,色白濡肿,状若有脓,按不引指,但酸不痛,微寒微热,重者或憎寒壮热,口干舌腻……此证永不成脓,过一候自能消散。"明确指出了痄腮的临床特征和疾病预后,并对流行性腮腺炎与化脓性腮腺炎进行了鉴别。

我们认为,流行性腮腺炎属于中医学"痄腮"范畴,是因感受风温邪毒,壅阻少阳经脉引起的时行疾病,以发热、耳下腮部漫肿疼痛为主要临床特征,一般预后良好。少数儿童由于病情严重,可出现昏迷、惊厥等变证,年长儿如发生本病,可见少腹疼痛、睾丸肿痛等症。

第三节 病因病机与证候特征

对于流行性腮腺炎的病因,多数医家认为是感受温热毒邪所致。吴云海等[5]总结历代医家对痄腮病因的认识,可分为外感温毒病邪、内伤情志、饮食起居失宜和体质因素等4类。其中最主要的是感受温毒病邪,是六淫邪气蕴蓄不解而形成属性为温热性质的一类致病因素,又称作温邪时毒;痄腮病多发于小儿及青少年,虽然其思想相对单纯,但情志失调致病的情况仍然存在,对此,历代医家均非常重视,并有着极其丰富的论述,其中以怒、思、忧、悲引发本病最为常见,这些情志过极,皆可化火,扰乱气机,并进一步影响肝主疏泄的功能,成为导致痄腮病的内在原因;饮食起居失宜一方面是导致痄腮病发生的重要原因,另一方面又可逐步改变机体的气血状态,形成易发痄腮病的体质类型,当机体出现偏盛偏衰之时,易于被外邪侵袭,形成痄腮病,如过食辛甘肥腻之品,或饮酒过度,伤及脾胃,造成阳明湿热内蕴,在温毒作用下即易发此病;体质因素对痄腮病发病的影响,主要表现在体质好而正气强者,不易感受外在的邪毒而发病,即使发病,病情也较轻,而体质差者,体内正气抗御外邪的能力必然降低,所以较容易感受邪毒而发病,同时,体质不同可造成发病类型及临床表现的不同,如阳热素盛者,感受风温时毒固然见此病,但即使感受寒毒之邪也可很快化热,形成此病。

陶西凯[6]等总结历代文献对痄腮的病因病机认识,可分为以下10种。①邪热内伏:机体邪热内伏,复感疫毒之邪,热毒蕴结经脉,经脉气血瘀滞,郁而不散,发为痄腮。②湿热壅盛:湿热之邪侵袭巅顶,或寒湿之邪侵犯巅顶,郁久化热,留而不去,蕴阻经脉,发为痄腮。③外感疫毒:感受四时邪毒,邪毒侵犯三阳、厥阴经脉,毒邪蕴结,郁而不散,气滞血瘀,发为痄腮。④内伤七情:精神刺激,五志过极,则气机郁结,遏阻经脉,气郁化火,内火上壅,而发痄腮。⑤暑风夹湿:感受暑风之邪,暑风夹湿,郁久化热,湿热内蕴,上蒸头面,发为痄腮。⑥风热犯胃:风热外袭,由表入里,侵犯阳明胃经,而致胃火内盛,上攻头面,发为痄腮。⑦阳明积热:饮食不节,嗜食肥甘辛燥之品,或邪热犯胃,致脾胃积热,胃火上攻头面,而发痄腮。⑧温毒外袭:风温、温毒侵袭,经脉失和,气血郁滞,积而不散,发为痄腮。⑨风痰内生:热毒侵袭,蕴积胸膈,热极生风,同时灼津为痰,致风痰内生,上攻头面,发为痄腮。⑩少阴亏虚:久病伤阴,或房劳过度,损及肾阴,肾阴不足,阴虚火旺,虚火上承头面而发痄腮。

对流行性腮腺炎的临床研究结果表明,在发病早期应用中医药治疗显效快,证型演变小,并发症少。猴海军[7]报告把流行性腮腺炎182例分为三期治疗,初期80例,治法疏散风热,透邪解表,药用升麻、葛根、荆芥、薄荷、前胡、牛蒡子、甘草、桔梗、连翘、蝉蜕、淡竹叶、夏枯草;中期69例,治法宣肺泻热,消肿散结,药用金银花、连翘、淡竹叶、薄荷、海藻、大黄、夏枯草。后期33例,包括邪毒内陷心肝1例,治以清热解毒,息风镇静,上方加钩藤、全蝎,配合送服紫雪丹或至宝丹,邪毒引睾窜腹3例,治以清泻肝火,活血止痛,上方合龙胆泻肝汤加减,结果痊愈153例,显效24例。

舒玉萍[8]报告,取仙人掌鲜品去除刺,切成薄片敷于患侧耳垂下,每次1~2小时,每日3~5次,并服中药汤剂,每日1剂,分2~3次温服,温毒袭表型采用银翘散加减:金银花、连翘、柴胡、夏枯草、荆芥各10g,薄荷5g。热甚者加龙胆草10g,板蓝根15g,腮腺肿甚者加生石膏25g,芦根10g,白僵蚕6g,黄芩10g,桃仁10g,赤芍

6g;呕吐者加竹茹10g。热毒蕴结型采用普济消毒饮加减:黄芩、柴胡、连翘、牛蒡子、玄参各10g,黄连、生甘草、薄荷各5g,板蓝根15g,马勃3g,僵蚕、大黄各6g。呕吐者加竹茹10g,疗效显著。在治疗初始注重清热解毒,但防止大剂苦寒之药易致邪气冰伏而不易外解,后期注重软坚散结消肿,因而以清热解毒、散结消肿贯穿治疗全程。

猴海军[9]把本病分为三期论治,初起治以疏散风热,透邪解表,方用宣毒发表汤加味,升麻6g,葛根9g,荆芥10g,薄荷6g,前胡9g,牛蒡子6g,甘草4.5g,桔梗9g,连翘10g,蝉蜕6g,淡竹叶6g,夏枯草9g。中期治以宣肺泻热,散结消肿,方用银翘散加减,金银花12g,连翘12g,薄荷6g,淡竹叶6g,海藻9g,川大黄6g,夏枯草9g。后期邪毒内陷心肝,上方加钩藤9g,全蝎9g,配服紫雪散或至宝丹以清热解毒,息风镇惊。如为毒邪引睾窜腹,上方合龙胆泻肝汤加减以清泻肝火,活血止痛。

我们认为,痄腮病因为感受风温邪毒引起,主要病机为邪毒壅阻少阳经脉,与气血相搏,凝滞耳下腮部。风温邪毒从口鼻而入,侵犯足少阳胆经。胆经起于眼外眦,经耳前耳后下行于身之两侧,终止于两足第四趾端。少阳受邪,毒热循经上攻腮颊,与气血相搏,气滞血郁,运行不畅,凝滞腮颊,故局部漫肿、疼痛。热甚化火,出现高热不退,烦躁头痛,经脉失和,机关不利,故张口咀嚼困难。足少阳胆经与足厥阴肝经互为表里,热毒炽盛,正气不支,邪陷厥阴,扰动肝风,蒙蔽心包,可出现高热不退、抽风、昏迷等症。足厥阴肝经循少腹络阴器,邪毒内传,引睾窜腹,则可伴有睾丸肿胀、疼痛或少腹疼痛。肝气乘脾,还可出现上腹疼痛、恶心呕吐等症[10]。

第四节 分证论治

依据流行性腮腺炎的临床表现,其辨证分为常证与变证,常

证分为温毒在表,热毒壅盛,变证包括热毒内陷,湿毒下陷,邪毒
窜腹。

1. 温毒在表证

主症: 微恶寒发热,全身不适,头痛,咽痛,一侧或两侧耳下
以耳垂为中心的腮部漫肿疼痛,咀嚼不便,舌红苔薄黄,脉浮数。

治法: 辛凉宣透,解毒散结

方药: 柴胡银翘散加减

金银花10g　　连翘15g　　淡竹叶10g　　薄荷10g

柴胡10g　　黄芩10g　　牛蒡子10g　　板蓝根15g

蒲公英15g　　马齿苋10g　　生甘草6g

风温邪毒从口鼻而入,邪郁肌表,横窜少阳,邪郁少阳经
脉,与气血相搏,凝滞耳下腮部,经脉受阻,关节不利,而见诸
症。故以金银花、连翘、蒲公英、板蓝根、马齿苋清热解毒,消肿
散结;柴胡、黄芩疏利气机,引经入少阳。若咽喉肿痛,可加马
勃、玄参清热利咽;发热无汗者,可加紫苏叶、防风疏风解表;头
痛者,可加菊花、蔓荆子祛风止痛;纳少、呕吐者,可加竹茹、陈皮
清热和胃;如腮肿较重,可加夏枯草、赤芍、僵蚕疏肝通络散结。

2. 热毒壅盛证

主症: 发热,腮部肿热疼痛,坚硬拒按,张口、咀嚼困难,咽
痛,头痛,口渴引饮,大便干结,小便黄赤,舌红苔黄,脉滑数。

治法: 清热解毒,散结消肿

方药: 普济消毒饮加减

黄芩10g　　黄连6g　　连翘15g　　牛蒡子10g

板蓝根15g　　玄参15g　　僵蚕10g　　马齿苋15g

柴胡10g　　升麻10g　　夏枯草10g　　生甘草6g

温毒入里,热毒炽盛,邪毒壅盛于少阳经脉,气血凝滞不通
而见诸症,为里热实证。故用柴胡、黄芩、升麻引药上行,引药归
经;板蓝根、连翘清热解毒;玄参、僵蚕、夏枯草养阴清热,解毒
散结。如果腮部肿胀疼痛甚者,加海藻、浙贝母软坚散结;发热

甚者,加生石膏、知母清热泻火;大便秘结者,加大黄、芒硝通腑泻热。

3.热毒内陷证

主症:腮颊红肿疼痛,持续高热,头痛呕吐,甚则嗜睡,颈项强直,神志昏迷,四肢抽搐,舌红绛,苔黄,脉数。

治法:清营解毒,凉血开窍

方药:清瘟败毒饮加减

水牛角片15g	生地黄15g	牡丹皮10g	赤芍10g
生石膏30g先下	知母10g	黄芩10g	炒山栀子10g
蒲公英15g	板蓝根15g	生甘草6g	

温热邪毒炽盛,内陷营血,心神被蒙,热扰心肝,热盛动风,而见诸症。故用水牛角、生地黄、牡丹皮、赤芍清热凉营;生石膏、知母、山栀子、黄芩、蒲公英、板蓝根清热解毒。如果出现神志昏迷,加服安宫牛黄丸或至宝丹以开窍醒神;抽搐频繁者,可加钩藤、僵蚕平肝息风;热甚者,可加清开灵注射液静脉滴注,以清热解毒。

4.湿毒下陷证

主症:病至后期,腮部肿痛,咽痛,一侧或两侧睾丸肿大偏坠疼痛,或伴少腹疼痛,痛甚拒按,小便黄赤,大便不畅,舌红苔黄,脉弦滑。

治法:清利肝胆,解毒利湿

方药:普济消毒饮加减

黄芩10g	黄连6g	板蓝根15g
连翘15g	僵蚕10g	牛蒡子10g
川牛膝15g	生薏苡仁30g	马齿苋15g
土茯苓15g	生甘草6g	白花蛇舌草15g

邪毒不清,内陷厥阴,足厥阴肝经循少腹络阴器,与足少阴胆经互为表里,病程后期足少阳胆经壅结之邪毒渐消,余邪流毒内窜至足厥阴肝经,蕴结于阴器,而见诸症。故以黄芩、黄连、板

蓝根、连翘清热解毒;川牛膝引药下行,土茯苓、生薏苡仁、白花蛇舌草清热利湿解毒。如果少腹疼痛者,可加柴胡、川楝子、延胡索疏肝利胆,理气止痛;睾丸肿大明显者,加夏枯草、荔枝核、乌药、莪术、桃仁活血理气,散结消肿;腹胀、便秘者,可加大黄、枳壳、木香理气通腑。

5. 邪毒窜腹证

主症: 初起有腮部肿痛,而后见上腹部疼痛,拒按,严重者呈突发性剧痛,伴恶寒、发热、呕吐、腹胀、腹泻或便秘,舌红,苔黄,脉弦数。

治法:疏肝理气,解毒通腑

方药:大柴胡汤加减

柴胡15g	黄芩10g	黄连6g	栀子15g
连翘15g	僵蚕10g	川楝子10g	郁金15g
生大黄6g_{后下}	清半夏10g	枳实10g	生甘草6g

由于邪毒流连,横逆窜腹,壅滞少阳,湿热邪毒壅滞中焦所致。故以柴胡、黄芩疏利少阳;黄连、栀子、连翘清热解毒;大黄、枳实通腑泻热;半夏降逆止呕。如果腹痛重者,可加白芍、木香理气止痛;呕吐重,加姜竹茹、玉枢丹降逆止呕;呕吐甚不能纳药者,可以直肠滴注给药。

第五节 病 案 举 例

案一:杨某某,女,36岁。

一诊:2011年2月11日,患者因不孕症在周平安教授门诊就诊,本次就诊时发热4天,恶寒发热,无汗,左侧腮腺肿大疼痛,咽痛,口渴,舌暗红苔薄黄,脉细数。

处方:

生黄芪15g	淫羊藿10g	当归10g	女贞子15g
赤芍10g	白芍10g	生地黄15g	板蓝根15g

柴胡10g	玄参15g	升麻10g	僵蚕10g
连翘10g	蒲公英15g	夏枯草15g	莪术10g
马齿苋15g			

14剂,水煎服,每日1剂。

二诊:2011年2月15日,服药后寒热已退,左侧腮腺肿痛消失,现倦怠乏力,腰酸腰痛,舌质暗红,苔黄腻,脉弦细。

处方:

生黄芪15g	淫羊藿10g	当归10g	女贞子15g
赤芍10g	白芍10g	生地黄15g	板蓝根15g
枸杞子15g	玄参15g	升麻10g	香附10g
川芎15g	益母草15g	桑寄生15g	川续断15g
生甘草6g			

14剂,水煎服,每日1剂。

患者在治疗不孕症过程中合并了流行性腮腺炎,因此首诊以治疗痄腮为主,兼调冲任,药后肿消,二诊以调补冲任为主,兼顾痄腮,以求痊愈。治疗痄腮以普济消毒饮加减,以蒲公英、板蓝根、连翘、马齿苋清热解毒,僵蚕、莪术、夏枯草清热凉血,活血散结,柴胡、升麻引药上行,收效迅速。

案二:王某,女,42岁。

一诊:2010年8月3日,左侧耳垂周围肿痛3天。不发热,咽痛,左侧耳垂、面颊周围肿痛,口干,失眠,大便干结。舌红苔薄黄,脉数。

处方:

柴胡10g	黄芩10g	黄连6g	玄参15g
桔梗6g	僵蚕10g	大青叶10g	板蓝根15g
连翘10g	牛蒡子10g	升麻10g	生甘草6g
生地黄15g	虎杖15g	夏枯草15g	

7剂,水煎服,每日1剂。

患者经治疗后症状迅速消失。普济消毒饮是治疗痄腮的传统经验方,在临床应用时,要结合患者的具体情况,加减变通,收效更好。该患者处方减陈皮、马勃、薄荷,加虎杖清热解毒,活血通腑,使邪热从下而出,夏枯草、生地黄凉血解毒,散结消肿,合方疏风散邪,清热解毒,收效显著。

第六节 临证感悟

一、辨病、辨证要点

我们认为,流行性腮腺炎是由于风热毒邪引起的温病,由于人体正气虚弱,或儿童先天禀赋不足,感受风热毒邪后,壅阻于少阳经脉,郁结不散,结于腮颊,导致耳前后肿胀疼痛,发为痄腮。临床常见证候有温毒在表,热毒壅盛,热毒内陷,湿毒下陷,邪毒窜腹等。

痄腮的辨证要点主要是辨别常证与变证,在常证中还要辨别是轻证还是重证。温毒在表属轻证,以发热不高,腮肿不甚并伴风温表证为特点,治以疏风清热,散结消肿;热毒壅盛属重证,以壮热烦渴,腮肿坚硬,咀嚼困难为特点,治以清热解毒,软坚散结。出现邪毒内陷心肝或邪毒引睾窜腹的变证时,临床表现为嗜睡、神昏、抽搐,或睾丸肿痛、少腹疼痛,治以清热解毒,息风镇痉;清肝泻火,活血镇痛;疏肝理气,解毒通腑。

二、临证诊治心得

在流行性腮腺炎的治疗中,我们主张首先要注重祛邪外出,流行性腮腺炎是由感受风热毒邪引起,外邪是导致疾病的主要原因,因此驱除邪气为治疗的第一要务,辛凉宣透、清热解毒、芳香透邪都是常用方法;同时,由于邪气侵犯少阳,病位在少阳经,处方时要选择引经药,如柴胡、黄芩等。其次要适量应用具有抗病毒作用的清热解毒药物,如金银花、连翘、板蓝根、大青叶、黄芩、黄连等,疗效更佳。第三,温毒夹湿证患者要注意化湿、利湿,在治疗早期,要注意应用芳香化湿、清热利湿药物,使湿邪有去路,邪去正安,防止湿毒循肝经下陷,引起睾丸炎、卵巢炎、胰腺炎等并发症。如果已经并发睾丸炎,则选用川牛膝、土茯苓、生薏苡仁、马齿苋、黄柏、板蓝根、白花蛇舌草等清泻肝胆湿热,利湿解毒。

普济消毒饮是治疗流行性腮腺炎的常用有效方剂,临床运用时可根据辨证随证加减。外治疗法也是本病的重要治法,腮腺肿痛时局部外敷有很好的消肿止痛效果。常用方剂有:①青黛散、紫金锭、如意金黄散,任选一种,以淡醋或温水调匀后外敷于局部,每日1~2次。②鲜蒲公英、鲜马齿苋、鲜仙人掌(去刺),任选一种,捣烂外敷患处,每日1~2次。③天花粉、绿豆各等分,研成细末,加入冷开水调成糊状,外敷患部,每日1~2次。

三、护理与调摄

1. 在流行性腮腺炎发病期间,患者需要多饮水、适度户外晒晒太阳,居室要定时通风换气、保持空气流通。其生活用品、玩具、文具等采取煮沸或曝晒等方式进行消毒,病情轻者或退热后可适当活动;要科学合理安排患儿的饮食,多吃些富含营养、易于消化的半流食或软食。在急性期不要吃酸、辣、甜味及干硬食品,以免刺激唾液腺使之分泌增多,加重肿痛。症状明显好转后可以吃一些促进唾液分泌的食物,以促进腮腺功能的恢复。

2. 临床上除腮腺炎表现外,也可伴有其他器官的炎症或同时有多器官受累。故应提高对这一多发病的观察与护理。流行腮腺炎的并发症类型虽多,但并发症出现之前各有其临床特点,故应密切观察病情,观察患儿有无出现持续高热、剧烈头痛、呕吐、颈强直、嗜睡、烦躁、惊厥、睾丸肿大及疼痛等,以求对并发症早发现、早治疗,降低并发症对机体的损害。并发症一旦发生,要针对不同症状进行护理,以减轻痛苦,缓解症状,缩短病程,争取早愈。

3. 并发脑膜脑炎的护理　观察患者有无头痛、呕吐、意识改变等脑炎前驱症状,并做好记录;保持病室内安静,空气流通,避免声光刺激。

4. 并发睾丸炎的护理　嘱患者绝对卧床休息,保持局部清洁,一般常用棉垫及丁字带将阴囊托起,避免牵涉痛。患者疼痛剧烈时可局部间歇冷敷,但禁用冰敷,以免引起睾丸萎缩。注意观察睾丸肿大消退情况、有无睾丸鞘膜积液和阴囊皮肤水肿等情况,及时对症处理。

5. 并发胰腺炎的护理　常见轻度或亚临床型胰腺炎,常表现为发热、寒战、呕吐、上腹痛及压痛,血、尿淀粉酶及血清脂肪酶升高。一旦发现,应予禁食、输液,保证水、电解质、热量的供给,必要时可胃肠减压。腹痛缓解后从少量清淡流质开始,逐渐恢复饮食。仰卧屈膝位、上腹部放置冰袋,解痉止痛。观察呕吐物的性质和量,做好记录。

四、饮食疗法

1. 银花牛蒡粥　金银花30g、牛蒡子15g,水煎取汁200ml,另取粳米100g加水煮成稀粥,将起锅时加入药汁,并以白糖调味,分次服用。

2. 银花菊花饮　金银花6g、野菊花6g,水煎取汁100ml,加适量白糖调味,代茶频服。

3. 板蓝根夏枯草饮　板蓝根10g、夏枯草10g,水煎取汁100ml,加白糖适量,代茶频服。

五、流行性腮腺炎的预防

在呼吸道疾病流行期间,尽量减少到人员拥挤的公共场所;出门时应戴口罩,尤其在公交车上;一旦发现孩子患疑似流行性腮腺炎,有发热或出现上呼吸道症状时,应及时到医院就诊,有利于早期诊治。

预防中药验方：

（1）贯众10g、甘草5g、大青叶10g。

用法：每日1剂，水煎分2次口服，连服3~5天。

（2）金银花15g、连翘10g、夏枯草15g、甘草5g。

用法：每日1剂，水煎分2次口服，连服3~5天。

（3）夏枯草15g、板蓝根15g。

用法：每日1剂，水煎分2次口服，连服3~5天。

（4）板蓝根30g、金银花15g、贯众15g。

用法：每日1剂，水煎分2次口服，连服3~5天。

参 考 文 献

[1] 杨绍基. 传染病学. 北京: 人民卫生出版社,2008: 66-70

[2] 王雪峰. 中西医结合儿科学. 北京: 中国中医药出版社,2005

[3] 明陈实功著,胡晓峰整理. 外科正宗. 北京: 人民卫生出版社,2007

[4] 清高秉钧著,盛维忠校注. 疡科心得集. 北京: 中国中医药出版社,2000

[5] 吴云海,赵艳,李柳骥. 古医籍对痄腮病原学的认识. 贵阳中医学院学报,2012,34（1）: 113-114

[6] 陶西凯,陈仁寿,杨亚龙. 痄腮的源流与证治. 中医药信息,2012,27（1）: 4-7

[7] 猴海军. 辨证论治流行性腮腺炎182例总结. 甘肃中医,2005,18（1）: 16-17

[8] 舒玉萍. 中医辨证治疗流行性腮腺炎. 四川中医,2003,21（6）: 59-60

[9] 猴海军. 辨证论治流行性腮腺炎182例总结. 甘肃中医,2005,18（1）: 16-17

[10] 韩新民,汪受传,虞舜,等. 流行性腮腺炎中医诊疗指南. 中医儿科杂志,2008,4（5）: 1-3

第七章 流行性乙型脑炎

第一节 西 医 认 识

流行性乙型脑炎（epidemic encephalitis B，简称乙脑）是由乙脑病毒引起的、以脑实质炎症为主要病变的急性传染病。临床上急性起病，有高热、意识障碍、惊厥、强直性痉挛、呼吸衰竭和脑膜刺激征等为特征，重型患者病后往往留有后遗症[1]。

流行性乙型脑炎病毒（Japanese encephalitis virus B，JBEV）简称乙脑病毒，属于虫媒病毒黄病毒科黄病毒属，呈20面立方的球形体，直径20~30nm。外有脂蛋白囊膜，其表面有糖蛋白突起，核内含单股RNA。有嗜神经特性。仅一种血清型，抗原性稳定，各地所分离到的病毒株，抗原性无明显差异。病毒对各种常用消毒剂敏感，温度增高至56℃时30分钟即可灭活，但能耐受低温和干燥。

幼猪是乙脑病毒的主要传染源和中间宿主，蚊子是乙脑病毒的传播媒介。当人受带病毒的蚊子叮咬后，乙脑病毒进入人体，在血管内皮细胞、淋巴结、肝、脾等吞噬细胞内增殖，并经血液循环到达脑部而引起炎症。本病经蚊虫传播，流行于夏秋季节。多见于10岁以下儿童，2~6岁发病率最高。

人体被JBEV感染的蚊虫叮咬后，病毒先在血管内皮细胞内增殖，并经局部毛细血管和淋巴管进入局部淋巴结内，进一步增殖后不断进入血流，形成病毒血症，病毒通过血-脑脊液屏障侵入中枢神经系统。病毒的毒力和数量、个体对病毒的免疫力以及血-脑脊液屏障的完整性等因素，影响着病毒侵入中枢神经系统并在其中增殖致病的严重程度。

　　人感染乙脑病毒后,病毒通过血-脑脊液屏障侵入中枢神经系统,中枢神经系统的病变累及大脑以至脊髓,以间脑、中脑等处病变最为显著。软脑膜的大小血管高度充血、水肿,有时见到粟粒或米粒大小软化坏死灶。显微镜检示:①小血管内膜细胞肿胀、坏死、脱落及血管周围环状出血。②神经细胞变性、肿胀与坏死。③胶质细胞增生及炎症细胞浸润,在血管周围,淋巴细胞与大单核细胞可形成血管周围套,并有神经细胞吞噬现象。④软化灶出现,大小约1至数毫米,以后钙化或形成空腔。

　　典型临床经过分为4期。①初期:起病急,体温急剧上升至39~40℃,伴头痛、恶心和呕吐,部分患者有嗜睡或精神倦怠,并有颈项轻度强直,病程1~3天。②极期:体温持续上升,可达40℃以上,意识明显障碍,由嗜睡、昏睡乃至昏迷,重症患者可出现全身抽搐、强直性痉挛或强直性瘫痪,少数也可软瘫。严重患者可因脑实质缺氧、脑水肿、脑疝、颅内高压、低血钠性脑病等病变而出现中枢性呼吸衰竭,呼吸停止。体检可发现脑膜刺激征、瞳孔对光反应迟钝、消失或瞳孔散大,腹壁及提睾反射消失,深反射亢进,病理性锥体束征如巴氏征等可呈阳性。③恢复期:极期过后体温逐渐下降,精神、神经系统症状逐日好转。重症患者仍可留有神志迟钝、痴呆、失语、吞咽困难、颜面瘫痪、四肢强直性痉挛或扭转痉挛等,少数患者也可有软瘫。④后遗症期:少数重症患者半年后仍有精神神经症状,称为后遗症,主要有意识障碍,痴呆,失语,及肢体瘫痪,癫痫等。

　　根据病情轻重乙脑可分为4型:轻型、普通型、重型、极重型。①轻型:体温38~39℃,神志清楚或轻度嗜睡,无抽搐,深浅反射无异常,脑膜刺激征不明显,病程5~7日,无恢复期症状。②普通型(中型):体温39~40℃,烦躁、嗜睡或浅昏迷,偶有抽搐及阳性病理反射,脑膜刺激征较明显,病程约10日,多无恢复期症状。③重型:体温40℃以上,神志昏迷,有反复或持续抽搐,浅反射消失,深反射先亢进后消失,脑膜刺激征明显(但深昏迷时可测不出),可有肢体瘫痪或呼吸衰竭,病程2周左右,恢复期常有神经精神症状,部分患者可有后遗症。④极重型(包括暴发型):起病急骤,体温1~2日达41℃,深昏迷,反复或持续抽搐,迅速出现中枢性呼吸衰竭,如不及时抢救,多于2~3日因中枢性呼吸衰竭(或少数可伴有循环衰竭)而死亡,幸存者多有严重后遗症。乙脑临床表现以轻型和普通型为多,约占总病例数的2/3。流行初期重型较多,后期则以轻型居多。

流行性乙型脑炎确诊主要根据如下。①流行病学史:具有明显的季节性,北方患者集中发病于7~9月份,南方提前,曾在疫区有蚊虫叮咬史。②临床表现:发病急骤,突然高热、头痛呕吐、嗜睡,重者则昏迷、抽搐,脑膜刺激征及病理反射阳性。③实验室检查:血常规,白细胞总数增至($10\sim20$)$\times10^9$/L,中性粒细胞增至80%以上。脑脊液呈浆液性改变,外观无色透明,压力增高,白细胞一般在($0.005\sim0.5$)$\times10^9$/L,蛋白轻度升高,糖、氯化物均正常。乙脑特异性IgM测定可助早期诊断。双份血清血凝抑制试验及补体结合试验,滴度呈4倍增长。

治疗:①一般治疗和护理:包括严密观察病情变化,物理降温,保持呼吸道通畅等。②药物治疗:对症应用退热药、镇惊药、呼吸兴奋药、脱水药和抗菌药物等。③深昏迷患者,咳嗽反射消失或吞咽障碍,痰液阻塞,严重通气不良,缺氧状况明显,则应及早行气管切开,并根据病情使用人工呼吸机,以便及时有效地改善缺氧,挽救生命。④恢复期治疗注意加强营养,进行语言和肢体功能锻炼,预防并发症的发生[2]。

预防:在乙脑流行季节前1~2个月,应对易感人群实施乙脑疫苗接种,免疫效果安全可靠。

第二节 中医认识

流行性乙型脑炎病发于夏秋季节,患者以高热头痛、恶心呕吐、意识障碍为主要临床表现,当代多数医家认为流行性乙型脑炎属于中医暑温、暑风、暑厥、暑痉,暑痫、伏暑范畴,初期多属于卫气同病,极期则为气分热炽,甚至气营、气血两燔。

秦云[3]认为,流行性乙型脑炎属中医"惊风"范畴,"惊"指惊惕,悸动不安,"风"指抽搐,临床上"惊"与"风"常同时出现,故称之为"惊风"。主要表现为高热、意识障碍、惊厥、脑膜刺激征为特点,如不及时治疗可遗留不同程度的语言障碍和瘫痪等后遗症。

我们认为,根据流行性乙型脑炎好发于夏秋季节,临床特征表现为高热头痛、恶心呕吐、神识昏迷,符合温病学中暑温的传变迅速,易耗气伤津,化火、生风,而生闭窍、动风之变的致病特点,应归属于暑温的范畴,临床上可以参照暑温的辨证方法进行辨证论治。

第三节 病因病机与证候特征

流行性乙型脑炎好发于夏秋季节,是夏季感受暑热邪气或兼夹湿邪引起的外感热病,临床常见其循卫气营血传变,易于化火,生痰,动风,而出现风、火、痰、惊四症并见的证候。

韩新民等[4]认为,流行性乙型脑炎是由暑温邪毒,夹风夹湿侵袭人体,热盛生风,炼液为痰,或湿热蕴结成痰,痰蕴生热,痰动生风,风盛动痰,出现热、痰、风为主的证候。李留纪[5]认为,乙脑是由于内伤饮食,复感外邪疫毒,以致胃腑实邪积热,热灼三焦而成。陈杰[6]认为,乙脑是夏季感受暑热,循卫气营血传变,化火、生痰、动风,出现风、火、痰、惊四症并见的证候。

多年来对乙脑的证候研究、临床疗效观察表明,中医药治疗乙脑有肯定的疗效。临床多按照卫气营血辨证论治,或分为轻症、中症、危重症三期,或分为重症、极重症进行治疗。

刘仕才[7]分为三证论治乙脑:①阳明气热证,用白虎汤加金银花、连翘、大青叶。②气营两燔证,用白虎汤合清营汤加减,送服安宫牛黄丸。③热入营血证,用清瘟败毒饮送服安宫牛黄丸。均随证加减,治疗96例,无1例死亡和明显后遗症,总有效率达100%。龚家林[8]按轻、中和危重型分别选用清乙汤1号(金银花、板蓝根、黄芩、生石膏、知母、葛根、菊花、钩藤、生地黄、牡丹皮)、2号(板蓝根、黄芩、生石膏、知母、葛根、钩藤、生地黄、羚羊角、全蝎、石菖蒲、天竺黄、安宫牛黄丸)治疗45例,治愈40例,好转3例,死亡2例。胡勇[9]治疗39例重型、极重型乙脑,其中属暑入阳明、暑伤心肾、暑湿弥漫三焦者,用乙脑1号(生石膏60g先煎,大青叶、连翘、生地黄、郁金、淡竹叶各15g,板蓝根20g,知母、藿香、牡丹皮各20g);属暑入心营、暑入血分者,用乙脑2号(生石膏60g先煎,水牛角60g先煎,板蓝根、生地黄、玄参各20g,知母、黄芩、赤芍各15g,牡丹皮10g,黄连8g),并选用紫雪丹、安宫牛黄丸、六神丸等,痊愈29例,显效5例,有效3例,无效2例。

王士相教授[10]认为,流行性乙脑辨证分为暑热偏盛与暑湿偏盛两大类,根据神志症状在每一类型又分为神昏与不神昏两型,其治各异。辨热重与湿重的关键是察舌苔的变化,在治疗上亦主要从舌苔的变化来判断病情的转归。舌苔由腻变干是湿邪化燥之兆,无论是急性期或后遗症期,只要属湿邪偏盛者,苦辛化燥即为治疗的第一要义。

(1)暑热偏盛证:①不神昏者:症见发热头痛,呕吐,嗜睡,舌苔薄白,中心薄黄,或全苔黄干厚,治宜辛凉透邪、清热解毒。处方金银花、连翘、薄荷、生石膏、淡竹叶、山栀子、芦根、黄芩等。②神昏者:症见高热神昏,惊厥,四肢厥冷,舌红,苔薄白中心黄,或全苔黄厚干,治宜清心解毒镇惊。处方金银花、连翘、薄荷、生石膏、菖蒲、知母、钩藤、玄参、全蝎、牡丹皮、生地黄、羚羊角粉、广角粉，加至宝丹或安宫牛黄丸或紫雪散。

（2）湿邪偏盛证：①不神昏者：症见发热头痛，呕吐，嗜睡，舌苔白腻。治宜芳香化浊、苦辛化燥。处方藿香、佩兰、香薷、芦根、淡竹叶、六一散、厚朴、半夏等。②神昏者：症见高热神昏，惊厥，舌红苔白腻，治宜芳香化燥、镇惊开窍。处方藿香、佩兰、滑石、半夏、青蒿、牡丹皮、菖蒲、郁金、钩藤、羚羊角粉、广角粉、苏合香丸等。

后遗症期热病伤阴：意识障碍，失神，四肢挛急，舌质绛红，少苔或无苔。处方白芍、生地黄、女贞子、麦冬、钩藤、天竺黄、丝瓜络、桑枝、菖蒲等。病后阴伤，湿郁不化：舌质绛红，苔黄白厚腻或白黏腻。处方沙参、木瓜、橘皮、厚朴、菖蒲、郁金、半夏、豆蔻、滑石等。王瑞根主任中医师[11]认为，乙脑急性期的临床表现主要有高热、抽搐、昏迷三大症状，按中医的病情和病理变化可分为邪在卫气、气营两燔、热入营血三型。以神志清与不清、高热时间长短、抽搐次数多少作为辨证要点。神志清，高热不超过5天，偶有一二次抽搐是为邪在卫气；壮热持续5天以上，阵发性抽搐，可有短暂昏迷为邪在气营；高热稽留，昏迷，频发抽搐（出血症状少见）为邪在营血。因暑温邪毒具急暴剧变之性，故应采取"先发制病"的措施，药先于病。在用大剂量清热解毒药物的基础上，及早投入通腑之品，使邪热下趋，毒有出路，如此则能防其传变，争取疾病之转机。在处理高热、昏迷时，要避免中西药物的相互矛盾。如西医药物降温往往采用冬眠疗法，降温、镇静效果虽好，但也有增加呼吸道分泌物、抑制呼吸中枢等副作用。中医不但要清热，而且要开窍，如至宝丹、石菖蒲、郁金等。这就造成了一闭一开的矛盾，影响疗效。为防止互相制约，必须有侧重地密切配合好。发现抽风先兆时应及早加用镇静息风药物，如羚羊角、紫雪丹。钩藤配蝉蜕具有较强的清热镇静解痉作用；七叶一枝花对高热引起抽风者尤宜，既能清热解毒，又能息风定惊。呼吸衰竭是乙脑死亡的主要原因之一,须重在预防,常规服用鲜竹沥、六神丸,可以降低呼吸衰竭的发生率。王老临床常用自拟乙脑灵方:大青叶、生石膏、板蓝根、金银花各15~30g,连翘10~20g,知母、淡竹叶各5~10g,生甘草3g。加减法:伴有头痛、恶寒无汗等表证,加淡豆豉、薄荷、香薷;湿重苔白腻者,加藿香、佩兰、黄芩;苔黄腻大便秘结者,加生大黄、芒硝;喉间痰鸣者加贝母、天竺黄、竹沥;高热在40℃以上者加水牛角,主方中加重石膏用量;高热抽搐,加羚羊角1~3g,或加钩藤、蝉蜕、地龙;昏迷加安宫牛黄丸或至宝丹,汤药中加九节菖蒲、郁金;舌转红绛是高热伤阴,加鲜生地黄、牡丹皮、玄参;出现呼吸衰竭之先兆,可用独参汤、六神丸等。

流行性乙型脑炎的后遗症,其病变部位在脑,多为小儿感受时邪、热毒炽盛、灼阴伤津、营热未尽、虚火内扰所致,在临床治疗中,以醒脑开窍、祛痰清热、疏通经络为主要方法[3]。

我们认为乙型脑炎是由于感受暑热疫毒之邪引起的急性传染病,起病急,传变快,易耗气伤津,化火、生风,而生闭窍、动风之变,还常常兼夹湿邪为患,黏腻难解,遗留后遗症。

第四节　分证论治

1. 卫气同病证

主症:发热较高,微恶寒,头痛,颈项不利,神倦嗜睡,恶心呕吐,口渴,舌红苔薄,脉浮数。

治法:辛凉解表,清泻阳明

方药:银翘白虎汤加减

金银花15g	连翘15g	生石膏30g先下	知母10g
淡竹叶10g	薄荷10g后下	板蓝根15g	大青叶15g
藿香10g	佩兰10g	苍术15g	生薏苡仁15g
柴胡10g	黄芩10g	生甘草6g	

方以金银花、连翘辛凉解表,生石膏、知母大清气热,淡竹叶、薄荷透热外出,柴胡、黄芩透转少阳疏机,使暑热邪气不致寒遏冰伏。如果咽痛者,加玄参、射干以清热利咽;腹胀呕吐甚者,加紫苏叶、川黄连、姜竹茹清热和胃,降逆止呕;嗜睡者,加郁金、石菖蒲醒神开窍;抽搐者,加钩藤、僵蚕、龙胆草平肝息风;抽搐不止者,加羚羊角粉、生石决明凉肝镇惊。

2. 气分热盛证

主症:高热不退,汗出气粗,口渴喜饮,头痛呕吐,烦躁不安,大便燥结,小便黄短,舌红,苔黄,脉洪大。

治法:清热解暑

方药:白虎汤加减

生石膏45g先下	知母10g	板蓝根15g	生甘草6g
金银花15g	连翘15g	紫草10g	牡丹皮10g
赤芍15g	柴胡10g	黄芩10g	酒大黄5g
菖蒲10g	郁金10g	生甘草6g	

方以生石膏、知母大清气热,牡丹皮、紫草、赤芍清热凉血,酒大黄通腑泻热,菖蒲、郁金开窍醒神,可配合应用安宫牛黄丸等开窍醒神之品。如果气短神疲,汗出不止,可加西洋参、太子参以益气敛津;口渴者,加麦冬、天花粉生津止渴。

3. 暑热夹湿证

主症:壮热烦渴,神倦嗜睡,胸闷脘痞,呕恶欲吐,汗出不畅,小便黄赤,大便不爽,舌红苔黄腻,脉滑数。

治法:清暑泻热,芳香化湿

方药:白虎加苍术汤加减

生石膏30g先下	知母10g	苍术15g	生甘草6g
藿香10g	佩兰15g	生薏苡仁30g	块滑石10g
大青叶15g	通草6g	姜半夏10g	竹茹10g
虎杖15g	瓜蒌15g	厚朴10g	

方以藿香、佩兰芳香解表,薏苡仁、滑石、通草利湿化湿,大

青叶、虎杖清热解毒,凉血活血,虎杖、瓜蒌通下泻热。如果神昏嗜睡,加石菖蒲、远志以开窍醒神;喉中痰鸣者,加天竺黄、鲜竹沥以清热豁痰。

4. 气血两燔证

主症: 高热不退,头痛,呕吐,昏睡,甚则神识昏迷,谵语,或狂躁不安,抽搐,甚则惊厥,衄血、热甚发斑疹,口渴,脉象洪数或滑数,舌苔黄或白厚而干。

治法: 清热解毒,养阴增液

方药: 清瘟败毒饮加减

生石膏30g	知母10g	川黄连6g	水牛角片30g
栀子10g	黄芩10g	连翘10g	赤芍15g
牡丹皮10g	生地黄15g	玄参15g	淡竹叶10g
桔梗6g	甘草6g		

方以白虎汤大清气热;黄连解毒汤清热解毒;犀角地黄汤清热凉血。如果神识昏迷,配合安宫牛黄丸开窍醒神;抽搐不止,加龙胆草、钩藤、僵蚕、菊花、羚羊角粉,并配合止痉散同服以平肝息风;呕吐不止者加橘皮、竹茹、川黄连、紫苏叶,入药同煎,或另以川黄连、紫苏叶,开水浸10分钟,频频呷服,或以伏龙肝60g,煎水澄清,频频呷服以降逆止呕;热痰壅滞,神昏语蹇者,加竹沥、石菖蒲、天竺黄化痰开窍;鼻衄,加重石膏、玄参、生地黄、黄连、黄芩用量,再加白茅根、羚羊角粉以凉血止血。

5. 热盛阴伤

主症: 低热,神疲乏力,心烦,口干喜饮,舌苔薄黄,脉象细数。

治法: 辛凉清热,养阴生津

方药: 竹叶石膏汤加减

淡竹叶10g	生石膏30g	法半夏10g	麦冬15g
玄参15g	生地黄15g	石斛10g	甘草6g
青蒿10g			

脑炎经治疗后,诸症轻减,身仍有微热,是余热未尽,津液已

伤,故以生石膏、青蒿清泻余热;麦冬、石斛、玄参、生地黄滋阴养液;半夏和胃降逆。如果嗜睡者,加莲子心、石菖蒲、郁金以开窍醒神;腹胀微呕者,加厚朴、橘皮、竹茹和胃降逆。

6. 气阴两虚证

主症: 发热已退,神疲乏力,气短懒言,口干喜饮,不思饮食,心烦不寐,舌苔薄黄,脉细弦。

治法: 益气生津,甘淡养胃

方药: 沙参麦冬汤加减

| 太子参10g | 北沙参10g | 麦冬10g | 玉竹10g |
| 天花粉10g | 山药10g | 扁豆10g | 甘草6g |

热病后期,气阴两伤,故以太子参益气生津;北沙参、麦冬、玉竹、天花粉滋阴养液;山药、扁豆健脾养胃。若腹胀便溏者,去麦冬、天花粉,加茯苓、炒白术、鸡内金健脾和胃;如果腹微胀满,口不渴,苔白而湿润,去麦冬加藿香、佩兰、大豆卷、白术、茯苓化湿健脾;久病血虚,夜热早凉者,加青蒿、地骨皮以清虚热。

7. 正虚邪恋,痰瘀阻络证

主症: 发热已退,面色苍白,神情呆顿,神疲乏力,失语流涎,肢体偏瘫。舌质暗红,脉细。

治法: 益气化痰,活血通络

方药: 涤痰汤加减

生黄芪15g	胆南星6g	姜半夏10g	枳实10g
竹茹10g	茯苓15g	石菖蒲10g	远志10g
郁金10g	丹参10g	全蝎3g	

方以黄芪补气以通络;胆南星、半夏、枳实、竹茹化痰通络;郁金、丹参、全蝎活血通络。如果脘闷不食,舌苔白腻者,加生白术、薏苡仁以健脾除湿,化痰祛邪;上肢瘫痪者,加桑枝、鸡血藤、片姜黄以活血通络;下肢瘫痪者,加川牛膝、木瓜、桑寄生以疏通下肢经络;口眼㖞斜者,加僵蚕、蝉蜕以祛痰息风止痉;二便失禁者,加桑螵蛸、益智仁、覆盆子、鸡内金以收敛固涩。

第五节 病案举例

案例: 韩某,女,19岁。

一诊:2005年7月20日,患者因高热持续不退4天住入海军总医院。会诊时症见:高热40℃持续不退,剧烈头痛,口渴,恶心呕吐,精神委靡,嗜睡,大便未行,舌红,苔黄,脉滑数。经实验室检查确诊为流行性乙型脑炎。

处方:

藿香10g	佩兰10g	金银花20g	连翘10g
大青叶10g	生石膏45g	知母10g	苍术10g
板蓝根15g	柴胡10g	黄芩10g	生地黄15g
淡竹叶10g	滑石15g	生薏苡仁15g	牡丹皮10g
赤芍15g	酒大黄5g^{后下}	生甘草5g	

6剂,水煎服,每日2剂,分4次温服。

二诊:2005年7月23日,患者主诉服药后体温明显下降,仍感头痛头胀,口渴,恶心,胸闷腹胀,不思饮食,舌红,苔黄,脉滑。

处方:

藿香10g	佩兰10g	金银花15g	板蓝根15g
丹参15g	生石膏30g	知母10g	牡丹皮10g
苍术10g	柴胡10g	黄芩10g	赤芍15g
白通草6g	半夏10g	生薏苡仁15g	竹茹10g
豆蔻5g	滑石15g^包	生甘草3g	

3剂,水煎服,每日1剂。

本例患者初起即见高热不退,壮热不寒,剧烈头痛,委靡嗜睡,当属暑温夹湿,气营两燔之证,治以苍术白虎汤合清营汤,以大清气热,凉营透热外出,更用酒大黄5g后下,通腑泻热,使邪有去路,病重药重,每日2剂,3天后体温基本正常,精神好转,但湿热仍胶结不解,故在原方基础上,加白通草、半夏、竹茹、豆蔻等

146

以芳香化湿,和中止呕,药后旬日即愈,未留任何后遗症。

第六节　临证感悟

一、辨病、辨证要点

暑温是由于感受暑热病邪引起的急性热病,暑热邪气为阳邪,它的致病特点是传变迅速,易耗气伤津,化火、生风,而生闭窍、动风之变。我们认为流行性乙型脑炎的病因是暑湿之邪侵犯机体,邪气循卫气营血传变,其基本病机是暑湿伤表,直入气分,或卫气同病,或气营两燔。临床常见暑温初起即见气分热盛之证,也有由卫入气,见卫气同病之证。夏季暑热既盛,雨湿亦多,天暑下逼,地湿上蒸,暑湿相合而为暑热夹湿证候,由于湿邪的加入,导致热势更高,病程更长,病情更加缠绵难愈。

临床上首先要辨别卫气营血四个阶段。

(1)邪在卫分,临床表现为微恶寒、发热,体温在39℃左右,无汗或有汗不透、头痛、呕吐、口渴、舌苔薄白,脉象浮数或滑数。治宜辛凉透邪,佐以清解法,如银翘散或清心凉膈散加减。

(2)邪在气分,临床表现为高热,体温在40℃左右,不恶寒、烦渴、自汗、头痛、呕吐、舌苔黄、脉象浮洪而数。治宜辛凉重剂以解热存阴法,如白虎汤之类,随症加减,可佐以平肝镇痉的药物。

(3)邪入于营,临床表现为高热,体温在40℃左右,昏睡、谵语、呕吐、手足抽搐、舌绛而干,或现黑苔,脉象细数、弦数等。治宜咸寒苦甘以清热,解毒存阴,佐以芳香开窍法,以清营汤加减,再配合安宫牛黄丸、止痉散等。

(4)气血两燔,临床表现为高热、呕吐、昏睡或昏迷,谵语或狂躁不安,抽搐不止,口噤、直视,或热甚发斑,或衄,口渴或不渴,舌绛或黄或干,脉象洪数、滑数等。治宜咸寒辛凉,佐以苦寒,以清热解毒、养阴平肝法,如清瘟败毒饮,配合安宫牛黄丸,止痉散,抱龙丸等。

（5）邪在血分,临床表现为高热、昏迷、谵语、甚者发狂,或现抽搐,或发斑疹,或衄,舌质绛,苔黄而干,脉象细数。治宜咸寒甘寒以凉血解毒,清热养阴法,如犀角地黄汤、清营汤等加减,配合安宫牛黄丸、紫雪丹等。

二、临证诊治心得

在乙脑的治疗中,要注重把住气分关,要大清气热,清泻阳明,使暑热邪气在气分而解,不致出现入营、动血、生风之变。我们常用大剂量生石膏以清泻阳明经热,根据病情的轻重不同,生石膏可用30~120g,同时配合应用具有抗病毒作用的药物,如金银花、连翘、板蓝根、大青叶、紫草等,辛凉清热,解毒凉血;再配伍辛凉宣透之品,如薄荷、淡豆豉等,透邪热于外,使邪去正安;为了及时阻止邪气的深入,阻断病情的发展,在清泻阳明的同时,要应用一定剂量的酒大黄,以通腑泻热,使邪热从大便排出。

暑多夹湿,在治疗时注重辨别邪气是暑重还是湿重,处理好暑热和湿的关系,注重透邪外出,常用藿香、佩兰、金银花、连翘、淡竹叶、淡豆豉、柴胡等芳香、辛凉透邪于外,芳香化湿,使湿去邪解。

在恢复阶段正虚邪恋,主以益气养血、活血通络之法治之,可加用推拿、按摩或针刺等,针对具体情况实施治疗。恢复期患者如有扭转痉挛或高热、多汗等,可对症治疗,并注意营养,精心护理,防止并发症,加强肢体功能锻炼。对失语、流涎、肢体瘫痪等后遗症,可采用针灸和推拿疗法。

参 考 文 献

[1] 杨绍基. 传染病学. 北京: 人民卫生出版社,2008:81-87

[2] 王雪峰. 中西医结合儿科学. 北京: 中国中医药出版社,2005

[3] 秦云. 小儿乙型脑炎患者神经功能缺损中西医结合治疗的临床研究.

中国医药指南,2013,11(20):68-69

[4] 韩新民.江育仁治疗乙脑经验.南京中医学院学报,1994,(3):27-28

[5] 李留纪.以通下法为主治疗重症乙脑58例.浙江中医杂志,1989,(7):299-300

[6] 陈杰.中西医结合治疗流行性乙型脑炎.山东中医杂志,1997,(1):27-28

[7] 刘仕才.卫气营血辨证治疗流行性乙型脑炎的体会.湖南中医杂志,1993,(2):6

[8] 龚家林.以"清乙汤"为主治疗45例乙型脑炎的疗效观察.江西中医药,1989,(3):117

[9] 胡勇.39例重(极重)型流行性乙型脑炎临床观察.上海中医药杂志,1989(5):10

[10] 王崇仁,李宝珍.王士相教授治疗流行性乙型脑炎经验.中国中医急症,1994,3(1):26

[11] 徐新平.王瑞根辨治流行性乙型脑炎经验.四川中医,2003,21(5):4-5

第八章　病毒性心肌炎

第一节　西医认识

　　病毒性心肌炎[1]是一种与病毒感染有关的,局限性或弥漫性的急性、亚急性或慢性炎症性心肌疾病,是最常见的感染性心肌炎。轻度心肌炎的临床表现较少,诊断较难,故病理诊断远比临床发病率为高。近年来随着检测技术的提高,发现多种病毒可引起心肌炎,其发病率呈逐年增高趋势,是遍及全球的常见病和多发病。

　　各种病毒都可引起心肌炎,其中以引起肠道和上呼吸道感染的病毒感染最多见。肠道病毒为微小核糖核酸病毒,其中柯萨奇、埃可(ECHO)、脊髓灰质炎病毒为致心肌炎的主要病毒;黏病毒如流感、副流感、呼吸道合胞病毒等引起的心肌炎也不少见;腺病毒有时也引起心肌炎。此外,麻疹、腮腺炎、乙型脑炎、肝炎、巨细胞病毒等也可引起心肌炎。临床上绝大多数病毒性心肌炎由柯萨奇病毒和埃可病毒引起。柯萨奇病毒的B组为人体心肌炎的首位病原体,按其分型以2、4二组最多见,5、3、1型次之;A组的1、4、9、16、23各型易侵犯婴儿,偶尔侵入成人心肌。

　　本病以学龄前期及学龄儿童多见,预后大多良好,除少数迁延不愈,一般均在6~12个月恢复。但少数可发生心力衰竭、心源性休克等。

　　病毒作用于心肌的方式是直接侵犯心肌,以及损伤心肌内小血管。由免疫机制产生心肌损害在心肌炎的发病中起着重要作用。病毒的直接侵害和免疫反应介导致使心肌细胞损害,使心脏舒缩功能障碍；病变若累及窦房结、房室结、束支等起搏或传导系统，则可引发各种类型的心律失常。

病毒性心肌炎根据病情变化和病程长短，可分为4期。①急性期：新发病、临床症状和检查发现明显而多变，病程多在6个月以内。②恢复期：临床症状和客观检查好转，但尚未痊愈，病程一般在6个月以上。③慢性期：部分患者临床症状、客观检查呈反复变化或迁延不愈，病程多在1年以上。④后遗症期：患心肌炎时间已久，临床已无明显症状，但遗留较稳定的心电图异常，如室性期前收缩、房室或束支传导阻滞、交界区性心律等。

诊断要点：①病前1~3周，有消化道或呼吸道感染史。②临床表现有明显乏力，面色苍白，多汗头晕，心悸气短，胸闷或心前区疼痛，四肢发冷等。婴儿可见拒食，发绀，肢凉，凝视等。③心脏听诊心率加快，心音低钝，心尖部第一心音减弱，或呈胎音样，有奔马律、期前收缩、二联律或三联律，心尖部可有Ⅰ-Ⅱ级收缩期杂音。④心电图检查，心律失常，主要导联ST段可降低，T波低平或倒置。X线检查提示心脏呈球形扩大，各房室增大。⑤实验室检查，血沉增快，谷草转氨酶、肌酸激酶、乳酸脱氢酶及同工酶增高。早期可从鼻咽、粪便、血液、心包液中分离出病毒，恢复期血清中该病毒相应抗体增高。

治疗：①注意休息，急性期应限制活动。②抗病毒治疗。③抗生素的应用。④保护心肌。⑤对症治疗：控制心力衰竭，纠正严重心律失常等。

预防：尚无有效预防方法。

第二节 中医认识

中医学没有与病毒性心肌炎相对应的病名，根据病毒性心肌炎的发病特点和临床表现，多属于中医"风温"、"心悸"、"怔忡"、"虚劳"等范畴。

张建华[2]认为,病毒性心肌炎属于中医学"胸痹"范畴,中医认为其为正气不足、心阳不振、邪毒侵心,以致气滞血瘀或气虚血阻、痰浊闭阻心脉所致。它以胸闷、气短、心悸、喘息、神疲乏力、自汗、口干舌燥、舌红少津或舌质紫暗,脉沉迟、涩、结代或细数为主要表现。袁海波[3]认为,病毒性心肌炎是由外感温热邪毒引起的、以心脏损害为主要特征的疾病,相当于中医学心悸、胸痹等范畴。

陈茂刚[4]认为病毒性心肌炎应归为温病范畴。温病是指感受温热病邪,具有发热表现的范围较广的一种疾病。从临床表现来看,尽管病毒性心肌炎症状复杂,可见发热、咳嗽、腹泻、胸闷,甚至水肿、气喘等诸多见症,但其中发热是一定存在的,因此应将其归为温病范畴。在温病学中亦有如"心憺憺大动"、"邪陷心包证"等症状和体征的描述及相应治疗方药加以佐证。

曹洪欣[5]认为,病毒性心肌炎通常以心悸、心前区痛、乏力等为主要临床表现,与中医多种疾病相关。一般而言,以心悸为主症者,可归属于"心悸"范畴;若以心前区痛为主症者,可从"心痹"或"胸痹"论治;以乏力为主症者,又可归属于"虚劳"范畴;若系急性感染起病者,则可从"温病"论治;危重者可归"心水"、"厥脱"等。

我们认为,病毒性心肌炎以胸闷、心悸为主要临床表现,可归属于心悸、怔忡范畴。

第三节 病因病机与证候特征

多数医家认为病毒性心肌炎是由于感受温热邪气引起的病症,急性期就诊时常见实热表证,恢复期就诊者常见心阴虚证,心气虚证,气虚血瘀证等,后期常见心气阴两虚证,心阳虚证,阳虚水泛证等。温热之邪,袭表侵肺,肺卫受阻,宣肃失司,故见恶寒、发热、咳嗽、流涕等症。热毒之邪逆传心包,浸淫心脏,心阴受损则心悸,心气被邪所遏,失于舒展,则胸闷不适,时有怔忡。心病日久,气阴两伤,或心气被邪所遏,运行失畅,气滞血瘀,瘀血内阻,导致胸闷、心悸、怔忡;或素为痰湿之体,邪毒侵心,痰湿内阻,胸闷、气憋,头晕、头胀。气阴两伤或痰湿内阻日久,易致心阴亏损,心阳不足,阳虚水泛则见水肿,水气凌心射肺则见气短、咳嗽。若阳气外越,则汗出淋漓,肌肤湿冷,甚则亡阳虚脱。

曹洪欣[5]认为,病毒性心肌炎多因素体虚弱、感受温热或湿热毒邪、滞而不散、延及脏腑、内舍于心而成。从该病的发病途径来看,多数先有肺及脾胃的损伤,继则出现心经症状。其邪气多由皮毛、口鼻而入。如温热毒邪(呼吸道病毒、疱疹病毒、风疹病毒等)从皮毛、口鼻而入,袭表侵肺,因此初期多表现出肺卫表证,如咽赤、咽痛、咽中不适、咳嗽、鼻塞流涕等,继则出现心悸、气短、胸闷等症,此因邪毒由肺逆犯心脏所致。外感湿热毒邪(柯萨奇病毒等肠道病毒)易从口而入,毒邪蕴阻脾胃,脾失健运,症见腹泻、头身困重、恶寒发热、恶心呕吐、腹痛等症,若湿热毒邪郁久不解,进一步侵及心脉则出现心悸、胸闷、气短等症。

袁海波教授[3]认为,病毒性心肌炎病程中可出现气血阴阳受损的不同程度变化,病机复杂。正气不足是本病的发病基础,感受邪毒(包括风热、湿热、疫疠等)是关键。邪毒乘袭,蕴结于心,阻遏心肺之气,伏于心包,使心脉不畅,邪毒先伤"心用",后伤"心体",常见心悸、咽痛咽干、胸痛胸闷、烦热、气促、乏力等症。正如《素问·痹论》云:"心痹者,脉不通,烦则心下鼓"。病理过程中,心气不足,血行瘀滞,阻于脉络,水津失布,则痰饮内生;痰饮停滞,久则化瘀,瘀血痰饮互相影响,二者既是病理产物,又是病情转化的重要因素。总之,本病以正虚为本;热毒、瘀血、痰饮为标,属本虚标实、虚实夹杂之证。治疗宜补虚、泻实兼顾,补虚以调补气血阴阳为主;泻实以清热解毒为主,辅以活血、祛痰,治疗时常随虚实之轻重而各有侧重。袁教授更强调"清热不忘养心阴、宁心不忘通心脉、补气不忘清余毒",充分体现其标本兼顾的原则。

部分医家认为应从温病论治病毒性心肌炎[6]，如吴立平[7]认为病毒性心肌炎发病是由于风热或湿热之邪毒侵袭人体，或是机体正气不足，邪毒留伏，心脉受损，痰湿痹阻所致的一种病理改变。李燕宁[8]认为病毒性心肌炎发生的主要病机是正气不足，邪毒、痰浊、瘀血乘虚而入，耗损心阴。王世钦[9]认为其病机多因热毒恋结，消灼气阴，致气阴两虚，阴虚血灼，血脉瘀阻，气血运行失调所致。黄永生[10]则认为其病机关键在于邪毒侵心，而气阴两虚始终贯穿疾病的始终。

李淑芳认为[11]，本病多数是由于呼吸道病变所引起，因外热里陷内结，热耗营阴，心营受损，营阴愈亏，虚火内灼，气液难以恢复，以致脏真受损而心悸，脉结代。由于起病缓急不一，所以病情轻重也有所不同，由于热邪一般多先伤心阴，严重者亦可早期出现心阳虚脱。心主全身之血脉，心阴之气推动血液循环，气为血帅，气行血行，气止血止，心气虚，鼓动无力，而脉弱有结止，所以心阴充沛，才能正常营运血脉，而血液旺盛方可蕴蓄心阳，心气心阳两充才正常循行血脉。如热伤营阴，则阴血虚少，血脉空虚失荣，脉道失利行艰，亦可出现脉结代；营血不足，心失所养则心悸动，精神不振；营血少不得上荣，故面色失泽；气阴虚则自汗盗汗；汗为心液，汗出愈多，则心营更加亏损。营阴所主在心，统化在脾，藏纳于肝，宣布在肺，输泄在肾，灌溉全身滋养百脉，如阴血久虚累及于阳，阳虚则脾失统化，肾失输泄，亦可水肿，肺失宣布，气道不利，亦可为喘生痰。总之，营血缺少，阳气不足皆可致本病。

刘赛华等[12]通过对病毒性心肌炎文献进行研究分析，可以看出近现代医家在理论研究及临床辨证治疗上已经做了大量的研究工作。辨证分型论治是目前中医药治疗病毒性心肌炎的主要方法，各位医家依据不同的病因病机提出不同证候，共有20多种证候，充分体现了中医学的辨证论治和整体观念的特点。其中邪毒侵心、瘀血阻络、气阴两(虚)伤、心脾两虚、阴虚火旺、痰浊(湿)阻滞证最为多见,与其他证候类型相比有显著性差异。

李淑芳[11]将病毒性心肌炎分为3型治疗,阴虚余热型施以生脉散加减;心阳不足型予以炙甘草汤加减;气阴两亏、心脾不足型治以复脉汤加减。张建华[2]临床分为5种证候。①邪毒犯心:先发热、全身酸痛、头痛、咽喉疼痛、咳嗽、流涕等症状,数天后出现心烦、心悸、胸部闷痛、小便短赤、大便秘结。脉象疾数或结代,心律不齐,舌尖偏红,苔黄厚腻。②心脾血虚:心悸气短,动则加甚,平时经常头晕目眩、面色无华、倦怠无力、纳呆腹胀、大便偏稀或溏薄、脉象细弱或见结代、舌淡苔薄。③气阴两虚:心悸怔忡,胸闷气短,低热,心烦,口干咽燥,盗汗或自汗,面色少华,失眠多梦,神疲乏力。舌质淡红或偏红,少津,脉细弱兼数或结代。④气滞血瘀:经常胸闷,心悸怔忡,心前区间隙性刺痛感,有时向肩背部放射,且痛处固定不移,颈部可见青筋暴露,口唇发绀,舌质紫黯,边有瘀点,脉以细涩结代为主。⑤另外有些患者起病急骤,病势危重,可突然出现面色苍白、汗冷肢厥、唇指发绀、脉象微弱、血压下降等虚阳外脱的危重征象,此乃毒侵心脉,正难敌邪,以致正衰毒陷、阴竭阳脱。

曹洪欣等[13]根据千余例患者的证候分析,把病毒性心肌炎分为8种证候。①热毒侵心证:多出现在病毒性心肌炎的初期,也可见于中期和后期。本证的发生是由于素体虚弱,卫外不能,感邪而发。风寒、风热或湿热之邪由鼻咽、肌表、皮毛等外部途径侵袭肺胃,邪气侵心,蕴为热毒,故而发病。其临床常先出现咽赤、咽痛、咳嗽、痰黄、鼻塞、黄涕、发热等,也可表现为腹泻、腹痛、恶心、呕吐等症。若邪郁不解,侵及心脉,则见心悸、气短、胸闷、心前痛或背痛,舌暗红或红、苔黄少或黄干、脉数等。②痰阻心络证:主要出现在病毒性心肌炎的中期。本证的发生是由于素体痰盛,或热毒、湿热之邪耗伤正气,损及脾胃,脾失健运,助湿生痰而成。临床常表现为胸中憋闷、气短、心悸、头晕、恶心呕吐、腹胀、舌暗红、苔白厚或白腻、脉滑等。③心血瘀阻证：主要见于病毒性心肌炎的中期。其发生或因素体瘀滞，或热毒侵心，闭阻心脉，伤及气阴，气不行血，营阴涩滞而成。其临床表现为心前痛、心悸、胸闷、气短、手足心热、便秘、乏力，舌暗红或紫暗或淡暗、苔白或少、脉弦等。④大气下陷证：是病毒性心肌炎最为常见的证候，尤以后期更为多见。素体心肺气虚，复被邪毒侵袭，正气更伤，致宗气亏虚，虚而下陷，故成本证。其临床表现为气短、心悸、胸闷、乏力、咽中拘急、胸中坠胀、舌淡白或淡红、苔白、脉滑或参伍不调等。⑤气血两虚证：主要见于本病的后期。本证的形成原因有两方面：一方面，素体脾胃虚弱，感受外邪，则脾胃更伤，由于脾胃为气血生化之源，脾胃已伤，气血无以化生，心失所养，从而出现心脾两虚；另一方面，由于病程日久，邪毒留恋，耗伤气血，也可发为本证。其临床表现为心悸、气短、乏力、少寐、纳少、腹胀、腹泻，舌淡白苔白，脉细弱等。⑥阴虚火旺证：多发生于病毒性心肌炎的后期。热毒之势较重，或素体羸弱，不耐攻伐，伤阴明显，阴不制阳，故虚火上扰，心神不宁，发为本证。其临床表现为心悸、气短、胸闷、心前痛、心烦、少寐多梦、手足心热、盗汗、口干咽燥、舌红或尖红、苔少或剥、脉细数等。⑦气阴两虚证：多出现在病毒性心肌炎的中期。本证的发生是由于邪毒之势较重，气阴重耗，或失治、误治，耗气伤阴，气阴虚损而成。其临床表现为气短乏力、心悸、胸闷、自汗或盗汗、少寐、咽干口渴，舌淡红苔少，脉细数等。⑧阴阳两虚证：主要见于病毒性心肌炎的后期。病程日久，失治误治，迁延不愈，病及五脏，阴液亏耗，不能荣养心血，阳气虚损，不能宣通脉气，遂为阴阳两虚。临床多表现为心动悸、胸中憋闷、气短甚、乏力、手足冷、畏寒、周身水肿，舌淡白或淡紫，苔白，脉沉迟或结代等。

郭维琴教授[14]将病毒性心肌炎分为4期辨证，急性期、恢复期、迁延期、后遗症期。①急性期：多因风热毒邪外袭，侵犯肺卫,宣肃失司,使肺卫失和,风扰热蕴,病及于心,心脉不利,心气心阴受损,此即叶天士所谓"温邪上受,首先犯肺,逆传心包"。治疗主要以清热解毒为主。根据辨证的不同或注重清热,或注重解表,或注重化湿清热,或伍以益气,或伍以养阴。②恢复期:临床症状和心电图等逐渐好转但尚未痊愈,病程多在6个月至1年以内。③迁延期:临床症状、体征及心电图、心肌酶异常改变等常在感冒后或疲劳后重新出现,病程多在1年以上,甚至数年。这两期外感肺卫表证虽然已解,但正气已伤,余邪未尽,因热为阳邪,蕴结于心,既伤心体又伤心用,耗伤气阴,心气不足,鼓动血行无力,血流不畅而形成瘀血,瘀血既成,血液失去正常的濡养功能,瘀血阻塞脉络,进一步使气血滞塞不畅,加重病情。所以恢复期和迁延期主要表现为邪毒留恋、气阴两虚、毒瘀互结证。治疗以益气养阴、清热解毒为主,辅以活血化瘀,或者以清热解毒燥湿为主,辅以活血化瘀,或者益气温阳为主,辅以活血化瘀。④后遗症期:经治疗后,心脏大小、结构及心功能均恢复正常,但遗留有房室或束支传导阻滞、期前收缩及交界性心律等。本期虽然邪气已退,但正气亦损,脏腑失调,气血紊乱,气、火、虚、瘀并见,但以虚为本,表现为气阴两虚、阳气亏虚、阴阳失调,火、瘀之实证为标,治疗上以益气养阴清热为法,或者配伍活血化瘀,或者配伍温阳益气之药。王多让主任医师[15]按照心悸、心痹论治病毒性心肌炎,主张"病久入络",在治疗过程中,活血通络要贯彻始终。临床分为六证辨治。①毒邪内侵,瘀阻心络:症见发热恶寒,咳嗽汗出,心悸不安,胸闷气憋,或胸痛,舌质红、苔白微黄,脉浮数或弦兼结代。治宜清热解毒、宽胸通络。药用丹参、蒲公英、全瓜蒌各30g,连翘、防风、桔梗、杏仁、赤芍、黄芩各15g,枳壳、牡丹皮各12g,薄荷、甘草各10g。②痰热内阻,上扰心窍:症见心慌气短,胸闷疼痛,头晕,口苦咽干,心烦不寐,脘胀纳差,舌质红、苔腻而黄,脉弦滑兼结代。治宜清热化痰、宁神通络。药用丹参、蒲公英、全瓜蒌各30g,连翘、茯苓、半夏、黄芩、郁金、赤芍各15g,枳壳12g,陈皮、菖蒲、甘草各10g。
③心肝火旺,火郁心络:症见头晕眼干涩,口苦咽干,心悸胸闷,
胸前疼痛,心烦易怒,少寐多梦,胁胀脘满,口舌生疮,舌边尖
赤,苔白微黄,脉弦数兼结代。治宜清心泄肝、疏通心络。药用
丹参、蒲公英、全瓜蒌各30g,枳壳、柴胡各12g,郁金、栀子、连翘、
麦冬、赤芍各15g,甘草10g。④心阴耗亏,血阻心络:症见心慌
气短,胸闷气憋,口干欲饮,五心烦热,头晕眼花,胃纳不香,舌质红
少苔,脉细数或结代。治宜清热养阴、增液益气、疏通心络。药
用西洋参10g(或太子参30g),郁金、麦冬、生地黄、赤芍、桔梗、
五味子各15g,全瓜蒌、丹参各30g,佛手、甘草各10g,枳壳12g。
⑤心气虚损,瘀血阻络:症见胸闷气憋,心慌气短,面色苍白,四
肢无力,自汗出,舌质淡、苔薄白,脉沉涩或结代。治宜益气补心、
通行脉络。药用高丽参10g(或党参30g),丹参、全瓜蒌、浮小麦、
黄芪各30g,茯神、五味子、郁金、赤芍各15g,佛手、炙甘草各10g,
大枣5枚。⑥心阳不振,心脉闭阻:症见面色青白,心慌胸闷,心
前疼痛,气短,四肢不温,舌质淡、苔白,脉缓兼结代。治宜宣痹
通阳、活血通络。药用高丽参10g(或党参30g),赤芍、郁金、薤
白各15g,枳壳、桂枝各12g,干姜6g,丹参30g,炙附片、佛手、甘草
各10g。

　　我们认为病毒性心肌炎是感受温热毒邪引起的,由于正气
不足,邪毒侵心,损伤心气、心阴,心脉失养而发为心悸。如《素
问·痹论》云:"脉痹不已,复感于邪,内舍于心。"明代医家沈金
鳌在《杂病源流犀烛·怔忡源流》中谈到:"或由阳气,或由阴血
内耗,或由水饮停于心下,水气乘心,侮其所胜。"

　　就其临床表现而言,初期邪盛为主,兼有心气不足,继而虚
实互存,后期正虚邪少。因此,治疗上初期以祛邪为主兼有扶正,
继而当以扶正达邪为主,后期以补益气血阴阳为主。还有部分
患者由于误诊误治,迁延日久,可以导致心脏扩大,出现心阳衰
败,水气凌心,治当温补心阳,强心利水。

第四节　分证论治

1. 心气不足,热毒内犯证

主症:见于疾病初期,恶寒、发热,咽红流涕,心悸不宁,胸闷气短,动则尤甚,或夜寐不宁,舌尖红,苔薄黄,脉浮数或细数。

治法:益气养心,宣散风热

方药:

生黄芪15g	金银花15g	连翘15g	生甘草5g
旋覆花10g^包	郁金10g	荆芥10g	蝉蜕10g
杏仁10g	射干10g	前胡10g	

心气不足,则温热毒邪,内舍于心,心神受扰。方用黄芪、金银花益气解毒、通络开痹;荆芥、前胡、蝉蜕疏风宣肺。如果发热较重,可加柴胡、黄芩疏表泻热;胸闷胸痛,可加瓜蒌皮、清半夏以宽胸化痰;若大便不畅,可加虎杖或大黄以通腑泻热。

2. 脾胃湿热,内犯于心证

主症:见于疾病初期,先见发热,身痛,恶心呕吐,腹胀腹痛,大便溏薄,1周左右出现心悸、胸闷、气短、乏力。舌苔薄黄,脉滑数。

治法:疏风清热,化湿解毒

方药:甘露消毒丹加减

藿香10g	连翘15g	黄芩10g	茵陈10g
射干10g	薄荷10g	豆蔻10g	块滑石10g
石菖蒲10g	生甘草6g		

方以藿香、薄荷、豆蔻芳香化湿,疏解表邪;连翘、黄芩、茵陈、射干清热燥湿解毒。如果呕吐明显,可加半夏、竹茹降逆止呕;腹胀腹痛者,加枳壳、厚朴以行气理气。

3. 心阳不振,阳虚水泛证

主症:见于疾病中期的重症患者,面色青白,心悸胸闷,喘促气急,气短,头晕目眩,下肢水肿。舌质淡,苔白,脉缓结或代。

治法: 温通心阳,化饮利水

方药: 真武汤加减

炮附子10g	党参15g	茯苓15g	白术15g
郁金10g	薤白15g	枳壳10g	桂枝10g
干姜6g	白芍10g	佛手10g	

方以炮附子、干姜、桂枝、薤白温通心阳;党参、白术、茯苓益气健脾化湿利水;郁金、枳壳、佛手行气以利水。如果汗出不止,烦躁不安,四肢厥冷,心阳欲脱,急以参附汤、四逆汤回阳救逆,益气复脉。

4. 心阴亏虚,瘀血阻络证

主症:见于疾病恢复期,心悸气短,胸闷气憋,口干欲饮,五心烦热,头晕眼花,胃纳不香。舌质红少苔,脉细数或结代。

治法: 清热养阴,疏通心络

方药: 生脉饮加减

太子参15g	麦冬10g	生地黄15g	五味子10g
百合15g	赤芍10g	丹参15g	全瓜蒌15g
郁金10g	枳壳10g	甘草6g	

方以生脉饮益气以养阴生津;生地黄、百合滋阴养血;丹参、赤芍凉血活血。如果心悸明显,可加生龙骨、生牡蛎以镇静安神定悸;睡眠不安者,加酸枣仁、柏子仁、合欢皮以养心安神;口渴引饮,加天花粉、石斛以生津止渴。

5. 心气不足,血瘀络阻证

主症:见于疾病恢复期,心悸不安,气短乏力,胸闷,劳则加重,或动则气急,或头晕目眩,或心前区刺痛。舌质淡暗,脉细或数。

治法: 益气养心,活血通脉

方药:

| 生黄芪15g | 当归10g | 金银花15g | 生甘草5g |
| 太子参15g | 黄精10g | 川芎10g | 整三七6g |

甘松10g　　　　丹参10g　　　　麦冬15g

病久心气不足,心脉瘀阻,心失所养,故心悸不安,气短乏力,脉细无力。方以黄芪、金银花益气解毒、通络开痹,川芎、当归、三七养血活血,理气通络。如果胸痛频发,可加郁金、延胡索、白芍以理气通络止痛;胸闷明显,舌质紫暗,或有瘀斑,加桃仁、红花、莪术活血化瘀;夜寐不宁,加酸枣仁、合欢皮以养心安神;心悸不安,加生龙骨、生牡蛎以镇心安神。

6.阴阳两虚,心脉失养证

主症:见于疾病恢复期,心悸,气短,胸闷,多梦,大便不畅。或见面色㿠白,形寒肢冷,或见下肢水肿,脉沉弱无力;或见手足心热,舌红,少苔,脉细数。

治法:补心阳,养心阴,宁心神。

方药:炙甘草汤加减

炙甘草15g　　生地黄30g　　麦冬15g　　　桂枝10g
阿胶10g^{烊化}　　大枣10枚　　党参30g　　　生姜10g
郁金10g　　　百合10g　　　火麻仁15g

方中炙甘草甘温益气,滋阴增液,通经脉,利血气,治外感热病后阴血虚损之脉结或代,心动心悸;地黄、阿胶、麦冬、麻仁滋阴补血,养心阴,充心脉;党参、大枣补气益胃,以滋脉之本源;桂枝、生姜行阳气,调营卫,通心脉。如果偏于阴虚者,可加当归、白芍、玄参、丹参滋阴养血;偏于阳虚者,加淫羊藿、肉苁蓉以温肾助阳。

第五节　病案举例

案一:王某某,男,70岁。

2004年2月26日,患者患病毒性心肌炎一年余,时常心悸气短,胸闷不舒,偶有间跳,频发室性期前收缩,近日外感风寒,怕风,咳嗽,少许白痰,舌质淡,苔白,脉细。

方药:

生黄芪20g　　金银花20g　　当归10g　　　桂枝6g

前胡10g　　　生地黄30g　　丹参15g　　　甘草5g

大枣6枚　　　生龙牡各30g先下

本证为气阴不足,瘀毒阻络兼有外感,治以益气活血通络为法,佐以解表,以芪银三两三为主方。黄芪配金银花益气解毒、通络开痹,黄芪配当归补血活血通窍,少佐甘草,清热解毒,生地黄滋阴,丹参活血,桂枝温心阳,通血脉;桂枝、前胡宣散解表,生龙牡安神定悸。

案二: 林某某,男,18岁,中学生。

一诊: 自述平素体质较差,3个月前感冒后诱发心肌炎,出现胸闷、憋气、心前区时有针扎样疼痛、睡眠不实。现已被迫辍学在家休养。初诊时身微热、咽痒、咳嗽无痰、乏力少气懒言。心电图示ST段压低,T波低平。舌质暗红边有瘀斑,苔薄黄微腻,脉细。治宜益气养心,宣散风热。

处方:

生黄芪30g　　金银花30g　　当归30g　　　甘草5g

旋覆花10g包　郁金10g　　　半夏10g　　　紫苏梗10g

杏仁10g　　　前胡10g　　　射干10g　　　蝉衣10g

4剂,水煎服,日1剂。

二诊: 患者诉服药后咳嗽减轻,夜间睡眠明显改善,胸闷亦有所减轻,但仍觉胸中刺痛,易困乏,欲睡眠,舌脉同前。

处方:原方去半夏、紫苏梗,加石菖蒲15g、五味子10g。

如是加减前后治疗1个月,诸症均除,心电图恢复正常,返校继续学习。

案三: 贾某,男,21岁,学生。

一诊: 2011年5月20日。患者因心悸、气短1周来诊。3周前患肺炎,发热、咳嗽,经抗感染治疗后热退咳减,1周来自觉心悸,气短,活动后加重,疲乏无力,纳可,大便通,舌红,苔薄,脉细数。治以益气活血,清热解毒,安神定悸。嘱患者查心电图、心肌酶谱、超声心动图。

处方:

生甘草10g	生地黄30g	当归10g	丹参10g
生黄芪30g	赤芍15g	金银花20g	黄精15g
甘松10g	五味子10g	酸枣仁15g	生龙牡^各30g
桂枝6g	琥珀粉3g^{冲服}		

7剂,水煎服,日1剂。

二诊: 2011年5月27日,患者诉服药后心悸明显减轻,无气短,可正常活动,已恢复正常学校学习,大便不成形,每日一行,舌淡红,苔薄白,脉细。

处方: 原方去琥珀粉,加炙甘草10g、焦山楂15g。14剂水煎服,日一剂。

三诊: 2011年6月10日,服药后患者无心悸气短感觉,正常活动、上学,但其父亲诉说患者入睡后心率仍快,为90~100次/分,要求继续服用中药调理。舌淡红,苔薄白,脉弦细。

处方: 上方加党参10g、忍冬藤30g。14剂水煎服,日一剂。

患者心悸继发于上呼吸道感染之后,病毒性心肌炎可能性大,热病后期,气阴两虚,热毒损伤心络,心神失养,发为心悸,炙甘草汤益气养阴血,安神定惊,又配伍生龙牡、琥珀粉镇心安神,迅速收效。

第六节　临证感悟

一、辨病、辨证要点

病毒性心肌炎是感受温热毒邪引起的,由于正气不足,邪毒侵心,损伤心气、心阴,心脉失养而发为心悸。初期邪盛为主,兼有心气不足,继而虚实互存,后期以正虚邪少为主。

临床辨证时,首先辨别是阴虚、血虚为主,还是气虚、阳虚为主。阴虚者多见五心烦热,心悸不宁,夜寐不安,口干口渴,舌红苔少;阳虚者多见畏寒喜暖,自汗恶风,气短懒言,心中空虚,易惊易恐,舌淡苔白。再辨是否兼有邪实,是瘀血,还是痰饮内停。血瘀者多见心胸阵发刺痛,舌质紫暗,或有瘀斑瘀点;痰饮内停者多见头晕目眩,胸闷,脘腹胀满,恶心纳呆,下肢水肿,甚则夜间心悸、喘息不能平卧。

二、临证诊治心得

根据病毒性心肌炎三期证候的不同,治疗上初期以祛邪为主兼有扶正,益气养阴;继而当以扶正达邪为主,益气养阴,活血通络,化痰利水;后期以补益气血阴阳为主。还有部分患者由于误诊误治,迁延日久,可以导致心脏扩大,出现心阳衰败,水气凌心,治当温补少阳,强心利水。

然而病毒性心肌炎的发展病程中极易出现反复外感或由于精神因素而诱发加重,故也应时刻注意病情之变化。或参合透表之法,或合用疏肝之法。在治疗得效后,一般嘱患者坚持用药3个月左右,以调整气血,预防感冒,防止疾病反复不愈,慢性迁延,甚至加重。

我们认为,炙甘草汤是治疗病毒性心肌炎的良方。炙甘草汤方出自《伤寒论》,为滋阴补血、通阳复脉之剂,凡因伤寒、汗、吐、下或大失血后,血气虚损所引起的脉结或代,心动心悸皆可用之。方中炙甘草甘温益气,滋阴增液,通经脉,利血气,治外感热病后阴血虚损之脉结或代,心动心悸,为君药;地黄、阿胶、麦冬、麻仁滋阴补血,养心阴,充心脉;人参、大枣补气益胃,以滋脉之本源;桂枝、生姜行阳气,调营卫,通心脉。因地黄、阿胶等滋阴补血药阴凝黏滞,故以桂枝、生姜辛温通阳之品佐之,制其黏滞,使其轻灵流动,更益于血脉运行。正如张景岳所说"善补阴者,必于阳中求阴,则阴得阳生而泉源不竭;善补阳者,必于阴中求阳,则阳得阴助而生化无穷。"本方阴阳双补,血气并调,使血气充足,阴阳调和,则脉之结代,心之动悸,自能恢复正常。

参 考 文 献

[1] 曹林生,廖玉华.心脏病学.北京:人民卫生出版社,2010

[2] 张建华.辨证分型治疗病毒性心肌炎的疗效观察.临床合理用药,2010,3(7):46-47

[3] 白虎明,李仁堂.袁海波教授治疗病毒性心肌炎经验介绍.新中医,2009,41(3):13-14

[4] 陈茂刚.试论病毒性心肌炎属于温病范畴.时珍国医国药,2002,13(5):295-296

[5] 曹洪欣.病毒性心肌炎的中医药治疗.中国中医药现代远程教育,2005,3(7):12-15

[6] 王崇权,张明雪.从温病论治病毒性心肌炎.辽宁中医药大学学报,2011,13(4):33-34

[7] 吴立平.病毒性心肌炎证治六法.现代中西医结合杂志,2002,11(8):727-728

[8] 于海燕.李燕宁治疗小儿病毒性心肌炎的经验.山东中医药大学学报,2007,31(3):220-221

[9] 王世钦.病毒性心肌炎辨治探讨.山东中医药杂志,2005,24(12):710-711

[10] 刘静秋,周学明.老中医治疗病毒性心肌炎经验谈.中国社区医师,2004,6(104):39-40

[11]李淑芳.病毒性心肌炎的中医辨证治疗.中国中医药现代远程教育,2008,6(4):381

[12] 刘寨华,张华敏,唐丹丽.病毒性心肌炎古代文献理论梳理及中医药辨治研究.中国中医基础医学杂志,2009,15(11):807-809

[13] 孙敏,曹洪欣.曹洪欣教授辨治病毒性心肌炎的临证体会.中医药信息,2007,24(1):33-34

[14] 谢连娣,陈立新,王宗华.郭维琴治疗病毒性心肌炎经验.中医杂志,2009,50(6):490-491

[15] 邓红,张星平.王多让主任医师从气血治疗病毒性心肌炎临床经验.新疆中医药,2002,20(4):46-47

第九章 乙型病毒性肝炎

第一节 西 医 认 识

乙型病毒性肝炎(viralhepatitis type B)是由乙型肝炎病毒(HBV)引起的、以肝脏炎症性病变为主并可引起多器官损害的一种传染病[1]。

乙型肝炎病毒属嗜肝DNA病毒科,HBV的抵抗力较强,但65℃加热10小时、煮沸10分钟或高压蒸汽均可灭活HBV;环氧乙烷、戊二醛、过氧乙酸和聚维酮碘对HBV也有较好的灭活效果。

乙型病毒性肝炎患者和病毒携带者是乙型肝炎的传染源。HBV是血源传播性疾病,主要经血(输血和血制品、破损的皮肤和黏膜)、母婴及性接触传播。由于对献血员实施严格的HBsAg筛查,经输血或血液制品引起的HBV感染已较少发生;经破损的皮肤黏膜传播主要是由于使用未经严格消毒的医疗器械、侵入性诊疗操作和手术,不安全注射特别是注射毒品等;其他如修足、文身、扎耳环孔、医务人员工作中的意外暴露、共用剃须刀和牙刷等也可传播。母婴传播主要发生在围生期,多为在分娩时接触HBV阳性母亲的血液和体液传播,随着乙型肝炎疫苗联合乙型肝炎免疫球蛋白的应用,母婴传播已大为减少。与HBV阳性者发生无防护的性接触,特别是有多个性伴侣者,其感染HBV的危险性增高。本病广泛流行于世界各国,主要侵犯儿童及青壮年,少数患者可转化为肝硬化或肝癌。乙型病毒性肝炎无一定的流行期,一年四季均可发病,但多属散发。

人感染HBV后,6个月后仍未被清除者称为慢性HBV感染。感染时的年龄是影响慢性化的最主要因素。在围生期和婴幼儿时期感染HBV者中,分别有90%和25%~30%将发展成慢性感染,而5岁以后感染者仅有5%~10%发展为慢性感染。婴幼儿期HBV感染的自然史一般可分为3个期,即免疫耐受期、免疫清除期和非活动或低(非)复制期。免疫耐受期的特点是,HBV复制活跃,血清HBsAg和HBeAg阳性,HBV DNA载量高(常常大于2×10^6U/ml),但血清丙氨酸氨基转移酶(ALT)水平正常,肝组织学无明显异常,并可维持数年甚至数十年。免疫清除期表现为血清HBV DNA滴度大于2000U/ml,伴有ALT/AST持续或间歇升高,肝组织学有明显坏死炎症且常伴有纤维化,可导致肝硬化和肝衰竭。10%~30%的患者在免疫压力下出现HBV基因组前C区的变异,表现为HBeAg阴性、抗HBe阳性,但ALT仍持续或间歇升高,血清HBV DNA载量大于2000U/ml,成为HBeAg阴性慢性乙型肝炎。在免疫清除能力足够强的患者,可发生HBeAg血清学转换,炎症活动停止,由免疫清除期进入非活动或低(非)复制期,表现为HBeAg阴性、抗HBe阳性,HBV DNA持续低于2000U/ml或检测不出(PCR法),ALT水平正常,肝组织学无炎症或仅有轻度炎症。少部分已进入非活动期的患者,还可能出现1次或数次的肝炎发作,甚至出现回复到HBeAg阳性的状态,特别是在免疫抑制状态(如化疗时)。

慢性乙型肝炎的病理学特点是明显的汇管区及其周围炎症,浸润的炎症细胞主要为淋巴细胞,少数为浆细胞和巨噬细胞;炎症细胞聚集常引起汇管区扩大,并可破坏界板引起界面肝炎(interface hepatitis),又称碎屑样坏死(piecemeal necrosis),亦可见小叶内肝细胞变性、坏死,包括融合性坏死和桥形坏死等,随病变加重而日趋显著。肝脏炎症坏死可导致肝内胶原过度沉积,形成纤维间隔。如病变进一步加重,可引起肝小叶结构紊乱、假小叶形成,最终进展为肝硬化。

乙型肝炎的特点为起病较缓,以亚临床型及慢性型较常见。无黄疸型HBsAg持续阳性者易慢性化。

诊断标准:既往有乙型肝炎病史或HBsAg阳性超过6个月,现HBsAg和(或)HBV DNA仍为阳性者,可诊断为慢性HBV感染。根据HBV感染者的血清学、病毒学、生物化学试验及其他临床和辅助检查结果,可将慢性HBV感染分为4种类型。

(1)慢性乙型肝炎:①HBeAg阳性慢性乙型肝炎,血清HBsAg、HBeAg阳性、抗HBe阴性,HBV DNA阳性,ALT持续或反复升高,或肝组织学检查有肝炎病变。②HBeAg阴性慢性乙型肝炎,血清HBsAg阳性,HBeAg持续阴性,抗HBe阳性或阴性,HBV DNA阳性,ALT持续或反复异常,或肝组织学检查有肝炎病变。根据生物化学试验及其他临床和辅助检查结果,上述两型慢性乙型肝炎也可进一步分为轻度、中度和重度。

(2)乙型肝炎肝硬化:乙型肝炎肝硬化是慢性乙型肝炎发展的结果,其病理学定义为弥散性纤维化伴有假小叶形成。在临床上主要表现为不同程度的肝细胞功能障碍和(或)门静脉高压症。①代偿期肝硬化,一般属Child-Pugh A级。影像学、生化学或血液学检查有肝细胞合成功能障碍或门静脉高压症(如脾功能亢进及食管胃底静脉曲张)证据,或组织学符合肝硬化诊断,但无食管胃底静脉曲张破裂出血、腹水或肝性脑病等严重并发症。②失代偿期肝硬化,一般属Child-Pugh B、C级。患者已发生食管胃底静脉曲张破裂出血、肝性脑病、腹水等严重并发症。多有明显的肝细胞功能障碍,如人血清蛋白小于35g/L,胆红素大于35 μmoL/L,凝血酶原活动度(PTA)小于60%,ALT和AST不同程度升高。

(3)携带者:①慢性HBV携带者,血清HBsAg和HBV DNA阳性。但1年内连续随访3次以上,血清ALT和AST均在正常范围,肝组织学检查无明显异常。对于年龄大于40岁者,更应积极动员其做肝穿刺检查,以进一步确定诊断。②非活动性HBsAg携带者,血清HBsAg阳性、HBeAg阴性、抗HBe阳性或阴性,HBV DNA检测不到(PCR法)或低于最低检测限,1年内连续随访3次以上,ALT均在正常范围,肝组织学检查显示: Knodell肝炎活动指数(HAI)小于4或根据其他的半定量计分系统判定病变轻微。

（4）隐匿性慢性乙型肝炎:血清HBsAg阴性,但血清和（或）肝组织中HBV DNA阳性,并有慢性乙型肝炎的临床表现。除HBV DNA阳性外,患者可有血清抗HBs、抗HBe和（或）抗HBc阳性,但约20%隐匿性慢性乙型肝炎患者的血清学标志均为阴性。诊断需排除其他病毒及非病毒因素引起的肝损伤[2]。

治疗: 慢性乙型肝炎治疗的总体目标是最大限度地长期抑制或消除HBV,减轻肝细胞炎症坏死及肝纤维化,延缓和阻止疾病进展,减少肝脏失代偿、肝硬化、HCC及其并发症的发生,从而改善生活质量和延长存活时间。

慢性乙型肝炎治疗主要包括抗病毒、免疫调节、抗炎和抗氧化、抗纤维化和对症治疗,其中抗病毒治疗是关键,只要有适应证且条件允许,就应进行规范的抗病毒治疗。

预防方法: 乙型肝炎疫苗是预防HBV感染的最有效方法。乙型肝炎疫苗的接种对象主要是新生儿,其次为婴幼儿,15岁以下未免疫人群和高危人群(如医务人员、经常接触血液的人员、托幼机构工作人员、器官移植患者、经常接受输血或血液制品者、免疫功能低下者、易发生外伤者、HBsAg阳性者的家庭成员、男性同性恋或有多个性伴侣和静脉内注射毒品者等)。乙型肝炎疫苗全程需接种3针,按照0、1、6个月程序,即接种第1针疫苗后,间隔1个月及6个月注射第2针及第3针疫苗。新生儿接种乙型肝炎疫苗要求在出生后24小时内接种,越早越好。

第二节　中医认识

中医学中未见与乙型病毒性肝炎相对应的病名,根据乙型病毒性肝炎病程中的不同临床表现和特征,如胁肋隐痛,身目黄染,肝脾大,吐血便血,以及腹水、水肿等,可以归属于中医的黄疸、胁痛、积聚、鼓胀、水肿的范畴,临床可以参照这些病证的诊治方法进行辨证论治。

第三节　病因病机与证候特征

对于乙型病毒性肝炎的病因,多数现代医家认为慢性乙型肝炎由湿热疫毒之邪内侵,伏于体内,当人体正气不足,无力抗邪时,常因外感、情志、饮食、劳倦而诱发本病[3]。

毛军民[4]认为,病毒性肝炎的病因是湿热疫毒邪气侵犯人体,内伏血中,着肝滞脾,影响肝之疏泄和脾之运化,甚则疫毒炽盛,迅速弥漫三焦,深入营血,内陷心肝。田旭东[5]认为,乙型病毒性肝炎患者的临床表现变化多端,病毒感染初期常常无特异性临床表现,部分患者表现为发热,周身乏力,纳差,恶心,厌油腻,腹胀,大便或秘结或便溏,黄疸,小便黄,两胁胀痛等,属于感受湿热邪气引起,在病情转化过程中,又与气、瘀、湿、痰等密切相关。陈金红[6]认为,慢性乙型病毒性肝炎的病因为湿热疫毒内侵,隐伏血分,留着于肝,加之人体正气虚损,正虚邪犯,正邪交争,逐步出现湿热、气滞、血瘀、阴阳失调等病理过程,病变主要涉及肝、胆、脾、胃、肾诸脏,病机特点为正虚邪恋,正气不能有效抗邪外出,以致病势缠绵,病情反复,久而发展变化为积聚、鼓胀等重症危候。

多数医家认为,乙型病毒性肝炎的病机特点是湿热疫毒隐伏血分,早期常见湿热蕴结证,因肝主疏泄喜条达,若情志不畅则引发肝郁气滞证；因肝病传脾，或湿疫伤脾，即可导致肝郁脾虚证；因肝肾同源，或热毒伤阴，或郁久化火伤阴皆可导致肝肾阴虚证；因肝体阴用阳，久病阴损及阳而克脾伤肾即可导致脾肾阳虚证；因气血失调，久病致瘀，入络即可导致瘀血阻络证。

　　经过多年临床实践，中医药治疗慢性乙型肝炎在抗肝损伤、抗肝纤维化、改善或消除临床症状、体征以及提高慢性肝病患者的生活和生存质量方面体现出显著优势。同时，对慢性乙型肝炎的中医证候学理论研究方面也取得了一定的成绩。于春光等[7]对符合选择标准的文献中证候及证候要素进行分析，结果认为，慢性乙型肝炎最常见证候依次为肝郁脾虚、肝肾阴虚、湿热（蕴结）、脾肾阳虚、瘀血阻络、肝胆湿热、气滞血瘀、肝气郁结、肝郁血瘀、血瘀证、脾肾两虚。证候要素有：病位方面为肝、胆、脾、肾、胃、中焦、络；病性方面为阴虚、阳虚、气虚、血虚、湿、热、气郁、血瘀、毒、寒、水、痰。叶永安等[8]对1003例慢性乙型肝炎患者的临床流行病学调查，认为ALT≥2倍正常值（上限）的慢性乙型肝炎的中医证候主要有肝郁脾虚、肝胆湿热、肝肾阴虚、肝血瘀阻、肝胃不和、正虚邪留共6型。病毒性肝病发生与发展的病机较为复杂，涉及湿、毒、热、痰、水、瘀等多方面，并且随着遗传、体质、生活、饮食、情绪、心理及四时节气变化的不同以及前期用药的影响而临床表现多样性，因此，在临床上，单一证型的患者少见，常为多证叠加，邪实正虚并见，但作为一个独立的疾病有着它特有的病因、病机演变规律与临床证候特征。

　　杜洪波等[9]观察发现，急性病毒性肝炎以肝胆湿热为主证，清利湿热、疏肝健脾为常用治法，茵陈蒿汤、三仁汤、小柴胡汤常用，治疗后热邪快速下降，湿象缓慢减轻，后期出现肝郁、脾虚的临床表现。

　　连建伟教授[4]治疗病毒性肝炎的经验是：急性黄疸型肝

炎、慢性肝炎活动期治以清热解毒，活血利湿；阴黄宜温中化湿退黄；慢性肝炎迁延期宜健脾养肝益肾，兼顾祛邪；肝硬化腹水期治以扶正解毒利水，慎用攻破。廖志峰主任医师[5]认为，扶正祛邪，标本兼顾是慢性乙型肝炎的治疗原则，临床常分为肝胆湿热、肝气郁滞、肝肾阴虚、肝郁脾虚4个证候进行辨治，在辨证治疗基础上，还多选用莪术、猪苓、蜂房、虎杖、草河车、白花蛇舌草等现代药理研究具有明确抗肝炎病毒作用的药物。张书文教授[10]治疗病毒性肝炎，强调抗病毒注重个体，祛实邪首调气血，善升降平衡阴阳，实脾土当补气阴，补肝肾不忘宣肺。其对乙型肝炎采用辨证论治，若湿热留恋，治以茵陈蒿汤合甘露消毒丹加减，药用茵陈、栀子、大黄、滑石、石菖蒲、黄芩、黄连、藿香、通草、八月札、半枝莲等；若湿热久羁，气机升降失调，肝失疏泄，以丹栀逍遥散或柴胡疏肝散加减，药用柴胡、枳壳、牡丹皮、栀子、白芍、当归、茯苓、白术、茵陈、垂盆草等；若郁滞日久，脾运受扰而致脾虚胃弱，治以六君子汤加减，药用党参、白术、云苓、半夏、陈皮、甘草、丹参、八月札等；若气滞血瘀，治以复元活血汤加减，药用桃仁、红花、当归、穿山甲、天花粉、生大黄、柴胡、甘草、鳖甲、茵陈、香附等；若日久伤阴，肝肾阴虚，治以六味地黄丸合一贯煎加减，药用生地黄、山药、山萸肉、云苓、泽泻、牡丹皮、枸杞子、当归、鳖甲、龟甲等；若运用苦寒药日久，或素体阳气不足，阳气不能温煦、鼓动，抗御邪气，选用理中汤合金匮肾气丸加减，药用党参、焦白术、炮姜、炙甘草、炮附子、山药、熟地黄、山萸肉、肉桂、焦三仙、茵陈、鳖甲等。

我们认为，湿热毒邪侵袭是慢性乙型病毒性肝炎发生的根本原因，肝郁脾虚是疾病脏腑病变的基础，气滞血瘀是疾病病变发展的基本过程，阴阳气血亏损是病程久延的必然结果。脏腑辨证重点在肝、脾胃、肾脏，在慢性肝炎不同的病理阶段，逐渐出现湿热阻滞、肝郁脾虚、肝肾阴虚、气滞血瘀等证候。

第四节　分证论治

1. 湿热内蕴,肝脾不和证

主症: 右胁隐痛,脘腹胀满,口苦,纳差,疲乏无力,小便黄,或有黄疸,转氨酶升高。舌红苔薄黄,脉弦细滑。

治法: 疏肝健脾,清热利湿

方药: 四逆散加味

柴胡10g	白芍15g	枳壳10g
白花蛇舌草20g	茵陈30g	大枣10g
五味子10g	黄芩10g	郁金15g
生黄芪20g	白术10g	生甘草10g

方以四逆散疏肝理气;茵陈、大枣、五味子保肝降酶;黄芪、白术益气健脾。如果口苦喜呕,加藿香、姜半夏以芳香化浊,降逆止呕;肝脾大加当归、川芎、鳖甲、生牡蛎以养心散结;蛋白代谢紊乱加当归、丹参、桃仁、红花、党参、黄精以益气养心活血。

2. 中气不足,肝郁脾虚证

主症: 精神倦怠,不耐疲劳,不思饮食,胁肋胀满,大便不畅。舌质淡,苔白,脉细弦。

治法: 益气补中,调和肝脾

方药: 小柴胡汤加减

生黄芪10g	党参10g	黄精10g	灵芝10g
丹参15g	白术15g	茯苓15g	柴胡10g
黄芩10g	半夏10g	生麦芽15g	

方以小柴胡汤疏肝理脾;黄芪、黄精补气益气;白术、茯苓益气健脾。如果胁肋胀痛,加郁金、延胡索、香附理气通络止痛;心烦易怒,口苦口干,加栀子、龙胆草以清利肝热;失眠多梦者,加合欢皮、酸枣仁以宁心安神;转氨酶升高,加茵陈、大枣、五味

子以保肝降酶；肝大加郁金、当归、赤芍以理气活血。

3.气血两虚，痰瘀互阻证

主症：适用于早期肝硬化患者，疲乏无力，不思饮食，食后腹胀。舌质淡，苔白，脉细弦。

治法：益气活血，软肝散结

方药：八珍汤加减

生黄芪15g	党参10g	白术15g	茯苓15g
生牡蛎30g	炙鳖甲15g	郁金10g	丹参15g
当归15g	川芎15g	赤芍15g	莪术10g

方以党参、白术、茯苓以益气健脾；当归、赤芍、川芎补血养血；牡蛎、鳖甲软坚散结。如果胁肋胀痛，加柴胡、香附、延胡索以理气止痛；食谷不消者，加生麦芽、鸡内金、炒山楂以消积导滞；身目晦暗而黄者加茵陈、五味子、川芎、生山楂以保肝退黄；蛋白代谢紊乱，血清清蛋白降低，白/球比倒置，加当归、丹参、桃仁、红花、党参、黄精等益气养血活血；如果免疫功能紊乱，调节机体的细胞免疫功能，加人参、党参、黄芪、灵芝、淫羊藿、何首乌、女贞子、山药等。

4.肝气不舒，肝肾阴虚证

主症：头晕耳鸣，腰痛或腰酸腿软，五心烦热，口干咽燥，少寐多梦，胁肋隐痛，劳累加重。舌红少苔，脉细数。

治法：调和肝气，滋补肝肾

方药：一贯煎加减

郁金10g	枳壳10g	北沙参15g	麦冬10g
生地黄15g	玄参15g	石斛10g	当归10g
枸杞子10g	女贞子10g	丹参15g	

方以生地黄、沙参、麦冬滋阴养液；当归、枸杞子、女贞子养血补血；郁金、枳壳疏肝理气。如果胁肋胀痛，加延胡索、香附理气止痛；齿衄、鼻衄者加白茅根、侧柏叶、墨旱莲以凉血止血；午后发热者，加青蒿、鳖甲、地骨皮滋阴清热。

5. 肝郁气滞,脾肾阳虚证

主症:食少便溏,或五更泻,腰酸腿软,形寒肢冷,下肢水肿,性欲减退,小便清长。舌质淡胖,苔润,脉沉细。

治法:益气健中,温补脾肾

方药:

生黄芪10g	党参15g	炒白术15g	炒薏苡仁15g
茯苓15g	山药10g	炮姜6g	巴戟天10g
补骨脂10g	菟丝子10g	泽泻10g	

方以黄芪、党参、白术、薏苡仁益气健脾;巴戟天、补骨脂、菟丝子温肾助阳。如胁肋胀满加柴胡,郁金疏肝理气;腹胀明显者,加厚朴、木香以行气消胀;如肝大加郁金、当归、赤芍理气活血。

第五节　病案举例

案一:胡某某,女,41岁。

一诊:2002年4月2日,患者诊断为乙型肝炎大三阳17年,因为近1个月来右胁痛,纳差、腹胀而就诊。就诊时刻下症为右胁肋部疼痛,纳差,腹胀,食后尤甚,口中异味,小便黄,舌淡红,苔黄,脉弦细。实验室检查肝功能,ALT: 157U/L, AST: 71U/L。

处方:

柴胡10g	白芍15g	香附10g	枳壳10g
茵陈30g	大枣10g	五味子10g	黄芩10g
党参15g	生黄芪20g	生山楂10g	生甘草5g

14剂,水煎服,每日一剂。

二诊:2002年4月16日,患者主诉服药后右胁痛减轻,纳差好转,仍腹胀、尿黄,舌淡红,苔黄,脉弦细。

处方:上方去党参加郁金15g。14剂,水煎服,每日一剂。

药后诸症明显减轻,复查肝功能转氨酶已恢复正常。患者证属肝郁脾虚,故方用四逆散疏肝解郁,黄芪、党参健脾益气,茵陈、黄芩清热利湿,茵陈、五味子降酶退黄,收效明显。

案二: 张某某,女,50岁。

一诊:2000年5月16日,患者主因黄疸、胁痛3天而就诊。当时症见胃脘胀满,口干,纳差,周身皮肤瘙痒,大便稍溏,一日2次,舌红苔灰垢,脉弦细滑。查体皮肤巩膜黄染,实验室检查: ALT: 185U/L, AST: 119U/L, ALP: 366U/L, GGT: 1082U/L, TBIL: 2.8mg/L, DBIL: 1.5mg/L,B超肝脾均大。ANA: 1:320, AMA: 1:320, AMA-M2(+)。

处方:

柴胡10g	黄芩10g	茵陈15g	五味子30g
大枣10g	金钱草15g	郁金12g	鸡内金10g
蒲公英15g	枳壳10g	厚朴10g	莱菔子10g
生薏苡仁30g	炒山楂15g		

14剂,水煎服,每日一剂。

二诊:2000年5月30日,服药后患者右胁胀减,渐有食欲,失眠,气短,便仍稍溏,舌淡红,苔微黄,苔灰垢大减。

处方:

柴胡10g	黄芩10g	茵陈15g	五味子30g
大枣10g	金钱草15g	郁金12g	鸡内金10g
蒲公英15g	枳壳10g	莱菔子10g	酸枣仁30g
生薏苡仁15g	炒山楂15g		

7剂,水煎服,每日一剂。

三诊:2000年6月6日,皮肤巩膜黄染减轻,乏力减轻,右胁胀满明显减轻,腹不胀,仍有短气,大便正常,舌红苔薄黄。

处方:

生黄芪15g	太子参30g	柴胡10g	黄芩10g
茵陈15g	蒲公英15g	郁金10g	鸡内金30g
生薏苡仁15g	枳壳10g	五味子20g	大枣10g
酸枣仁20g	生甘草5g		

14剂,水煎服,每日一剂。

四诊:2000年6月20日,患者黄疸消失,有时仍有气窜感,尿稍黄,舌红苔白,脉弦细。复查肝功能基本正常。

处方:

生黄芪30g	蒲公英30g	大腹皮15g	茵陈20g
生薏苡仁15g	郁金10g	金钱草15g	柴胡10g
赤芍15g	生牡蛎30g		

14剂,水煎服,每日一剂。

患者初起皮肤巩膜黄染,转氨酶升高,证属肝气郁滞,湿热中阻,因此用柴胡、黄芩疏肝理气,茵陈、大枣、五味子降酶,金钱草、郁金、鸡内金利湿退黄,枳壳、厚朴、莱菔子行气理气,经1个月治疗后湿热渐去,正虚之象逐渐显现,故加用黄芪、太子参益气健脾,调理而愈。

案三:李某某,男,48岁。

一诊:2011年1月21日,患者因倦怠乏力3年余就诊,患者患慢性乙型肝炎多年,现有早期肝硬化,倦怠乏力,面色萎黄,不思饮食,胁腹胀满,双下肢水肿。舌淡暗苔薄,脉弦细。

处方:

生黄芪30g	蒲公英20g	当归15g	生甘草5g
党参15g	炒白术15g	茯苓15g	丹参15g
赤芍15g	郁金10g	炙鳖甲30g^先	生牡蛎30g^先
茵陈20g	大枣15g	五味子10g	䗪虫6g

14剂,水煎服,每日一剂。

二诊:2011年2月25日,服药后患者精神体力好转,口干,足冷,干咳,睡眠多梦,舌质暗红,苔微黄,少津,脉弦细。

处方:上方加百合20g,酸枣仁20g,45剂,水煎服,每日一剂。

患者在慢性乙型肝炎基础上合并了肝硬化,中医辨证为肝郁脾虚,痰瘀互阻,治疗在健脾益气基础上,配伍茵陈、大枣、五味子降低转氨酶,郁金、鳖甲、生牡蛎、䗪虫以软坚散结,主要是扶正以达邪,从调整体质,增强其抗病能力着眼,配合活血化瘀,软坚散结,以求获效。

第六节 临证感悟

一、辨病、辨证要点

慢性乙型病毒性肝炎是临床常见病,大多起病隐匿,进展缓慢,症状时起时伏,体征或隐或现,肝功能时有波动,病情缠绵反复。我们认为中医药诊治慢性乙型肝炎要辨病与辨证相结合,注意长期监测患者的肝功能和影像学变化,结合病毒学检测指标,判断病情的演变和药物治疗效果,中医药治疗要把握疾病的总体病机,抓住疾病演变的关键环节,以阻断、延缓疾病的进程,提高患者的生命质量。

我们认为,湿热毒邪侵袭是慢性乙型病毒性肝炎发生的根本原因,肝郁脾虚是疾病脏腑病变的基础,气滞血瘀是疾病病变发展的基本过程,阴阳气血亏损是病程久延的必然结果。脏腑辨证重点在肝,常多涉及脾、肾两脏及胆、胃、三焦等腑,病性属本虚标实,虚实夹杂。在慢性肝炎不同的病理阶段,逐渐出现湿热阻滞、肝郁脾虚、肝肾阴虚、气滞血瘀等证候。由于本病的病因、病机、病位、病性复杂多变,病情交错难愈,故应辨明湿、热、瘀、毒之邪实与肝、脾、肾之正虚两者之间的关系。由于慢性乙型肝炎可以迁延数年甚或数十年,治疗时应注意以人为本,正确处理扶正祛邪,调整阴阳、气血、脏腑功能。

鉴于慢性乙型病毒性肝炎病邪未净,正气渐虚,气血失调的病机特点,中医辨证应注意以下3点。

1. 辨邪气性质及邪气的盛衰 对于慢性乙型病毒性肝炎患者,首先应辨湿热毒邪是否存在,并结合患者素体特点,辨别湿、热的轻重。如凡湿重者,多身体沉重,怠惰嗜卧,面色多黄暗,食欲较差,胃脘痞闷,大便溏薄,舌淡苔腻,脉濡滑,不易发生黄疽; 热重者, 精神较为亢奋, 面色红赤, 口渴, 口气臭秽, 心烦, 大便臭秽溏滞, 舌红苔薄黄, 脉弦滑, 易发生黄疸。

2. 辨别正气受损程度, 涉及的脏腑、气血及阴阳属性 慢性肝病病久者正气必有所伤, 对于本虚要辨别正气受损程度, 涉及的脏腑、气血及阴阳属性, 辨别不同病理阶段肝、脾、肾三脏的失调, 如土壅木郁, 肝脏体用失调, 肾脏精血亏虚等的病证特点; 慢性肝炎辨证还要辨气血失调的情况, 早期肝气郁滞, 肝脾失调, 胁痛为主要表现, 气滞日久则逐渐血瘀证候突出, 肝脾逐渐肿大, 质地变硬, 肝掌、蜘蛛痣日渐明显。

3. 辨别虚实的程度和受损的脏腑 由于慢性肝病病史较长, 大部分患者病情反复波动, 病机多表现为虚实并存, 宜在病情波动、肝功能损害时, 结合病程的久暂, 全身见证和舌脉变化而详审虚实。如乏力症状可见于脾气亏虚, 肝阴亏损, 以及肾精亏虚, 但湿热郁阻、湿困脾土也可见疲乏无力, 伴脘腹胀满、恶心呕吐、纳差、小便黄、大便黏滞等见症。见乏力症状即以扶正补虚为主, 常导致病情迁延难愈。

二、辨证论治和专方专药相结合

鉴于慢性病毒性肝炎有明确的病因, 中医病理演变过程较为清楚的特点, 我们基于现代医学关于慢性乙型肝炎发病机制的认识, 认为乙型肝炎病毒侵入是本病的始动因素, 机体免疫功能紊乱和低下是导致疾病慢性化的基本病机, 肝脏的损害则是机体免疫反应诱导的结果, 因此慢性乙型肝炎的治疗应该抗病毒治疗、免疫调节疗法、促进肝脏康复治疗三环节并用, 遵循这个指导原则, 采用辨证论治和专方专药相结合, 赋予现代医学生理病理以中医证候学内涵, 汲取现代中药药理研究成果, 针对病毒及乙型肝炎不同的病理环节遣方用药, 即选加治疗乙型肝炎的特效药物, 可以提高用药的针对性, 使疗效达到新的水平。

如临床实践和动物实验初步验证, 清热利湿、凉血解毒、活血化瘀中药,丹参、生地黄、牡丹皮、赤芍、草河车、大青叶、板蓝根、紫草、茵陈、连翘、地耳草、郁金、虎杖、土茯苓、蒲公英、大黄、白花蛇舌草、山豆根等对乙型肝炎病毒有较强的抑制作用;对于血清转氨酶升高者,茵陈、金银花、败酱草、板蓝根、郁金、柴胡、五味子、垂盆草、田基黄、连翘、龙胆草、黄芩等具有较好的降酶作用;对于肝脾大,柴胡、郁金、当归、赤芍等疏肝理气、养血柔肝药物可用于肝炎肝大质软者,使气调血活,肝气调达,肝脏自然回缩,肝大而中等硬度以上者,选用鳖甲、生牡蛎等软坚收肝的药物,脾大者则选用当归、延胡索、川芎、郁金等理气活血、化瘀通脉的药物,可以改善肝内瘀血,降低门脉高压,利于通脉缩脾,肝脾同时肿大者,常用柴胡、丹参、延胡索、青皮、鳖甲、牡蛎、三棱、莪术、穿山甲、桃仁等理气活血、软坚散结药物,收缩肝脾,这些活血化瘀类中药可以抑制肝脏纤维组织增生,降低纤维细胞活性,降低门脉压力,改善肝内微循环,增加肝脏血流,改善肝细胞缺氧状态,从而使肝脏脾脏变软回缩,达到减轻肝脏纤维化,阻断肝硬化进程的作用;中药退黄的途径主要是利小便和通大便两法,对于慢性肝炎黄疸较深,湿热久滞者,可泻下逐瘀,用茵陈、大黄、桃仁、赤芍等,茵陈配大黄,泻下退黄,荡涤热毒,对于慢性胆汁淤积症,柴胡、丹参、赤芍、泽兰、益母草退黄作用更好;对于慢性肝炎蛋白代谢紊乱,多属于肝郁侮脾,气虚血瘀,可选用活血化瘀和益气健脾药物配合治疗,达到促进蛋白质合成,提高球蛋白,调节蛋白倒置的目的,常用当归、丹参、桃仁、红花、赤芍、郁金、鳖甲、人参、黄芪、白术、山药、黄精等,血浆总蛋白低时,可加龟甲、紫河车、党参、大枣、枸杞子、灵芝、肉桂等;中药对于免疫功能有缓和持久的综合调节作用,人参、黄芪、黄精、灵芝、墨旱莲、枸杞子、何首乌、淫羊藿、仙茅、女贞子、巴戟天、菟丝子、桑寄生、白术、山药等则可以增强单核-吞噬细胞系统巨噬细胞的吞噬功能,诱导干扰素的形成,有免疫促进作用,生地黄、黄芩、威灵仙、赤芍、牡丹皮、地肤子、白鲜皮、益母草等凉血药物则具有免疫抑制作用,可根据不同的中医虚实证候和免疫功能状态选择药物。

中西医结合治疗慢性乙型肝炎不仅要治疗"乙型肝炎病毒病",更应注重治疗"得病的人",用于治疗慢性肝炎的中药很多,但其选择仍然以不违背辨证论治为原则。如清热解毒法主要用于湿热熏蒸于中焦,胃气尚可,邪盛而正实之证,在顾护胃气的同时,合理运用清热解毒之品,可抑制乙型肝炎病毒复制,改善肝脏炎症,降低转氨酶,迅速改善临床症状,促进肝功能的恢复。但慢性肝病治疗一定要注意患者的个体体质因素,湿热毒邪伏于人体脏腑虚弱部位,因体质的不同可见阴虚夹有湿热,气虚夹有湿热及肝肾气阴两虚夹有湿热等,过用苦寒之品清热解毒,虽可图一时之效,却往往易伤中败胃,反不利于病情恢复。因此,清热解毒法绝不能作为一种常法普遍滥用,而应分清湿重热重,分清湿热的部位,辨别患者的体质特点,在不同阶段,根据病机特点,调理脏腑功能,选择不同的清热利湿方药,如苦寒、甘寒、辛开苦降、苦温渗湿等。再如对于肝脾大,选择活血化瘀药物时,一定要结合辨证,配用益气、补血、柔肝、养阴等补虚药,达到缓中补虚的目的,不可单独长期使用,否则可耗气伤阴动血。

我们在临床中体会到甘寒药物配以酸味药物,较苦寒药物为佳,这样的中药配伍,既可以清除具有湿热性质的乙型肝炎病毒,抑制病毒复制,抑制体液免疫反应和清除免疫复合物,又能固护营阴,养血柔肝,改善肝功能,消除症状,并能改善肝脏的微循环,恢复肝细胞的正常代谢和血液供应,抑制肝内纤维组织的增生,促进损伤修复和肝细胞再生,有利于免疫复合物转阴和病毒清除。

参 考 文 献

[1] 杨绍基.传染病学.北京: 人民卫生出版社,2008: 22-40
[2] 中华医学会肝病学分会,中华医学会感染病学分会.慢性乙型肝炎防治

指南2010年版.中国预防医学杂志,2011,12(1):1-5

[3] 中华中医药学会肝胆病学组.慢性乙型肝炎中医诊疗专家共识(2012年1月).临床肝胆病杂志,2012,28(3):164-168

[4] 毛军民,李如辉.连建伟教授治疗病毒性肝炎经验介绍.新中医,2005,37(3):11-13

[5] 田旭东,卢雨蓓.廖志峰主任医师辨证治疗乙型病毒性肝炎经验点滴.甘肃中医,2005,13(2):12

[6] 陈金红.姚沁治疗慢性乙型病毒性肝炎经验.湖北中医杂志,2003,25(10):16-17

[7] 于春光,王天芳,万霞,等.慢性乙型肝炎常见中医证候及证候要素的分析.北京中医药大学学报,2005,28(6):70-73

[8] 叶永安,田德录.1003例慢性乙型肝炎中医主要证候分析.第十六次全国中西医结合肝病学术会议,2007:99-105

[9] 杜宏波,李勇,刘铁军,等.241例急性病毒性肝炎患者临床特征及中医疗效观察.北京中医药,2011,30(11):810-812

[10] 蔡小平.张书文教授治疗病毒性肝炎的临床经验.四川中医,2003,21(6):4-5

第十章 手足口病

第一节 西医认识

手足口病（hand, foot and mouth disease）[1]于1957年首次在新西兰报告，此后逐渐被人类认识，属于新发传染病种，是由肠道病毒[以柯萨奇A组16型（CoxA 16）、肠道病毒71型（EV 71）多见]引起的急性传染病。

本病多发生于学龄前儿童，尤以3岁以下年龄组发病率最高。患者和隐性感染者均为传染源，主要通过消化道、呼吸道和密切接触等途径传播。主要症状表现为发热和手、足、口腔等部位的斑丘疹、疱疹。少数病例可出现脑膜炎、脑炎、脑脊髓炎、肺水肿、循环障碍等，多由EV71感染引起，致死原因主要为脑干脑炎及神经源性肺水肿。

病毒侵入人体后，在小肠、咽部的上皮细胞及附近淋巴细胞内复制，然后进入血液循环形成第一次病毒血症，出现轻度症状。病毒随血液进入各种靶细胞，并继续复制导致组织细胞损害。同时另一些病毒再次进入血液循环，使靶细胞再一次受到侵害，出现明显临床症状，之后随着机体抗病毒免疫力的增强，机体逐渐恢复。当患者体内产生具有抑制病毒复制的干扰素及特异性中和抗体时，病毒在血液循环中消失。组织损伤主要通过病毒在细胞内复制产生抑制因子，抑制细胞核糖核酸和蛋白质合成而导致细胞破坏。

手足口病的诊断标准如下。

（一）临床诊断病例

1. 在流行季节发病，常见于学龄前儿童，婴幼儿多见。

2. 发热伴手、足、口、臀部皮疹，部分病例可无发热。极少数重症病例皮疹不典型，临床诊断困难，需结合病原学或血清学检查作出诊断。无皮疹病例，临床不宜诊断为手足口病。

（二）确诊病例

临床诊断病例具有下列之一者即可确诊：

1. 肠道病毒（CoxA16、EV71等）特异性核酸检测阳性。

2. 分离出肠道病毒，并鉴定为CoxA16、EV71或其他可引起手足口病的肠道病毒。

3. 急性期与恢复期血清CoxA16、EV716或其他可引起手足口病的肠道病毒中和抗体有4倍以上的升高。

（三）临床分类

1. 普通病例 手、足、口、臀部皮疹，伴或不伴发热。

2. 重症病例

（1）重型：出现神经系统受累表现。如：精神差、嗜睡、易惊、谵妄；头痛、呕吐；肢体抖动，肌阵挛、眼球震颤、共济失调、眼球运动障碍；无力或急性弛缓性麻痹；惊厥。体征可见脑膜刺激征，腱反射减弱或消失。

（2）危重型：出现下列情况之一者：①频繁抽搐、昏迷、脑疝；②呼吸困难、发绀、血性泡沫痰、肺部啰音等；③休克等循环功能不全表现[2]。

治疗：本病具有自限性，多数患者症状轻微，通过常规抗病毒、对症支持等治疗，预后良好，少数患者出现并发症，需积极治疗并发症，减少后遗症，降低病死率。并发心肌炎者，应严格卧床休息，应用营养心肌药物。神经系统受累的治疗：①控制颅内高压，限制入量；②酌情应用糖皮质激素；③给予免疫球蛋白；④其他对症支持治疗。呼吸、循环衰竭的治疗：①一般治疗：保持呼吸道通畅，吸氧；确保静脉通道通畅，监测呼吸、心率、血压和血氧饱和度等；②行气管插管正压机械通气；在肺水肿期使用糖皮质激素，并给予丙种球蛋白；③改善循环药物的应用，并酌情应用利尿药；④对症治疗：保护重要脏器功能，维持内环境稳定等。

预防：主要为注意居室通风，饭前、便后洗手，隔离患者等非特异性预防方法。目前尚无手足口病的预防疫苗及药物。

第二节 中医认识

目前尚未发现中医古代文献中有对本病的专门记载，但宋代《小儿药证直诀》[3]中载有"其疮出有五名，肝为水疱，以泪出如水，其色青小"，"病疱者，涕泪俱少，譬胞中容水，水去则瘦故也"，这些对水疱发生过程的描述，基本概括了本病的疱疹特点。现代医家对于手足口病的归属有"风温"、"湿温"、"时疫"、"温疫"、"疫疹"甚或"浸淫疮"等不同认识。如王有鹏[4]、李立新[5]认为本病属中医时行病范畴，其疱疹发生的部位和形态均较为特殊。时疫即疫、瘟疫，又称疫气、病气、决气。隋代巢元方《诸病源候论·疫病病诸候》[6]认为疫病"其病与时气、温、热等病相类"。王银花[7]、刘敏[8]、张敏涛[9]等根据发病季节、病变部位、症状特点和发病趋势，均认为本病属中医学"温病"、"时疫"等范畴。张凡[10]，刘利平[11]根据其具有夏秋季流行、低热、手足口疱疹、伴食欲缺乏等临床特征，均认为本病当属中医温病"湿温"范畴。张兆云[12]认为"手足口病"和其他传染性斑疹性疾病一样，是人体的"卫气营血"与病邪作用下的内在自稳态阴阳失调有关。气候变化、病毒感染只是疾病的重要条件，而正气不足、防御功能减弱是发病的内因根据，指出从发病季节及临床表现来看，"手足口病"属中医温病范畴。

我们认为，手足口病的临床特征是传染性、流行性、发热伴有皮疹，当属于中医温热病的"疫疹"范畴，可以按照温热病的辨证论治规律进行临床治疗。其轻症常见风热表证,而重症、危重症患者常为热毒夹湿,传变迅速,如《温病条辨·解儿难》[13]所说,"小儿肤薄神怯,经络脏腑嫩小,邪之来也,势如奔马,其传变也,急如掣电。"如果邪气不循经传变,出现逆传,毒热内陷,蒙蔽心包,扰动肝风,则致病情危重。

第三节　病因病机与证候特征

本病由外感时行邪毒所致,其病变脏腑主要在肺、脾、心,正如章虚谷所说:"热闭营中,故易成斑疹。斑从肌肉而出,属胃;疹从血络而出,属肺"。许多医家认为手足口病的病因病机是外感时邪疫毒、内有脾胃湿热或蕴热,内外之邪相互搏结,循脉而行,上蒸口舌,内伤脾胃,外及四末,故见口舌生疮、溃疡及手足心疱疹,少数重症患者会出现毒邪内陷,蒙蔽心包,扰动肝风,窜及经络,病位在肺、脾,涉及心、肝、脑窍。

现代医家对本病的病因病机有3种不同的观点。一些医家认为本病由外感时邪疫毒而致病(外因致病说)。余定辉[14]研究认为:本病属温病范畴,热邪夹湿自口鼻肌肤内犯心脾二经,脾开窍于口而主四肢,心开窍于舌而主血脉。邪热自内向外透发,故见疹发于口舌、手足。孙贵福[15]指出其因系外感时行邪毒,其性湿兼热,盛于夏秋,中人发病发为疱疹。外感时行邪毒经鼻口而入,客蕴肺脾,波及营分外发肌肤而成。

也有医家提出本病是内外因共同作用致病(共同致病说)。刘焯[16],王友鹏[4]均认为患儿心脾素有湿热内蕴,复感时行病毒,由口鼻而入,口鼻为肺之呼吸通路,肺主皮毛,故初期邪毒犯肺,则出现发热、咳嗽等肺失清肃的症状;足太阴脾经上行夹咽,连舌本,散舌下,邪毒寻经上犯则见口舌疱疹;脾主四肢,邪透四肢肌表故疹发手足。马元生[17],杨振生[18]均认为夏秋季节气候炎热,阴雨连绵,湿热之气偏盛,再加上儿童时期饮食不节,脾胃未充,内湿由之而生,内外之邪相搏,湿热之气发于肌肤,脾主四肢,故手足出现皮疹;脾开窍于口,故口腔出现水疱或形成糜烂溃疡。

还有一些医家阐述本病的病因主要系内因致病(内因致病说)。俞友根[19]认为其原因在于幼儿肌表疏薄,卫外不固,风热湿毒易于入侵,致使肺脾受病。盖肺主皮毛,脾主四肢肌肉,风热湿毒郁于肺脾两经,故见手足疱疹即肺卫症状;又脾气通于口,舌为脾之外候,湿热犯脾,循经上犯而见口腔溃疡。周玉佩[20]认为小儿阳常有余,脏腑娇嫩,未臻成熟,值夏秋之季,湿热当令,脾运不健,饮食不节,邪毒乘袭,使心、脾蕴积之热毒熏灼口腔,腐蚀黏膜,脾主四肢,湿热蕴蒸于营血,故见手足口发斑、疱疹,甚至溃疡。

我们认为,手足口病的病因为外感时邪疫毒,内伤湿热蕴结,心火炽盛。其病位在肺、脾、心三脏,其基本病机为外感时邪疫毒,卫表被遏,肺气失宣,症见发热、咳嗽、流涕、恶心、呕吐等,由于素体湿热内蕴、心经火盛,内外交争,心经之火上蒸于口舌,脾胃湿热熏蒸于四肢,则发为疱疹。

对于手足口病的证候研究较多,应用包括脏腑辨证方法、卫气营血辨证方法、分期分层论治等方法进行证候诊断。

王树瑜[21]将本病分为风热犯肺型、心脾伏火型、暑热炽盛型、湿热郁蒸型及阴伤毒侵型。高育林[22]根据脏腑辨证将本病分为风热犯肺、毒热炽盛、湿热蕴积、热盛伤阴4型。

李超贤等[23]采用卫气营血辨证将本病分为:邪伤肺卫证,卫气同病证,气营两燔证,邪毒炽盛、内陷心包证,气阴两伤、阴阳两竭证,气阴两虚、余邪未尽证。高修安[24]从其发病特点和过程分析,认为本病是外感时邪疫毒与肺、心、脾经内蕴湿热毒邪相搏,外泄郁结肌表所致。因此,应以温病卫气营血辨证方法来辨证,将本病分为:疫毒外侵、邪郁肺卫证,毒蕴气分、湿热熏蒸证,毒迫营血、内陷心肝证,余邪未尽、肺胃阴伤证。刘焯[16]、张忠[25]均认为手足口病是因为患儿心脾素有湿热内蕴,复感时行病毒所致。病因为时行病毒,病位在心脾二经,将本病分为湿热型、热重于湿型、湿重于热型3型。解晓红[26]根据感邪的轻重及患儿体质的虚实,将手足口病分为热毒炽盛型、湿热并重型和脾虚湿聚型。

张琳[27]等将本病分为前驱期、发疹期和恢复期。前驱期:症见少量疱疹,分布稀疏,或伴有表证,发热、微恶风、咳嗽、鼻塞流涕,甚至纳差、恶心、呕吐、泄泻等,舌苔薄白,脉浮数。治以清凉解表,疏散风热,佐以清热解毒,选用银翘散加减。发疹期:症见口痛拒食,手足皮肤、口咽部出现大量疱疹,局部瘙痒,伴发热、烦躁不安、夜寐不宁,尿黄赤,大便干结或便溏,舌红、苔多黄腻,脉滑数。治以清热解毒祛湿,野菊花、蒲公英、板蓝根、大青叶等清热解毒药以及茯苓、薏苡仁等祛湿药,常作为本期必用药物。恢复期:疱疹渐消,身热渐退,口渴,纳差,舌红少津,脉细数。治以健脾助运,生津养阴,选用沙参、麦冬、芦根、淡竹叶、扁豆等。张士卿等[28,29]认为本病可按轻症、中症、重症3个层次辨证论治。轻症治法宜宣肺透邪为主,佐以清热化湿,选用银翘散合薏苡竹叶散加减。中症分为湿重于热、热重于湿、湿热并重等不同而分别论治。①湿重于热者,选用甘露消毒丹加减,以宣肺透热、化湿利湿;②热重于湿者,选用黄连解毒汤合碧玉散加减,以清热解毒为主,佐以利湿透疹;③湿热并重者,选用黄连解毒汤合三仁汤加减,以清热解毒利湿为主,佐以透疹。重症选用清瘟败毒饮加减,以清热利湿、解毒凉营为治。

我们认为,应当根据临床不同病情阶段,采用分期辨证的方法,将手足口病分为普通型、重型、危重型、恢复期等不同证候进行辨证论治。普通型又分为:风热毒蕴证;肺脾湿热证;湿热郁蒸证;重型为毒热动风证;危重型为肺气暴脱证;恢复期为气阴不足、余邪未尽证,更加符合临床实际。

第四节 分 证 论 治

一、普通型

1. 风热毒蕴证

主症: 疾病初起,发热,口腔黏膜出现散在疱疹,双手、足、臀部散在红色丘疹或水疱疹,头痛,咽痛,流涎,轻度咳嗽,精神委靡,食欲缺乏,大便偏干,舌边尖红,苔薄白且干,脉浮数。

治法: 清热解毒,疏风宣肺

方药: 银翘散加减

金银花6g	连翘10g	牛蒡子6g	薄荷6g
黄芩6g	芦根15g	杏仁6g	藿香6g
蝉蜕3g	生甘草3g		

本证由于感受风热时邪,风火热毒阻于肺胃,蕴于肌表而发,当治以辛凉清宣,清热解毒,透邪外出,方中金银花、连翘既辛凉解表,又清热解毒;黄芩、牛蒡子清热解毒,宣肺利咽;芦根、杏仁、藿香宣肺化湿;薄荷、蝉蜕清宣透表,合方轻清宣透,不过于苦寒而伤阳伤津,重在透邪外出,给邪以出路而热清疹退。如果咽痛明显,可加射干、板蓝根清热解毒利咽;大便秘结者,可加生大黄以通腑泻热。药物剂量可根据患者的体重进行调整。

2. 肺脾湿热证

主症: 发热,手、足和臀部出现斑丘疹、疱疹,口腔黏膜出现散在疱疹,咽红、流涎,神情倦怠,舌淡红或红,苔腻,脉数,指纹红紫。

治法: 清热解毒,化湿透邪

方药: 甘露消毒丹加减

块滑石6g	黄芩6g	连翘10g	射干10g

青蒿6g	浙贝母10g	藿香10g	豆蔻6g
薄荷6g	生薏苡仁15g	生甘草6g	

方中滑石、黄芩清热利水渗湿；藿香、豆蔻行气化湿；生薏苡仁健脾利湿；连翘、青蒿、浙贝母、射干清热解毒、散结消肿、利咽止痛；甘草清热解毒。如果便秘加大黄以通腑泻热；咽喉肿痛，加玄参、板蓝根以清热利咽；皮疹瘙痒者，加蝉蜕、地肤子以疏风止痒。

3．湿热蒙窍证

主症：高热缠绵，疹色不泽，口腔溃疡，精神萎顿，甚则嗜睡，舌红绛，苔黄腻，脉细数，指纹紫暗。

治法：行气化湿，清热解毒

方药：菖蒲郁金汤加减

石菖蒲6g	郁金6g	栀子6g	连翘10g
淡竹叶10g	牡丹皮10g	赤芍10g	生薏苡仁15g
淡豆豉15g	水牛角片10g		

方中石菖蒲、郁金芳香行气化浊；连翘、栀子清热解毒；牡丹皮、赤芍养阴活血清热；淡竹叶、生薏苡仁、淡豆豉清热利湿，透邪外出；水牛角清热解毒，清心凉营。如果邪热闭窍，壮热神昏者，宜送服安宫牛黄丸以醒神开窍。

二、重型(湿热动风证)

主症：发热不退，易惊，呕吐，肌肉瞤动，或见肢体痿软，甚则神志昏蒙，舌暗红或红绛，苔黄腻或黄燥，脉弦细数，指纹紫滞。

治法：化湿清热，息风定惊

方药：风引汤加减

生石膏15g	寒水石15g	块滑石10g	紫石英6g
生牡蛎6g	生龙骨6g	赤石脂6g	酒大黄6g
桂枝3g	干姜3g	甘草6g	

本证由于湿热淫于肝经,肝络不和,经络阻滞,气血循行受阻,引起瘫痪性抽搐,属于软瘫,患儿四肢疲软无力,甚者不能站立,治宜化湿清热,息风通络,我们主张应用《金匮要略》主治"大人风引,少小惊痫瘛疭,日数十发,医所不疗,除热方"的风引汤来治疗。对于风引汤的君臣佐使、配伍功用,清代医家徐忠可在《金匮要略论注》中说:"风邪内并,则火热内生,五脏亢甚,迸归于心,故以桂甘龙牡通阳气,安心肾为君;然厥阴风木,与少阳相火同居,火发必风生,风生必夹木势侮其脾土,故脾气不行,聚液为痰,流注四末,因成瘫痪,故用大黄以涤风火湿热之邪为臣;随用干姜之止而不行者以补之为反佐,又取滑石石膏清金以伐其木,赤白石脂厚重以除其湿,寒水石以助肾水之阴,紫石英以补心肾之虚为使;故大人小儿风引惊痫皆主之"。由于患者湿邪内盛,蕴结不解,故用桂枝、干姜通阳化湿,以助祛除湿邪外出;生石膏、滑石、大黄清热利湿;龙骨、牡蛎、紫石英重镇息风定惊。

如果患儿已不发热,以软瘫、抽搐为主症,也可选用薛生白治疗湿热动风的薛氏胜湿息风方,药用鲜地龙6g,秦艽6g,威灵仙6g,块滑石10g,苍耳子3g,丝瓜络3g,海风藤6g,黄连3g。湿热内蕴,肝失疏泄,乃致肝经郁热,肝风内动,治当祛湿为先,继以清热、通络,而风自息。方用秦艽、威灵仙、苍耳子、海风藤四味,散风除湿,疏肝通络;黄连燥湿清热;滑石利湿清热;威灵仙、海风藤、丝瓜络、地龙均为通络之药,使得经络疏通,气血畅达,筋脉得养,则抽搐自止。

三、危重型(肺气欲脱证)

主症:壮热不退,神昏喘促,手足厥冷,面色苍白晦暗,口唇发绀,咳吐粉红色或血性泡沫痰,舌质紫暗,脉细数或沉迟,或脉微欲绝,指纹紫暗。

治法:回阳救逆

方药:参附汤加味

红参粉3g　　　炮附子6g　　　山萸肉10g

方中炮附子温壮元阳,人参大补元气,山萸肉收敛固涩。

四、恢复期(气阴不足、余邪未尽证)

主症: 低热或热已退,乏力,或伴肢体痿软,精神委靡,食欲缺乏,食少懒言; 或口燥咽干,干咳,或口渴,舌质红,少苔或苔薄腻,脉细或细而略数。

治法: 益气养阴,化湿通络

方药: 生脉散合沙参麦冬汤加味

太子参6g　　　五味子6g　　　麦冬10g　　　南沙参15g

玉竹6g　　　木瓜6g　　　威灵仙6g　　　青蒿6g

丝瓜络6g　　　生甘草6g

方中太子参益气生津,麦冬、南沙参养阴生津,五味子敛阴生津,木瓜、威灵仙、丝瓜络化湿通络,玉竹养阴润燥,青蒿清透虚热,生甘草解毒,调和诸药。

第五节　病案举例

案一: 王某某,女,3岁8个月。

2009年8月29日来诊。患儿发热3天,体温37.3℃,流涕,手掌掌面可见小疱疹,色红,质地较硬,瘙痒不甚,流涎,厌食,舌红,舌尖见2个疱疹,苔微黄,脉细滑,查血常规,白细胞计数7.76×10⁹/L,中性粒细胞百分数54.7%,淋巴细胞百分数41.6%。患儿体重为18kg。

处方: 银翘散加减

金银花6g　　　连翘6g　　　蒲公英6g　　　黄芩3g

牛蒡子3g　　　淡豆豉6g　　　浮萍3g　　　甘草3g

杏仁3g　　　薏苡仁6g　　　芦根6g

　　　　　　　　　　　　　　　3剂,水煎服,每日一剂。

服药3天后家属来诉,患儿发热已退,疱疹渐消,仍流涎,不欲饮食,嘱给予金银花3g、芦根10g、生山楂6g煎汤代水,频频少量服用以清化余邪。

该患儿为素体肠胃伏热,又受风热时邪,风火热毒阻于肺胃,蕴于肌表而发,因此,当治以疏风宣肺,清热解毒,应用辛凉宣透的银翘散加减,使疹毒顺利透发,疾病向愈。

案二: 患者李某某,男性,2岁4个月。

患儿发热4天,体温38.1℃,烦躁,大便干结3日未行,臀部红色斑丘疹,有水疱,疱液清澈透明,皮疹密集,跟盘红晕显著,舌面可见2个溃疡,有白色分泌物,口痛流涎,舌红苔黄厚,脉数。查血常规,白细胞计数12.6×10^9/L,中性粒细胞百分数49.7%,淋巴细胞百分数32.4%,单核细胞百分数11.9%。

处方:

黄芩6g	连翘10g	栀子3g	生大黄粉2g^{冲服}
薄荷6g	射干6g	杏仁6g	生薏苡仁10g
芦根10g	淡竹叶6g	甘草3g	

3剂,水煎服,每日一剂。

本方是透清下三法结合应用,以薄荷、淡竹叶发疹透表,透邪外出;黄芩、连翘、栀子、射干清热泻火,解毒利咽;生大黄通腑,泻下热结;合方透清下并用,以图迅速祛邪外出,使邪去而正安。

第六节 临证感悟

一、辨病、辨证要点

手足口病由于感受外来时邪引发,其中发热不重、病程短、病情较轻者,常为风热时毒引发,风热蕴毒而犯肺,肺失宣降而见诸症,病程多为3~5天,皮疹消退,迅速痊愈;而发热重、病程长者,以湿热蕴毒为主,湿热阻滞中焦气机,心火炽盛,可引发神志症状,或嗜睡或昏迷,甚则湿热淫于肝经,引动肝风,引起肌肉抽搐,软瘫。

肝主筋,通于风气,心主藏神,若湿热蕴毒,扰动肝风,侵扰心神,窜及经络,则可见嗜睡、惊跳、肢体抖动、肌肉抽搐、呕吐、昏迷等重症和危重症。手足口病动风的特点为湿热动风,湿热淫于肝经,肝络不和,经络阻滞,引起瘫痪性抽搐,属于软瘫,患儿四肢疲软无力,甚者不能站立,治疗以清化湿热为主。湿热动风与热盛动风的鉴别要点在于热盛动风为痉挛性抽搐,强直性抽搐,四肢拘急,抽搐有力,治疗以清热凉营为主。

手足口病病位在肺、脾、心,肺主宣发肃降,司呼吸,外合皮毛,开窍于鼻,为水之上源;脾主四肢肌肉,司运化,开窍于口,为水谷之海;心主血脉,舌为心之苗;外感时邪疫毒,由口鼻而入,口鼻为肺之呼吸通路,肺主皮毛,故初期邪毒犯肺,则出现发热、咳嗽等肺失清肃的症状;脾主四肢,邪透四肢肌表,故疹发手足;邪毒循脉而行,上蒸口舌,故见口舌生疮,疱疹,溃疡,心烦不安。

手足口病的危重型患者,常见肺气欲脱证,表现为壮热不退,神志昏迷,喘息气促,手足厥冷,面色苍白晦暗,口唇发绀,咳吐粉红色或血性泡沫痰,舌质紫暗,脉细数或沉迟,或脉微欲绝,这时最重要的是明辨是阴竭证还是阳脱证,阳脱者皮肤湿凉,汗出清冷,喜暖畏寒,面色苍白,两颧泛红,手足反温,舌淡脉浮大,为虚阳外脱,治宜补元气,摄虚阳。处方用红人参,炮附子,干姜,山萸肉,煅龙骨,煅牡蛎,加水浓煎,每日一剂,分两次温服。而阴竭者,呼吸急促,口唇发绀,皮肤发花,汗出尿少,神识昏蒙,胸腹灼热,手足厥冷,肤温汗黏,汗珠如油,舌红少津,脉细促,为热盛阴竭,治宜清里热,固阴竭。处方用生晒参,西洋参,金银花,黄芩,枳实,五味子,生甘草,加水浓煎,每日一剂,分两次温服。

二、本病婴幼儿多发，用药宜适量

临床用药要注意根据小儿年龄、体质状况，调整药物剂量，药量不宜太大，宜根据小儿的体重适当折算药物剂量，药味不宜过重；同时在组方过程中要充分注意小儿"易虚易实"、"易寒易热"、"脾常不足"的病理特点，要佐以护脾之品，谨防损伤正气。

三、早诊断早治疗，防止病情传变

手足口病大部分病例均为轻症，只要早诊断、早治疗，注意护理调摄，即可治愈。在诊断明确，进行早期治疗时，要注重轻清宣透，即《素问·生气通天论》所说："体若燔炭，汗出而散"的治疗方法，使湿热疹毒透出于体外，不可过用寒凉、苦寒、泻下等法，防止毒邪内陷，病情加重。

四、可配伍应用外治法

患儿如出现口咽部疱疹或口腔、舌部溃疡，出现溃疡疼痛、流涎、拒食等临床表现，可选用西瓜霜、双料喉风散、冰硼散等散剂，蜜调外敷，1日2~3次，以促进溃疡愈合，迅速缓解疼痛症状。

五、预防

手足口病传染性强，可通过消化道、呼吸道、密切接触等多途径传染，幼儿园、小学等场所常常集体发病，而目前西医尚无理想的预防方法，因此中医药预防尤其应给予高度关注，以发挥中医药预防疾病的优势。

药物预防方如下。

1. 疾病流行期间，素体有热，易于停食的小儿，可用白菊花3~6g，生甘草3~6g，生山楂6~10g，煎汤口服，每次50ml，每日2次，连服3天。

2. 疾病流行期间，素体脾胃虚弱，易于腹泻的小儿，可用薏苡仁6~10g,白扁豆6~10g,煎汤口服,每次50ml,每日2次,连服3天。

3.疾病流行期间,与患儿有过密切接触者,可用生黄芪6~10g,金银花6~10g,野菊花6~10g,藿香3~6g,芦根10~15g,生山楂10~15g,生甘草3~6g,煎汤口服,每次50ml,每日3次,连服3天。

香囊佩戴法:采用藿香、佩兰、苍术、艾叶、肉桂、山柰等具有芳香辟秽功用的中药,各等量加工粉碎,制成香囊,在流行季节佩戴8周,以祛邪辟秽,预防疾病。

六、护理调摄

发病期间,饮食宜清淡,少煎炸、辛辣,多饮水,根据季节特点,可适量饮用鲜荷叶茶、菊花茶等饮品;发热缓解后,可服用梨汁、苹果汁、荸荠汁、西瓜汁等果汁,以滋养津液,不宜服用发物。注意疱疹、水疱的护理,防止幼儿搔抓,引起皮损破溃、感染。

参 考 文 献

[1] 刘映霞,谢靖婧,何颜霞,等.轻型和重型手足口病的临床和试验室特色剖析.中华试验与临床病毒学杂志,2008,22:103-104
[2] 中华人民共和国卫生部.手足口病诊疗指南2010年版
[3] 宋·钱乙著,邰东梅校注.小儿药证直诀.北京:中国医药科技出版社,2011
[4] 王有鹏,徐风琴,冯炎炎.自拟中药散剂治疗小儿手足口病72例.中医药学报,1998,1:24
[5] 李立新,庄玲玲,王永吉,等.清热解毒祛湿法治疗小儿手足口病500例.中国妇幼保健,2004,20(19):99
[6] 隋·巢元方著,宋白杨校注.诸病源候论.北京:中国医药科技出版社,2011
[7] 王银花.自拟清热解毒汤内服外洗治疗手足口病60例.中医外治杂志,2004,13(5):48-49
[8] 刘敏.葛根芩连汤加味治疗小儿手足口病临床观察.广西中医学院学报,2006,9(1):27-28

[9] 张敏涛. 清热泻脾散治疗小儿手足口病50例. 中医儿科杂志,2007,3（5）: 36-37

[10] 张凡. 小儿手足口病的中医证治. 四川中医,2004,22(1): 15-17

[11] 刘利平. 分期辨证治疗小儿手足口病48例. 山东中医杂志,2008,27（9）: 593-594

[12] 张兆云. 手足口病的中医治疗. 辽宁中医杂志,1988,15(3): 43-44

[13] 清·吴瑭著. 温病条辨. 北京: 人民卫生出版社,2005

[14] 余定辉. 三根导赤汤治疗小儿手足口病34例. 中国中医药科技,1997,4(5): 292

[15] 孙贵福,张伟,宋立群. 手足口病临床治验. 中医药信息,1998,（2）: 50

[16] 刘焯,那文君,张君. 导赤散加味治疗小儿手足口病50例. 辽宁中医杂志,1986,13(12): 35

[17] 马元生,许浩然. 辨证治疗手足口病20例. 山西中医,1986,2(2): 26-27

[18] 杨振声. 浅谈中医治疗手足口病. 天津中医学院学报,1989,1:23

[19] 俞友根. 加味泻黄散治疗手足口病58例. 辽宁中医杂志,1994,21(5): 218

[20] 周玉佩. 清开灵汤治疗小儿手足口病50例. 天津中医,1995,12(4): 21

[21] 王树瑜. 手足口综合征的中医辨证论治. 天津中医,1988,5(2): 8-10

[22] 高育林. 手足口病的中医药治疗. 中国社区医师,2008,24(10): 13-15

[23] 李超贤,赵伟. 中西医结合治疗手足口病100例. 上海中医药杂志,2009,43(9): 35-36

[24] 高修安. 小儿手足口病的辨证思路与临证治疗. 中国中西医结合儿科学,2009,1(1): 19-21

[25] 张忠. 导赤散加味治疗小儿手足口病50例. 吉林中医药,1998,（6）: 37

[26] 解晓红. 小儿手足口病的辨证论治. 中医药研究,2000,16(1): 15-22

[27] 张琳,何德根. 手足口病的中医辨证体会. 中医儿科杂志,2011,7(4): 36-37

[28] 张士卿,张弢. 从中医运气学说谈小儿手足口病的发病与治疗. 中医儿科杂志,2009,5(5): 1-3

[29] 张士卿. 小儿手足口病中医辨治思路之我见. 中国中西医结合儿科学,2011,3(1): 21-22

第十一章 EB病毒感染

第一节 西医认识

　　EB病毒[1]（Epstain-Barr virus，EBV）是一种人类普遍易感的疱疹病毒，与多种疾病有关，病变可涉及全身多个系统和器官。在儿童非肿瘤性EBV感染相关性疾病中，主要有传染性单核细胞增多症（infectious mononucleosis，IM）、慢性活动性EBV感染（chronic active Epstein-Barr virus infection，CAEBV）和噬血淋巴组织细胞增生症（EVB-associated hemophagocytic lymphohistiocytosis，EBV-HLH），因此，EBV感染在儿科有重要意义。

　　EB病毒[2]主要感染B淋巴细胞，近年发现它亦可感染T淋巴细胞、上皮细胞及自然杀伤细胞（natural killer cells，NK细胞）等，并引发相关疾病。EB病毒感染世界各地均有发生，多呈散发，也可引起小范围流行。四季均可发病，晚秋至初春较多。患者和EB病毒携带者为传染源。病毒大量存在于唾液腺及唾液中，可持续或间断排毒数周、数个月甚至数年。传播途径主要为经口密切接触传播，飞沫及唾液传播不是主要途径。本病多见于儿童及青少年，性别差异小，6岁以下儿童多呈隐性或轻型感染，15岁以上感染者多出现典型症状。发病后可获得持久免疫。

　　EB病毒在咽部淋巴组织内增殖，进入血液导致病毒血症，继而累及全身淋巴系统。因B淋巴细胞表面有EB病毒受体，EB病毒感染后可使B淋巴细胞表面抗原改变，继而引起T淋巴细胞防御反应，形成细胞毒性T淋巴细胞（cytotoxic T lymphocyte，

CTL)效应,直接破坏被感染的B淋巴细胞。EB病毒可异位感染T淋巴细胞、上皮细胞及NK细胞等;还可逃避宿主免疫,干扰免疫功能,导致细胞免疫功能紊乱;并可通过诱导细胞增殖,抑制细胞分化及凋亡,诱导细胞永生化和转化等而导致癌症。

EBV感染相关疾病的诊断标准[1]如下。

1. IM诊断标准 西方发达国家应用较多的是1975年Hoagland提出的标准。①临床三联征:发热、咽峡炎、淋巴结病;②外周血淋巴细胞比例≥0.50和异型淋巴细胞比例≥0.10;③血清嗜异凝集抗体阳性。上述标准的适应人群是10~30岁的IM病例。

2. CAEBV诊断标准 CAEBV并不是一种独立疾病,因此诊断CAEBV的同时需要加上主要病理损害器官的疾病,如HLH、霍奇金病、冠状动脉瘤等。诊断CAEBV可参考如下标准。

(1)持续或反复发作的IM类似症状和体征:下述症状持续3个月以上方可诊断CAEBV,包括发热、持续性肝功能损害、多发性淋巴结病、肝脾大、全血细胞减少、视网膜炎、间质性肺炎、牛痘样水疱及蚊虫过敏等。

(2)EBV感染及引起组织病理损害的证据,下述标准≥1条即可诊断CAEBV:①Southern杂交在组织或外周血中检测出EBV DNA;②在感染组织或外周血中检测出EBV的游离DNA;③在感染组织或外周血中检测出EBER-1阳性细胞;④血清EBV抗体滴度异常增高,包括抗VCA-IgG≥1∶640或抗EA-IgG≥1∶160。

(3)排外目前已知疾病所致的上述临床表现。

3. EBV相关噬血淋巴组织细胞增多症(EBV-HLH)诊断标准 EBV-HLH诊断包括HLH的诊断和EBV感染两方面。

(1)HLH诊断标准:依据HLH-2004方案,以下8条有5条符合即可诊断HLH:①发热;②脾脏增大;③外周血至少二系减少,血红蛋白<90g/L,血小板计数<100×10^9/L,中性粒细胞计

数<110×10^9/L;④高三酰甘油血症和(或)低纤维蛋白原血症;⑤骨髓、脾脏或淋巴结中有噬血现象;⑥NK细胞活力降低或缺乏;⑦血清铁蛋白≥500mg/L;⑧可溶性CD25(SIL-2R)≥2400×10^{3}U/L。

(2)EBV感染证据:下列2条之一:①血清学抗体检测提示原发性急性EBV感染或活动性感染;②分子生物学方法包括PCR、原位杂交和Southern杂交从患者血清、骨髓、淋巴结等受累组织检测EBV DNA阳性。

治疗

(1)EBV-IM的治疗详见传染性单核细胞增多症一节。

(2)CAEBV治疗:目前缺乏统一有效的治疗方案,可依具体情况选择个体化治疗方案或采用综合治疗方案。①阻碍DNA多聚酶合成的药物,如更昔洛韦、阿糖腺苷等,但抗病毒治疗往往无效,可试用。②免疫抑制剂应用,包括糖皮质激素、环孢素及细胞毒药物(如环磷酰胺、长春新碱等)。③免疫调节剂应用,包括干扰素和细胞因子,可用α-干扰素或β-干扰素和IL-2等制剂。④造血干细胞移植。CAEBV属于预后不良的全身性感染,特别是伴血小板减少及发病年龄大于8岁者预后更差。

(3)EBV相关噬血淋巴组织细胞增多症治疗:①化疗:实行HLH-94治疗方案以来,HLH预后有很大改观。该方案包括依托泊苷(VP-16)、地塞米松、甲氨蝶呤、环孢素等的化疗,分为初始治疗及巩固治疗。②血浆置换:交换输血可以降低体内炎症细胞因子水平。③造血干细胞移植:对于家族性噬血细胞淋巴组织细胞增多症、X连锁淋巴组织增生症及对依托泊苷等化疗方案反应不佳的EBV-HLH,可采取造血干细胞移植,其目的在于通过干细胞移植重建免疫,使患儿获得对EBV的正常免疫反应,消灭EBV感染及造成的免疫损伤。④抗病毒治疗可首选阿昔洛韦或更昔洛韦,但往往无效。⑤对症治疗。

预防: EBV感染的有效途径是接种抗病毒疫苗。目前有2种疫苗问世,一种是我国用基因工程方法构建的同时表达EBV gp350和HBsAg的痘苗疫苗,重点用在鼻咽癌高发区;一种为提纯的病毒gp350膜蛋白疫苗,目前正在观察接种后能否降低IM的发病率。

第二节 中医认识

从本病的发病和病情经过来看,多属于中医学温病、温疫范畴。EB病毒感染引发的急性临床表现,如传染性单核细胞增多症等,多属于温热病范畴。而慢性活动性EBV感染,多属于温毒、湿温范畴。至于EB病毒感染引发鼻咽癌,属于伏邪致病范畴。周小军[3-5]等研究EB病毒感染与鼻咽癌发病的相关性,认为由于EB病毒感染引发鼻咽癌的病机符合中医学的伏邪致病机制。伏邪理论是中医基本理论之一,《中医大辞典》[6]对伏邪的定义是指藏于体内而不立即发病的病邪,《素问·生气通天论》[7]云"冬伤于寒,春必病温"为伏邪最经典的论述,此后经汉代的张仲景引申,并经明清等各代医家的发展,创立了伤寒、温病等医学流派,而伏邪理论则又在实践中加深和扩展,形成了狭义与广义之说,狭义的伏邪即指伏气温病,而广义的伏邪是指一切伏而不即发的邪气,包括七情所伤、饮食失宜、痰浊瘀血、内毒等。而伏邪在发病学意义上则更为重要,诚如清代刘文范《羊毛瘟疫新论》曰"夫天地之气,万物之源也,伏邪之气,疾病之源也"。清代刘吉人在《伏邪新书》对伏邪做了较全面的论述:"感六淫即发病者,轻者谓之伤,重者谓之中,感六淫而不发病过后方发者,总谓之曰伏邪。已发者而治不得法,病情隐伏,亦谓之曰伏邪。有初感治不得法,正气内伤,邪气内陷,暂时假愈,后仍作者,亦谓之曰伏邪。有已治愈,而未能除尽病根,遗邪内伏,后又复发,亦谓之曰伏邪"。因而伏邪所致疾病绝不仅仅是外感或传染病,而是包括内伤杂病在内的绝大部分疾病。现代中医名家任继学[8]则直接将伏邪分为外感伏邪及内伤伏邪,明确地将疾病经治疗后虽达到临床治愈,但未能彻底祛除病因,致使残余邪气潜伏下来,遇诱因则反复发作者称为内伤伏邪。从"伏邪病温"发展到"内伤伏邪",体现了中医伏邪理论的开放发展之路。

房爱芹[9]认为中医学中虽无EBV感染此病,但根据其传染性、流行性及发热的特点,应归属于"温病、温疫、温毒"的范畴。吴鞠通《温病条辨》[10]云:"温毒者,秽浊也,凡地气之秽,未有不因少阳之气,而自能上升者,春夏地气发泄,故多有是证,秋冬地气间有不藏之时,亦或有是证。人身之少阴素虚,不能上济少阳,少阳升腾莫制,亦多成是证;小儿纯阳多火,阴未充长,亦多有是证"。因小儿为"纯阳之体",温疫邪毒侵袭极易化热化火,故而瘟疫时邪是其病因,热、毒、痰、瘀是其病理征象。

我们认为,EBV感染属于中医学温热病、温毒、瘟疫的范畴,是由温疫毒邪引发,病由肺卫而入,具有卫气营血的发病和传变规律,可以参照温病学的辨证方法对EB病毒感染进行辨证论治。

第三节 病因病机与证候特征

本病属感受温疫时邪,既属温邪之列,又较一般温邪为甚,邪盛为毒,因此EB病毒感染应属于温疫毒邪。叶天士云:"温邪上受,首先犯肺"。温疫毒邪由口鼻而入,侵犯肺卫,结于咽喉,并内传脏腑,流注经络,伤及营血,发为本病。

EB病毒侵入机体后,若机体正气强盛,EB病毒大量复制,产生大量病毒,正邪交争,则表现为发热、咽痛等急性热病临床表现;若机体奋起抗邪,但由于某些免疫功能缺陷,抗邪无力,致EB病毒未能及时清除而潜伏下来,此后一旦当机体受外界影响免疫功能下降,无力抑制邪气致使EB病毒活化时,则表现为反复发作的EB病毒感染,此时中医证候多表现为气虚为本,热毒为标,此即为EB病毒伏于机体致病的规律。这与传统中医学伏邪发生的基本理论"虚则伏邪"、"故藏于精者,春不病温"是一致的,运用这一理论,采用益气养阴,清热解毒法进行治疗,再经辨证加减药物,可收到较好的临床疗效。

甄小芳[11]认为EB病毒感染在中医属"温病"范畴。小儿脏腑娇嫩,形气未充,气血未足,容易感受外邪,本病为感受温热疫毒,从口鼻而入,毒热入里,热灼津液,加之小儿脾胃虚弱,脾失健运则痰浊内生,胃阴不足则助热上炎,致使毒热痰火相互胶结,痰火郁积外发则发热,上攻咽喉则见咽部红肿热痛,痰热互结,阻滞经络气血,气血壅塞瘀滞难以消散则出现痰核、瘰疬。痰热壅肺,肺气闭郁,则咳嗽喘促。热毒内窜营血,则发为斑疹。毒热炽盛,气血壅塞,痰热瘀结,充斥脏腑,流注经络,导致腑败脏衰是本病基本病机。祛除病邪,调气活血,恢复气血充盈与流畅,是治疗本病的关键。分为早期邪郁肺卫证,极期痰热瘀结证,恢复期正虚邪恋证三期辨证论治。

房爱芹认为[9]温病是由特异的致病因素"温邪"引起,以发热为主症,具有热象偏重、易化燥伤阴等特点的一类急性外感热病,温病病程的发展具有明显的阶段性,临床表现虽复杂多样,但疾病的发生发展符合卫气营血传变规律。临床上虽然EB病毒感染所致的疾病谱非常广泛,但均属于中医"温病"范畴,故而进行卫气营血辨证,辨病与辨证相结合,从而执简祛繁,更加有利于辨证论治,认为EB病毒感染引起的不同病种,其证候特征的偏重亦不同,表现有如下特点:①上呼吸道感染多集中在卫分证及气分证;②肺炎以气分证为主要证候;③传染性单核细胞增多症中则气分证和营分证约各占一半,营分证包含由气分未完全转入营分或部分由营分转入气分而形成的气营两燔之证,且有入于血分的表现;④神经系统气分营分几乎各占一半;⑤慢性活动性EBV感染则以营分证为主,部分入于血分。

我们在EB病毒感染的临床辨治中,应用卫气营血辨证方法进行辨证论治。

第四节 分 证 论 治

1. 邪郁肺卫证

主症:发热,微恶风寒,微有汗,头身疼痛,鼻塞,流涕,咽红疼痛,咳嗽。舌边或舌尖稍红,苔薄黄或薄白而干,脉浮数。

治法:疏风清热、清肺利咽

方药:银翘散加减

金银花10g	连翘15g	淡竹叶10g	薄荷10g
桔梗6g	荆芥10g	芦根15g	牛蒡子10g
马勃10g	板蓝根15g	甘草6g	

本病初起前驱症状阶段,病位在肺卫,邪郁肺卫,故以肺卫风热证为主证,但病因毕竟为温疫毒邪,易化热化火,因此除寒热少汗、咳嗽流涕、脉浮表证外,咽喉红肿疼痛、淋巴结肿大可在起病初期即出现,这是热毒瘀滞所致。另外,本证辨证时还应注意有无夹湿兼寒,兼寒者,面色苍青,恶寒无汗,舌苔薄白;兼湿者,面色苍黄,精神困倦,头痛身重,胸痞泛恶,舌苔腻,脉滑。如果咽喉肿痛,加蝉蜕、僵蚕、山豆根清热解毒,消肿止痛;淋巴结肿大者,加蒲公英、夏枯草、射干清热解毒,散结消肿;高热烦渴,加生石膏、黄芩、知母大清气热;咳嗽痰多,加浙贝母、杏仁、前胡化痰止咳;兼寒邪郁表,加羌活、紫苏叶散寒解表;兼湿邪郁表,加藿香、苍术、厚朴、滑石芳香宣化,行气利湿。

2. 热毒炽盛证

主症:壮热烦渴,咽喉红肿疼痛,乳蛾肿大,甚则溃烂,口疮口臭,面红唇赤,皮疹显露,淋巴结肿大,便秘尿赤。舌质红,苔黄燥,脉洪数。

治法:清热泻火,解毒利咽

方药: 普济消毒饮加减

黄芩10g	黄连6g	连翘15g	板蓝根15g
牛蒡子10g	桔梗6g	玄参15g	僵蚕10g
射干10g	知母10g	甘草6g	生石膏30g[先煎]

本证以咽峡炎为主要临床特征,以咽喉肿痛、壮热烦渴为主症,为热毒内炽,化火上攻咽喉。由于热毒内炽,充斥表里,除咽喉肿痛外,壮热烦渴、便秘尿赤、皮疹显露、淋巴结肿大均可出现。本证病位以肺胃气分为主,临证时还应分辨热毒的轻重,以及攻喉、闭腑、内窜心肝营血的情况。热毒攻喉则咽喉红肿溃烂、吞咽不利,甚则呼吸困难;热毒闭腑则壮热烦躁、腹胀气急、大便不通;热窜心肝,则进入营血,出现神昏谵语,四肢抽搐。如果淋巴结肿大,加蒲公英、夏枯草、浙贝母、生牡蛎清热解毒,散结消肿;大便秘结不通,加大黄、芒硝、枳实通腑泻热;咽喉红肿溃烂严重,合用六神丸,上方中加锦灯笼、儿茶清热解毒,利咽消肿;若热窜心肝,神昏抽搐,加羚羊角、钩藤、水牛角、牡丹皮,合用安宫牛黄丸以开窍醒神。

3. 痰热流注证

主症: 不规则发热,颈、腋、腹股沟处浅表淋巴结肿大,以颈部为著,脾脏肿大,舌质红,苔黄腻,脉滑数。

治法: 清热化痰,通络散结

方药: 清肝化痰丸加减

柴胡10g	生地黄15g	牡丹皮10g
赤芍10g	连翘15g	栀子10g
夏枯草10g	僵蚕10g	浙贝母10g
海藻10g	山慈菇10g	白花蛇舌草15g

本证以多发的腺体和淋巴结肿大为主要临床特征,以全身浅表淋巴结肿大、脾脏肿大为主要表现。为热毒壅滞,痰热互结,流注经络,发为热毒痰核,病位以经络为主。病证有痰浊与热毒偏盛之分,临床以热盛者较多。热毒偏盛者,发热较高,持

续不退,常兼烦躁口渴、尿黄便结,淋巴结肿痛明显,或自感胁肋下胀痛,舌红苔黄;痰浊偏盛者,热势不甚,热势起伏,时高时低,淋巴结肿大,但疼痛不著,舌偏红或淡红,苔白腻或微黄而腻。如果发热高者,去海藻,加蒲公英、板蓝根、薄荷、淡豆豉清热解毒,疏表透邪;胁肋胀痛,肝脾大,加枳壳、郁金、莪术、生牡蛎疏肝行气,散结消肿;淋巴结肿硬不痛,日久不消,热势不甚,加白芥子、皂角刺、白芷、丝瓜络、路路通,或用仙方活命饮化痰散结,通络消肿;若肝脾大,日久不消,用膈下逐瘀汤加穿山甲、皂角刺软坚散结。

4. 湿热阻滞证

主症:发热持续,缠绵不退,身热不扬,汗出不透,头身重痛,精神困倦,呕吐纳呆,口渴不欲饮,胸腹痞闷,面色苍黄,斑疹暗红,大便黏滞不爽,小便短黄不利。舌红,苔黄腻,脉濡数。

治法:清热解毒,行气化湿

方药:甘露消毒丹加减

黄芩10g	连翘15g	射干10g	块滑石10g
茵陈15g	藿香10g	通草6g	豆蔻6g
川贝母6g	石菖蒲10g	薄荷10g	甘草6g

本证以反复发热为主要临床特征,以发热和皮疹为主症,淋巴结肿大往往在发热10~20天之后。病位在气分三焦,热毒夹湿蕴滞不解。临证时应分辨湿偏重或热偏重。湿邪偏盛者见身热不扬、面色淡黄、困倦肢重、纳呆、苔腻之症较为显著;热邪偏重者见发热口渴、皮疹、尿黄、舌红苔黄、脉数之症较为显著。如果咽喉红肿严重,吞咽困难者,加僵蚕、板蓝根、山豆根清热解毒,散结消肿;皮疹显著者,加升麻、浮萍、紫草透疹外出;淋巴结肿大,加夏枯草、浙贝母、蒲公英、白芷清热散结;高热者,加生石膏、知母大清气热。

5. 痰热闭肺证

主症:壮热不退,咳嗽气急,痰涎壅盛,烦躁不安,咽喉肿痛,淋巴结肿大,肝脾大,口唇发绀,舌红苔黄腻,脉滑数。

治法:清热解毒,宣肺涤痰

方药:清金化痰汤加减

桑白皮10g	黄芩10g	栀子10g	知母10g
浙贝母10g	瓜蒌15g	桔梗6g	甘草6g
金荞麦15g	鱼腥草15g	天竺黄10g	芦根15g
炙麻黄6g	杏仁9g		

本证以EB病毒感染继发肺炎为主要临床特征,以壮热、咳嗽、喘促、痰涌为主症,病位在肺,为热毒壅滞,炼液为痰,痰热闭肺所致。临证时应分辨热盛、痰盛。热盛者高热烦渴、舌红苔黄脉数;若热邪内闭,腑气不通,则胸高气促,腹胀便秘;痰盛者咳喘频剧,痰涎壅盛,喉中痰声漉漉。如果腹胀便秘者,加大黄、芒硝、枳实以通腑泻热;口唇发绀者,加丹参、赤芍、牡丹皮凉血活血;痰黏稠难咳者,加天花粉、芦根、南沙参、鲜竹沥汁清热化痰,滋阴生津;淋巴结肿大者,加夏枯草、蒲公英、连翘、白芷清热解毒,散结消肿;咽喉肿痛甚者,加牛蒡子、射干、僵蚕、板蓝根清热利咽。

6. 热瘀肝胆证

主症:身热,目黄,皮肤发黄,小便黄短不利,胸胁胀痛,恶心呕吐,食欲缺乏,大便或黏稠或干结,肝脾大明显,肝功能异常,舌红,苔黄腻,脉弦数。

治法:清热解毒,利湿行瘀

方药:茵陈蒿汤加减

茵陈15g	黄芩10g	黄连6g	栀子10g
大黄6g	郁金10g	赤芍15g	车前子10g包煎
芦根15g	生姜10g	竹茹10g	姜半夏10g

本证以继发病毒性肝损害为主要临床特征,以身热,黄疸,肝脏肿痛,肝功能异常为主症,为热毒壅滞,肝胆疏泄不利,导致肝胆湿热发黄,病位主要在肝胆。临证应分辨湿邪、热邪偏重的

不同,以及热壅导致血瘀的情况。湿重者,黄色晦暗,困倦纳呆,
痞闷不舒,小便不利,大便溏稀,舌苔腻厚或腻滑;热重者,黄色
鲜明,壮热烦渴,便结尿黄,舌红苔黄;血瘀者,肝脾大明显,刺
痛或胀痛,刺痛以血瘀为主,腹痛以气滞为主,舌质紫暗瘀斑。
方中茵陈为退黄要药,无论湿邪偏重或热邪偏重,均宜重用。大
黄亦为退黄利疸之要药,可根据患者的体质不同适量运用。如
果热重者,加龙胆草、蒲公英、虎杖、败酱草、白花蛇舌草清热解
毒,疏利肝胆;湿重者,加泽泻、金钱草、苍术、厚朴行气化湿;腹
胀加枳壳、大腹皮、生槟榔行气消胀;纳呆者加生麦芽、炒山楂、
鸡内金消积导滞;胁下痞块疼痛,加柴胡、枳壳、郁金、延胡索、
白芥子、丝瓜络疏肝理气,散结止痛。

7. 瘀毒阻络证

主症:发热,咽喉肿痛,淋巴结肿大,脾脏肿大;发病急重者
壮热不退,烦躁谵语,神昏抽搐,颈项强直,角弓反张等,起病缓
者表现为肢体瘫痪,口眼㖞斜,吞咽困难,语言不利,舌红,苔黄
腻,脉数。

治法:急性期以清热解毒,化痰开窍,疏通经络为主,犀角
地黄汤加减。病程日久者,以清利湿热,活血通络为主,四妙
丸加减。气血亏虚者,以益气活血,祛瘀通络为主,补阳还五汤
加减。

方药:

急性期壮热不退,烦躁谵语,神昏抽搐者,常用水牛角片
(先煎)、牡丹皮、赤芍、生地黄、连翘、淡竹叶、竹沥、石菖蒲、郁
金。如果肢体抽搐,加羚羊角、钩藤、生石决明平肝息风;若神
昏则合用安宫牛黄丸或至宝丹开窍醒神。

病程日久,肢体瘫痪,余毒未清者,常用黄柏、苍术、川牛
膝、薏苡仁、木瓜、晚蚕砂、忍冬藤、川萆薢、威灵仙、赤芍。如果
上肢活动不利,加桑枝、羌活、片姜黄通经活络;下肢活动不利,
加独活、桑寄生、松节、续断补肾通络;口眼㖞斜加僵蚕、全蝎息

风解痉；肢体震颤，或肢体筋脉拘急，合用大定风珠滋补肝肾。

病程日久，气血亏虚，肢体瘫痪，肌肉萎缩者，常用黄芪、当归、桂枝、赤芍、白芍、鸡血藤、川芎、丹参、白术、苍术。如果失语者，加川芎、当归、丹参、远志、全蝎、蜈蚣活血通络；痴呆者加人参、熟地黄、山萸肉、石菖蒲、远志、益智仁益气补肾。

本证以EB病毒感染引发颅内感染为主要临床特征，由于瘀毒阻络的病位不同，其症状表现不同。发病急者，壮热神昏抽搐为主症，属热毒内陷心肝，痰热内闭心包，引动肝风。发病以肢体瘫痪、口眼㖞斜、半身不遂等表现为主者，是热毒阻于经络，常兼湿邪，湿热毒邪瘀滞留阻，经络不通，肢体痿废瘫痪；若病程日久，热势已退，则属气血瘀滞；若见吞咽困难，失语痴呆，则属湿热余毒瘀阻心络。

8. 正虚邪恋证

主症：病程日久，发热渐退，或低热不退，精神不振，疲乏无力，口干唇红，大便或干或稀，小便短黄，咽部稍红，淋巴结、肝脾大逐渐缩小，舌红绛或淡红，苔少或剥苔，脉细弱。

治法：益气生津，兼清余热，佐以通络化瘀。

处方：气虚邪恋，用竹叶石膏汤加减。阴虚邪恋，用青蒿鳖甲汤加减。

气虚邪恋者，常用淡竹叶、生石膏、南沙参、太子参、麦冬、白术、鸡内金、生牡蛎、玄参、甘草。如果气虚较重，易汗出，加生黄芪益气固表；心悸加生龙骨、五味子、酸枣仁、珍珠母养心安神；肝脾大加炙鳖甲、夏枯草、连翘、白芷、丝瓜络软坚散结。

阴虚邪恋者，常用青蒿、鳖甲、知母、生地黄、牡丹皮、连翘、天花粉、百合、玄参、麦冬。如果大便干结加杏仁、瓜蒌仁、郁李仁润肠通便；食欲缺乏加炒山楂、生麦芽开胃消食；淋巴结肿大加生牡蛎、海藻、夏枯草、白芥子、路路通、白芷通络散结；血尿加白茅根、芦根、大蓟、小蓟、黄柏清热凉血止血。

本证出现在疾病后期或恢复期，以气阴受伤，余邪未尽为主要临床特征。临证时应分辨虚为主还是邪实较多。正虚又宜分辨气、阴损伤的程度，气虚者神疲气短，易汗头晕，低热起伏，舌淡脉弱；阴虚者低热盗汗、五心烦热、口干唇红、舌红绛苔剥、脉细数。邪恋方面，主要有湿热余毒、气血瘀阻，以淋巴结、肝脾大、咽峡部充血及舌象脉象加以辨别。

第五节　病案举例

案一：患者余某某，男性，7岁。

2009年5月4日初诊，患者确诊EB病毒感染6个月余，初起发热，现已退热，但疲乏无力，口干口渴，脘腹胀满，恶心欲呕，不思饮食，不喜玩耍，形体瘦小，舌质暗红，苔黄，脉细。谷草转氨酶1064U/L，服用多种保肝药物，转氨酶仍不下降，西医诊断为慢性活动性EBV感染。

处方：

柴胡6g	黄芩6g	郁金6g
茵陈10g	大枣10g	五味子10g
蒲公英6g	虎杖3g	白术10g
姜竹茹6g	败酱草6g	白花蛇舌草10g
生麦芽10g	炒山楂10g	鸡内金10g

14剂，水煎服，每日一剂。

2009年5月18日二诊，患者食欲好转，饮食量增加，大便不成形，每日2~3次，舌暗红，苔薄黄，脉细。

处方：

柴胡6g	黄芩6g	郁金6g
茵陈10g	大枣10g	五味子10g
蒲公英6g	虎杖3g	白术10g
薏苡仁10g	夏枯草6g	白花蛇舌草10g
生麦芽10g	焦山楂10g	鸡内金10g

14剂,水煎服,每日一剂。

2009年6月3日三诊,患者腹胀减轻,食欲好转,饮食量增加,大便不成形,每日1~2次,舌暗红,苔薄黄,脉细。复查肝功能,谷草转氨酶861U/L。

处方:

生黄芪10g	当归6g	金银花6g
生甘草3g	大枣10g	五味子10g
蒲公英6g	郁金3g	白术10g
薏苡仁10g	茯苓10g	白花蛇舌草10g
生麦芽10g	焦山楂10g	鸡内金10g

14剂,水煎服,每日一剂。

2009年6月17日四诊,患者精神状态好转,腹胀减轻,食欲好转,大便不成形,舌暗红,苔薄,脉细。

处方:

生黄芪10g	当归6g	金银花6g	生甘草3g
大枣10g	五味子10g	茵陈6g	郁金3g
白术10g	薏苡仁10g	茯苓10g	垂盆草6g
生麦芽10g	焦山楂10g	鸡内金10g	

14剂,水煎服,每日一剂。

2009年7月2日五诊,患者精神状态好转,腹胀减轻,食欲好转,大便不成形,舌暗红,苔薄,脉细。复查肝功能,谷草转氨酶419U/L。

处方:

生黄芪10g	当归6g	金银花6g	生甘草3g
大枣10g	五味子10g	茵陈6g	郁金3g
白术10g	薏苡仁10g	茯苓10g	女贞子6g
垂盆草6g	炒山楂10g	鸡内金10g	

14剂,水煎服,每日一剂。

患者初起外感湿热,蕴结不解,气机阻滞,肝胆不利,脾气已伤,治宜清利湿热,健脾和胃,行气疏肝,方以柴胡、郁金疏肝理气; 黄芩、蒲公英、虎杖、败酱草、白花蛇舌草清热利湿; 茵陈、五味子、大枣降酶保肝; 生麦芽、炒山楂、鸡内金消积和胃。二诊加薏苡仁、焦山楂健脾止泻。三诊患者舌苔明显好转,湿热减轻,改以三两三益气解毒,保肝降酶,药后病情进一步好转。

案二: 赵某某,男性,16岁。

2009年6月3日初诊,患者确诊EB病毒感染已经2年余,现全身浅表淋巴结肿大,时有疼痛,口苦咽干,自汗出,疲乏无力,易于感冒,常有低热,时发时止,大便干结,不能坚持正常学校学习,舌质淡暗有瘀斑,苔白腻,脉细数。

处方:

生黄芪30g	当归10g	蒲公英30g	生甘草6g
生白术30g	生薏苡仁15g	灵芝10g	猪苓10g
夏枯草10g	连翘15g	皂角刺6g	白芥子6g
浙贝母10g	川芎10g	枳实10g	

14剂,水煎服,每日一剂。

患者肺脾气虚,余毒未尽,痰瘀互阻,发为痰核。方以生黄芪、当归益气养血; 蒲公英、连翘、夏枯草、浙贝母清热解毒,软坚散结; 皂角刺、白芥子软坚散结,治疗瘰疬痰核。

第六节 临证感悟

一、辨病、辨证要点

在临床上,EB病毒感染分两种类型,一为产病毒感染(又称裂解感染),此时病毒进行完整的DNA复制、转录、翻译和病毒装配过程,并释放病毒,导致细胞裂解,临床上一般表现为急性感染过程,可引发高热、咽痛、食欲减退、恶心、呕吐、腹泻、全身淋巴结肿大、肝脾大等症状,常见于"传染性单核细胞增多症"等疾病。二为潜伏性感染,EB病毒通过将其基因整合到宿主基因中,病毒在细胞内复制率很低或完全不复制,细胞可存活,病毒DNA或通过附加体(episome)形式随细胞分裂而在细胞中持续下去,或通过以其线状DNA整合到宿主细胞染色体DNA中,使细胞发生遗传性改变,从而改变细胞基因的表达或功能,同时病毒转化细胞通过蛋白表达,改变细胞生长调控基因的表达功能,最终导致细胞转化而癌变,常见发展为鼻咽癌。

EB病毒侵入机体后,若机体正气强盛,EB病毒大量生产病毒,正邪交争则表现为发热咽痛等急性热病表现;若机体奋起抗邪,但由于某些免疫功能缺陷,抗邪不当,致EB病毒未能及时清除而潜伏下来,一旦机体受外界影响免疫功能下降,抗邪无力致EB病毒活化时,则表现为EB病毒感染,或者表现为持续发热,持续肝功能损害,慢性淋巴结肿大等慢性活动性EBV感染,此时中医证候多表现为气虚状态;若仍未能正确调理,则可发展为鼻咽癌等恶性病变。

我们认为本病是由温疫毒邪引发,病由肺卫而入,具有卫气营血的发病和传变规律,邪从口鼻而入,首犯肺胃,故初起表现为恶寒发热、头痛咳嗽、咽痛咽红、烦渴、恶心呕吐、不思饮食等。若兼夹湿邪,还可见困倦乏力、脘腹痞闷、面黄肢重等症。初起肺胃受病,且以肺的病变较为突出,比如发热咽痛、乳蛾红肿、甚则溃烂,为温疫时邪化热化火,肺热壅盛,上熏咽喉所致,同时伴见咳嗽痰多。

EB病毒感染的病变以热毒痰瘀为重心。热毒由表入里,由卫气进入营血,虽可见壮热烦渴,皮疹发斑,或衄血尿血等气营血分症状,但本病病变重心始终在于热毒痰瘀。由于热毒炽盛,炼液为痰,痰火瘀结,充斥脏腑,流注经络,上攻咽喉,内窜营血,故可见全身性热毒痰瘀引起的临床症状。如痰火热毒流注经络,发为全身浅表淋巴结肿大;热毒内蕴,气血瘀滞,发为腹中积聚痞块(肝脾大);热毒痰火上攻咽喉,发为咽喉肿痛,乳蛾溃烂; 热毒内窜营血,迫血妄行,发为皮疹发斑、衄血尿血; 热毒内陷心肝,发为抽搐昏迷; 痰热内闭于肺,发为咳嗽痰喘; 痰火流窜脑络,可致口眼㖞斜、失语瘫痪; 湿热瘀蕴肝胆,发为黄疸。后期为气阴受伤,余毒未清。由于本病以热毒痰瘀为主要病理表现,加之病程较长,后期以损伤气阴为主,同时热毒痰瘀之邪胶结凝固,不易彻底清除,常常流连瘀滞于内,成为内伤伏邪,临床症状消失缓慢,病情易于反复发作。

二、临诊证治心得

在感染初期,急性热病表现阶段,要注重祛邪,使邪去则正安。初期要透邪外出,透邪达表; 热盛则清热,适当采取泻热通腑之法,以迅速起效; 湿热重者,需化湿清热,芳香、宣透、淡渗等法联用,使湿去则热易清。

EB病毒感染的病变以热毒痰瘀为重心,治疗中要除邪务尽,防止传变,伏邪内生,常用金银花、蒲公英、连翘、夏枯草、浙贝母、白花蛇舌草、半枝莲等既能清热解毒,又能消肿散结的药物,在慢性活动性感染的患者,治疗时要注重扶正,益气养血,护肝健脾,扶正以祛邪,无论是肝损害还是淋巴结肿大,都需要长时间的治疗,病情才可能好转。治疗中要时时固护正气,不可应用大苦大寒之品,损伤中焦脾胃,使药物、食物不得运化,而致病情迁延难愈。

参 考 文 献

[1] 王群,谢正德.儿童EB病毒相关疾病的诊断标准和治疗原则.实用儿科临床杂志,2010,25(10):706-709

[2] 周志平,陈威巍,汤勃,等.EB病毒感染及其相关性疾病.中国实用儿科杂志,2013,26(1):57-60

[3] 周小军,田道法.鼻咽癌高危人群调查研究.中国中医基础医学杂志,2003,9(8):51-54

[4] 周小军.EB病毒感染者肿瘤坏死因子及白介素2水平研究.中医药学刊,

2005,23(10): 1821-1823

[5] 周小军,田道法,何健生,等.益气养阴、清热解毒法治疗EB病毒感染者
41例.中医研究,2005,18(12): 16-18

[6] 李经纬,余瀛鳌,蔡景峰,等.中医大辞典.第2版.北京: 人民卫生出版社,
2005:635

[7] 田代华整理.黄帝内经·素问.北京: 人民卫生出版社,2005:6

[8] 任继学,黄燕.伏邪探微-外感伏邪.中国中医药现代远程教育,2003,
(1): 12,14,18,19

[9] 房爱芹.儿童EB病毒感染相关疾病分析及卫气营血辨证.天津中医学院
研究生毕业论文.2005

[10] 清·吴瑭著.温病条辨.北京: 人民卫生出版社,2005

[11] 甄小芳.中药治疗急性EB病毒感染的研究.第二十九次全国中医儿科
学术大会 "小儿病毒性疾病的中医药预防" 培训班论文汇编.2012

第十二章 艾滋病

第一节 西医认识

艾滋病,即获得性免疫缺陷综合征(acquired immunodeficiency syndrome, AIDS),其病原为人类免疫缺陷病毒(human immunodeficiency virus, HIV),亦称艾滋病病毒。目前,艾滋病不仅成为严重威胁我国人民健康的公共卫生问题,且已影响到经济发展和社会稳定。

本病无流行季节性倾向,经以下3种途径传播:性接触(包括同性、异性和双性性接触)、血液及血液制品(包括共用针具静脉吸毒、介入性医疗操作等)和母婴传播(包括经胎盘、分娩时和哺乳传播)。握手拥抱、礼节性亲吻、同吃同饮等日常生活接触不会传播HIV。HIV感染高危人群有:男同性恋者、静脉药物依赖者、与HIV携带者经常有性接触者。

其发病机制与HIV主要侵犯人体的免疫系统有关,包括CD4$^+$T淋巴细胞、巨噬细胞和树突状细胞等,主要表现为CD4$^+$T淋巴细胞数量不断减少,最终导致人体细胞免疫功能缺陷,引起各种机会性感染和肿瘤的发生。从初始感染HIV到终末期是一个较为漫长复杂的过程,在这一过程的不同阶段,与HIV相关的临床表现也是多种多样的。

艾滋病的诊断标准如下。

诊断原则:HIV/AIDS的诊断需结合流行病学史(包括不安全性生活史、静脉注射毒品史、输入未经抗HIV抗体检测的血液或血液制品、HIV抗体阳性者所生子女或职业暴露史等)、临床表现和实验室检查等进行综合分析,慎重作出诊断。诊断HIV/AIDS必须是HIV抗体阳性(经确认试验证实),而HIV RNA和P24抗原的检测有助于HIV/AIDS的诊断,尤其是能缩短抗体"窗口期"和帮助早期诊断新生儿的HIV感染。

（一）急性期

诊断标准:患者近期内有流行病学史和发热、头痛、乏力、咽痛、全身不适等临床表现,或者有淋巴结肿大、脑膜脑炎、急性多发性神经炎、皮疹、肝脾大等表现,结合实验室HIV抗体由阴性转为阳性即可诊断,或仅实验室检查HIV抗体由阴性转为阳性即可诊断。

（二）无症状期

诊断标准:有流行病学史,结合HIV抗体阳性即可诊断,或仅实验室检查HIV抗体阳性即可诊断。

（三）艾滋病期

常见临床表现:

（1）原因不明的持续不规则发热38℃以上,大于1个月。

（2）腹泻(大便次数多于3次/日),大于1个月。

（3）6个月之内体重下降10%以上。

（4）反复发作的口腔念珠菌感染。

（5）反复发作的单纯疱疹病毒感染或带状疱疹病毒感染。

（6）肺孢子菌肺炎(PCP)。

（7）反复发生的细菌性肺炎。

（8）活动性结核或非结核分枝杆菌病。

（9）深部真菌感染。

（10）中枢神经系统病变。

（11）中青年人出现痴呆。

（12）活动性巨细胞病毒感染。

（13）弓形虫脑病。

（14）青霉菌感染。

（15）反复发生的败血症。

（16）皮肤黏膜或内脏的卡波西肉瘤、淋巴瘤。

诊断标准: 有流行病学史、实验室检查HIV抗体阳性,加上述各项中的任何1项,即可诊断为艾滋病。或者HIV抗体阳性,而CD4$^+$T淋巴细胞数小于200/μl,也可诊断为艾滋病。

治疗: 至目前为止,尚无特效药物。高效抗反转录病毒治疗(highly active antiretroviral therapy HAART)可减少HIV相关的发病率和病死率、减少非艾滋病相关疾病的发病率和病死率,使患者获得正常的期望寿命,改善生活质量;抑制病毒复制,使病毒载量降低至检测下限;重建或者维持免疫功能;减少免疫重建炎症反应综合征;减少HIV的传播、预防母婴传播。此外,合并条件性感染和恶性肿瘤等,可采取对症处理。

预防: 加强艾滋病防治知识宣传教育,管理传染源,切断传播途径,保护易感人群,可有效预防艾滋病。

第二节　中医认识

艾滋病是一种新发传染病,中医药参与艾滋病诊治二十余年来,对艾滋病的认识不断深入。艾滋病具有独特的病因病机、传变规律及预后转归,在临床辨证治疗时,临床医家根据患者的临床和舌脉特征,常将艾滋病归属于"温疫"、"虚劳"、"阴阳易"等中医疾病范畴。

现代医家多认为艾滋病属于中医"温疫"范畴,认为本病是感受温热类邪气引起的一类外感热病,具有较强的传染性、流行性,一年四季都可能发生。

古人对疫病早有认识,《素问·刺法论》说:"五疫之至,皆相染易,无问大小,病状相似"。温疫作为病名,首见于明末医家吴又可的《温疫论》,书中对温疫的病因、病机、诊断和治疗作了全面系统的阐述,认为温疫是感受"疠气"所致,具有强烈的传染性,疠气是自然界别有的一种特殊致病物质,非寒非暑,非湿非风,与外感六淫邪气不同,这与西医学认为急性传染病是由生物病原体(细菌、病毒)引起的观点非常接近。因为这种邪气"有甚于他气,故为病颇重,因名之疠气"。

我们认为,温疫为疫疠毒邪侵袭人体而致病,且以发热为主,属于中医学中具有传染性、流行性的"温热病"范畴。中医学历史文献中虽然没有确切记载艾滋病这一病名,但是却记载了大量与艾滋病类似的,具有传染性、流行性的温热病,并形成了系统的辨证论治理论。因此,艾滋病总的辨证论治法则与温热病理论相通,可以参照温热病的辨证方法对艾滋病进行辨证论治。

第三节　病因病机与证候特征

对于艾滋病的病因,现代医家主要认为属于"疫疠邪毒"的范畴,但与中医传统意义的"疫毒"不尽相同,常具有热、湿、毒等邪气的致病特点。

彭勃[1]等认为艾滋病无论病邪性质、致病途径还是传变规律、发病特点等,均不同于以往任何疫疠之邪,应当有其特定的名称,将其称之为"艾毒"。艾毒兼有湿、热、毒、疠等病邪特征,以湿热为主。主要累及肺、脾、肾三脏,导致水液代谢失常,且易转化或兼夹湿蕴、痰聚、瘀阻,且邪深滞痼、黏滞难拔。一项对艾滋病中医病因的文献调查结果显示:120篇临床文献中明确提出中医病因与发病的有38篇,38篇中有艾滋病中医病因论述的有34篇,均认为艾滋病由于感受外来之邪气引起,病因中疫毒出现频次为15次、毒11次、邪7次、热5次、湿4次、疠气2次[2]。

对于艾滋病的基本病机,有湿热或疫毒之邪侵袭三焦[3],元气亏虚[4],气虚[5],伏邪积损致虚[6],肺脾肾亏虚等不同认识。

多数医家认同艾滋病主要病机是本虚标实,疫毒之邪和瘀血瘀浊内结是标,脏腑气血亏损是本。病位在肺、脾、肾,表现为艾滋病的相关综合征,人体诸多系统受损,错综复杂的病理变化[7]。王爽[8]认为其发病机制应以肾虚为本,疫毒为标,涉及肺、脾、肝、心等脏腑,形成正虚邪盛、五脏俱衰的病证。疫疠毒邪暴戾猖獗,侵入人体后往往迅速充斥表里、内外,弥漫上、中、下三焦,造成多脏腑、多组织的广泛损害,心、肺、脾、胃肠等皆可受累。何颖[9]认为艾滋病病因当属“湿热疫毒”之气入侵寄留于三焦,艾滋病病程长、迁延不愈和反复发作等特点符合湿邪致病的特点,且湿为阴邪,阻遏阳气,脾阳不振,运化无权,则水湿停聚,出现腹泻乏力等症状,倘若患者出现明显神志症状和多部位出血,则大多病势凶险,预后不良。

对于艾滋病的证候研究表明,风寒证、风热证等表证,气血两亏、肝郁气滞火旺、痰热内扰、热毒内蕴、肺肾不足、瘀血内停等里证,热陷心包证、元气虚脱等危重证候,均可在艾滋病患者中出现。徐月琴[10]等对广东地区107例性传播感染的HIV/AIDS患者统计发现,最常见的证型为气阴两虚肺肾不足证、脾肾亏虚湿邪阻滞证、肝经风火湿毒蕴结证。陶怡[11]等探讨艾滋病中医证候要素分布特点,研究了近20年文献报道的3217例艾滋病患者的中医证候要素,对数据进行频数统计,结果显示均以虚证为主,并以气血两虚及气阴两虚为主,多表现为寒热错杂,脏腑辨证方面以脏腑兼病为主,其中居前3位的为肺肾阴虚,脾肾阳虚,脾气虚。李洪娟等[12]对158例中国农村有偿供血而感染HIV病毒的感染者,按照阴阳脏腑定位进行证候统计发现,脾虚证最多见(52.53%),其次为肝虚证(49.37%),气虚证(44.93%),阳虚证(39.87%),湿热内蕴(38.61%),心虚证(36.08%),肝郁气滞(30.38%)等。方路等[13]研究了180例静脉注射吸毒感染的HIV/AIDS患者的中医证候特征,发现该类患者以虚证为主,主要是气阴两虚证,其他依次为邪毒内蕴、邪毒炽盛、肝脾肾俱虚、肝肾不足等。李芹等[14]分析了168例以性传播感染为主的HIV/

AIDS感染者的中医证候分布特点,其气阴两虚证候占首位,为47.62%,其他分别为湿热内蕴证、热毒炽盛证、肺脾气虚证、脾肾两虚证、脾气虚证等。国家中医药管理局专家组[15]将艾滋病分为3期辨证论治,分别为急性感染期、潜伏期和发病期。

我们在艾滋病的临床辨治中,主张遵循国家中医药管理局专家组的意见,按照3期进行辨证论治,治疗时应首先辨清阶段,以及疫疠毒邪的属性,明确其病变在何脏、何腑。急性感染期治疗的原则是尽快透邪外出,消除急性感染的症状,杀灭病毒。潜伏期的治疗原则是增强机体的免疫功能,调整全身的功能状态,使正邪处于平衡状态,尽量延缓发病时间。对于发病期患者的治疗原则是减轻临床症状,提高生存质量,延长生命,降低病死率。

第四节 分 证 论 治

一、急性感染期

此期治疗的原则是尽快透邪外出,消除急性感染的症状。

1. 风热侵袭证

主症:身热,微恶风,自汗出,头痛,咽痛,咳嗽,痰黄黏稠,脉浮数,舌苔薄白或兼黄。

治法:辛凉解表

方药:银翘散加减

连翘10g	金银花10g	苦桔梗6g	薄荷10g
淡竹叶10g	生甘草6g	牛蒡子10g	芦根15g
杏仁9g	浙贝母10g	淡豆豉10g	

本证由于疫疠毒邪侵于肺卫,导致卫表失和,热郁肌腠。故用金银花、连翘辛凉宣透,清热解表,淡豆豉、薄荷轻清透邪,杏仁、浙贝母清热化痰。如果咽痛明显,可加射干、玄参以清热利

咽；口干口渴者,加南沙参、麦冬滋阴生津。

2. 邪毒阻络证

主症：颈部、腋下及枕部淋巴结肿大,或有肝脾大,咽痛口干,疲乏无力。脉弦滑,舌苔薄。

治法：清热解毒,散结消肿

方药：中焦宣痹汤加减

杏仁9g	生薏苡仁15g	清半夏10g	片姜黄10g
连翘15g	栀子10g	夏枯草10g	生牡蛎15g
白芷6g	生甘草6g		

方中杏仁开宣肺气、通调水道；薏苡仁化湿行痹；半夏燥湿和胃,散结化浊；片姜黄行气通络；栀子、连翘、夏枯草泻火清热,解毒散结；生牡蛎、白芷散结通络,透邪外出,甘草解毒,调和诸药；合方具有宣肺、行气、化湿、清热、解毒、散结作用。如果咽痛较重,可加射干、牛蒡子清热利咽；疲乏无力,可加生黄芪、白术益气健脾；神疲乏力,汗出多者,可加生脉饮益气生津。

二、潜伏期（无症状HIV感染）

此期的治疗原则是尽量增强机体的免疫功能,调整全身的功能状态,使正邪处于平衡状态,尽量延缓发病时间。

1. 气血两虚证

主症：平素体质虚弱,倦怠乏力,面色苍白,畏风怕冷,易于感冒,声低气怯,时有自汗,舌质淡,脉细弱。

治法：补益气血

方药：十全大补汤加减

党参12g	生黄芪15g	白术15g	茯苓15g
当归10g	川芎10g	白芍15g	熟地黄10g
防风6g	甘草6g		

方以党参、黄芪、白术、甘草补气健脾；熟地黄、当归、白芍养血和营；方中含有玉屏风散,可益气固表,预防感冒。如果食

少纳呆,可加生麦芽、炒山楂消食开胃;失眠多梦者,加酸枣仁、柏子仁、五味子、百合养心安神。

2. 肝郁气滞证

主症:平素性格内向,情感脆弱,情绪易抑郁,得知自己感染HIV后,更是焦虑恐惧,胸胁胀闷,失眠多梦,不能控制自己的情绪,甚至产生轻生念头,妇女可有月经不调,乳房少腹结块,舌苔薄白,脉弦。

治法:疏肝理气

方药:柴胡疏肝散加减

陈皮10g	柴胡10g	川芎10g	香附10g
枳壳10g	白芍15g	甘草6g	当归10g
白术15g	茯苓15g		

方以柴胡、陈皮、香附疏肝理气;川芎活血理气;枳壳宽胸理气;当归、芍药养血益阴、柔肝止痛;白术、茯苓补气健脾。如果失眠多梦者,加酸枣仁、合欢皮、五味子养心安神;焦虑恐惧者,可加熟地黄、淫羊藿、巴戟天、女贞子补肾定志;月经量少色暗者,加枸杞子、阿胶、益母草养血活血;乳房胀痛者,加青皮、橘核理气散结。

3. 痰火内扰证

主症:平素饮食不节,或嗜食辛辣厚味,心烦急躁,口干口苦,嗳气吞酸,睡眠不安,目眩头晕,舌质红,舌苔黄腻,脉弦滑。

治法:化痰清热,理气和中

方药:黄连温胆汤加减

清半夏10g	陈皮10g	茯苓15g	枳实10g
黄连10g	竹茹10g	甘草6g	生姜10g
紫苏梗10g	炒莱菔子15g		

方以半夏燥湿化痰、降逆止呕;竹茹清热化痰、除烦止呕;枳实、陈皮、紫苏梗、炒莱菔子理气化痰;茯苓健脾渗湿;生姜降逆止呕;甘草健脾和中。如果反酸烧心,可加煅瓦楞、海蛤壳制

酸和胃; 口干口苦, 加黄芩、麦冬、天花粉以清热生津; 睡眠不安者, 加合欢皮、夜交藤、清半夏、竹叶以清心安神。

三、发病期

此期的治疗原则是减轻患者的症状, 提高生存质量, 延长生命, 减少病死率。

1. 热毒内蕴, 痰热壅肺证

主症: 发热, 头痛, 咳嗽, 喘息, 痰多色黄, 胸痛, 口干口苦, 舌红, 苔黄, 脉弦数。艾滋病机会性感染之上呼吸道感染、肺炎(包括PCP)初、中期可参考本证论治。

治法: 清热解毒 宣肺化痰

方药: 清金化痰汤加减

桑白皮10g	黄芩10g	知母10g	栀子10g
清半夏10g	陈皮10g	瓜蒌仁15g	浙贝母10g
枳实10g	杏仁9g	桔梗6g	甘草6g

方以桑白皮、黄芩、知母、栀子清泻肺热; 半夏化痰降气; 杏仁宣肺降气、止咳平喘; 陈皮、枳实理气化痰; 瓜蒌仁清热化痰; 甘草调和诸药, 顾护胃气。如果高热不退, 加炙麻黄、生石膏以宣肺清热; 痰多加白术、薏苡仁健脾消痰。

2. 肺脾气虚, 痰湿阻肺证

主症: 咳嗽, 痰多白色质黏, 易于咯出, 晨起痰多, 疲乏无力, 纳呆食少, 脘腹胀满, 大便黏滞不畅, 舌质淡胖, 舌苔腻, 脉滑。艾滋病机会性感染之上呼吸道感染、肺炎(包括PCP)初、中期可参考本证论治。

治法: 益气补肺, 燥湿化痰

方药: 六君子汤加减

党参12g	白术15g	茯苓15g	甘草6g
陈皮10g	清半夏10g	桂枝3g	生姜6g
五味子10g	紫苏子6g	炒莱菔子10g	

方中党参、白术、茯苓益气补肺,健脾化痰;陈皮、半夏理气燥湿化痰;桂枝、生姜通阳化饮,紫苏子、莱菔子降气化痰。如果痰黏难咯,加浙贝母、瓜蒌皮清热化痰;大便黏滞不畅,加生白术、枳实行气健脾通便。

3.气阴两虚,肺肾不足证

主症:低热盗汗,五心烦热,口干咽燥,干咳少痰,痰稠黏难咳出,倦怠乏力,或面色萎黄,气短心悸,头晕,咳嗽无力、咳痰困难或夹血丝,或恶风、多汗。舌质淡而有裂纹,舌苔少,脉细。艾滋病呼吸系统机会性感染(包括PCP)之后期可参考本证论治。

治法:补肺益气　滋肾养阴

方药:生脉散合百合固金汤加减

党参10g	麦冬10g	五味子10g	百合15g
熟地黄10g	生地黄10g	贝母10g	白芍15g
玄参15g	桔梗6g	甘草6g	

方以人参益气生津;麦冬养阴生津;五味子敛阴生津止咳;熟地黄、百合、生地黄、玄参补肾滋阴,降火止咳;白芍养血益阴柔肝;桔梗降肺气,止咳化痰。如果咳嗽明显,可加炙枇杷叶、炙百部润肺止咳;口干口渴,加天花粉、南沙参滋阴生津。

4.肝经风热,湿毒蕴结证

主症:疱疹,口疮反复发作,不易愈合;皮肤瘙痒或糜烂、溃疡,或小水疱、疼痛、灼热,可发于面部躯干,或发于口角、二阴,口苦,心烦易怒。舌质红苔腻,脉滑数。艾滋病见带状疱疹、单纯性疱疹、脓疱疮、脂溢性皮炎、药疹等可参考本证论治。

治法:清肝泻火利湿解毒

方药:龙胆泻肝汤加减

龙胆草6g	黄芩10g	栀子10g	泽泻10g
柴胡10g	白术15g	生地黄10g	当归10g
生甘草6g	白鲜皮10g	地肤子10g	

方以龙胆草、黄芩、栀子清肝泻火利湿;泽泻渗湿泻热;当

归、生地黄养血滋阴；柴胡疏肝理气；白鲜皮、地肤子清热解毒；生甘草调和诸药，护胃安中。如果口疮反复发作，可加黄连、淡竹叶清心泻热；皮疹糜烂、渗水、水疱者，可加猪苓、块滑石、薏苡仁利水渗湿。

5. 痰气交阻证

主症：瘰疬肿块，抑郁寡欢，病情常随情绪而变化，善太息，按之不痛或轻痛，胸胁胀满，大便不爽，妇女可见月经不畅或痛经或兼血块。舌淡红苔薄白，脉弦。艾滋病出现的卡波西肉瘤，或淋巴瘤紫色丘疹和结节，或颈部淋巴结核等可参考此型论治。

治法：利气化痰 解毒散结

方药：消瘰丸合逍遥丸加减

生牡蛎30g	玄参15g	浙贝母10g	连翘15g
柴胡10g	白术15g	茯苓15g	白芍15g
当归10g	清半夏10g	陈皮10g	

方以生牡蛎、浙贝母、清半夏化痰软坚散结；玄参清热泻火、养阴润燥；连翘清解郁热；柴胡、陈皮疏肝理气解郁；当归、白芍养血柔肝止痛；白术、茯苓健脾益气化痰。如果乏力气短、气虚者，加生黄芪以补气益气；胸胁胀痛者，加郁金、香附、延胡索以行气止痛。

6. 元气虚衰，肾阴亏涸证

主症：形体消瘦，乏力身摇，水谷难入；四肢厥逆，神识似清似迷，冷汗淋漓，下利清谷或洞泄不止；或口腔舌面布满腐糜；或面色苍白，疲惫腰酸，夜尿增多，甚至失禁；口干咽燥，声音嘶哑。舌苔灰或黑或舌光剥无苔，脉虚大无力或脉微欲绝。艾滋病晚期恶病质可参考本证治疗。

治法：大补元气 滋阴补肾

方药：补天大造丸加减

党参12g	黄芪15g	白术15g	茯苓15g

山药10g	当归10g	熟地黄10g	枸杞子10g
白芍15g	紫河车10g	鹿角胶6g	龟甲10g
酸枣仁10g	菟丝子10g		

方以黄芪、党参、山药补脾肺之气；枸杞子、龟甲滋阴养血补肾；菟丝子、鹿角胶、紫河车滋补精血；熟地黄滋养肾阴；当归、白芍、酸枣仁养血宁心安神；白术、茯苓宁心安神、健脾止泻。

第五节 病案举例

案一：某某，男，28岁。

2010年2月就诊，患者目前正在服用抗艾滋病病毒药物，右面颊中部有一红色斑块，突出于皮肤，经涂片检查诊断为面部真菌感染，鼻头色红，疲乏无力，口干喜饮，由于痔疮引起大便带血。舌暗红，苔黄腻，脉弦滑。

处方：

藿香10g	白芷10g	升麻15g	黄连6g
生石膏30g^{先下}	知母10g	生地黄15g	地榆炭15g
仙鹤草15g	白头翁10g	川牛膝10g	生甘草5g

14剂，水煎服，日一剂。

患者临床表现为面部红色斑疹，大便下血，舌红暗苔黄腻，证属于阳明经湿热蕴阻，治疗当火郁发之，方以生石膏、知母大清气热，藿香、白芷芳香宣透，引邪外出。

案二：某某，男，34岁。

2010年2月就诊，患者CD4淋巴细胞明显减低，已经低于200/μl，乏力，疲劳，口腔溃疡反复发生，纳可，眠差，畏寒喜暖。舌淡暗，苔少，脉虚大无力。

处方：

| 生黄芪20g | 当归10g | 白芍10g | 川芎6g |
| 淫羊藿10g | 仙茅10g | 巴戟天10g | 肉苁蓉15g |

桂枝10g　　　熟地黄15g　　　大枣15g　　　　鸡血藤20g

炙甘草6g　　　土茯苓30g　　　炒白术10g

14剂,水煎服,日一剂。

患者淋巴细胞计数明显减少,免疫功能下降,倦怠乏力,畏寒喜暖,中医辨证为气虚日久,气损及阳,肾阳亏虚,气不生血,气血两虚,治当温阳补肾,益气生血。方中淫羊藿、仙茅、巴戟天、肉苁蓉温阳补肾,黄芪、白术益气健脾,熟地黄、当归、白芍、川芎、大枣、鸡血藤养血补血。

案三: 某某,女,55岁。

2010年2月就诊,患者全身浅表淋巴结肿大,包括颌下、腋窝、腹股沟。头晕,乏力,盗汗,舌面麻木,舌下肿胀,面部多发红色丘疹,瘙痒。舌淡暗,苔少,脉细数。

处方:

生黄芪30g　　　黄芩12g　　　黄连6g　　　　当归10g

生地黄15g　　　熟地黄15g　　　夏枯草20g　　　连翘15g

黄柏10g　　　知母6g　　　煅牡蛎30g^先下　炒白术10g

防风10g　　　柴胡10g　　　白蒺藜10g

14剂,水煎服,日一剂。

患者表现为全身淋巴结肿大,盗汗,乏力,苔少,脉细数,是气阴两虚,痰热阻结,治疗当以益气养阴,清热散结为法。方用当归六黄汤滋阴清热,夏枯草、连翘、牡蛎清热解毒散结。

案四: 某某,男,42岁。

2010年2月就诊,患者HIV感染合并HBV感染,转氨酶升高,乏力疲劳,下肢麻木,四末不温,心悸,睡眠不安,多梦易醒,醒后难于重新入睡,CD4^+T淋巴细胞计数为300。舌淡暗,苔黄腻,脉细数。

处方:

生黄芪20g　　　金银花20g　　　蒲公英20g　　　升麻15g

柴胡10g　　　黄芩10g　　　党参15g　　　　桂枝10g

228

赤芍15g   丹参15g   茵陈15g   生甘草10g

14剂,水煎服,日一剂。

患者表现为免疫功能低下,转氨酶升高,乏力疲劳,舌质淡暗,脉细,属于肺脾气虚,热毒蕴结,治以益气补脾,清热解毒。方中黄芪、党参益气补脾,金银花、蒲公英、黄芩、丹参清热解毒。

案五: 某某,男,55岁。

2011年1月就诊,患者已经服用抗艾滋病病毒药物3年,还患有糖尿病,糖尿病足。踝骨上有一块皮肤变黑,不痛,双足掌外侧痛,腰膝疼痛,足冷足痛,麻木不仁。舌红少苔,前半花剥,脉弦细无力。

处方:

生黄芪30g   金银花20g   当归15g

生甘草10g   生地黄30g   丹参15g

赤芍15g   石斛15g   土茯苓15g

白花蛇舌草20g   玄参15g   百合15g

川牛膝15g   杜仲10g   川芎10g

毛冬青15g

14剂,水煎服,日一剂。

患者经抗艾滋病病毒药物治疗后,病毒载量明显下降,CD4$^+$T淋巴细胞计数上升,目前主要临床症状为腰膝以下麻木、疼痛,舌质红,舌苔花剥,脉细,证属热毒内蕴,血热伤阴,肝肾亏虚,治以益气解毒,凉血生津,方中金银花、白花蛇舌草、土茯苓、玄参清热解毒,生地黄、丹参、赤芍、玄参、百合凉血生津,牛膝、杜仲补益肝肾。

案六: 某某,男,43岁。

2011年1月就诊,患者2010年10月艾滋病急性发作,表现为EB病毒感染,高热,多发肝脓肿(B超示肝脏有5个脓肿病灶),经抗感染治疗2周后病情得到控制,高热已退,肝脏脓肿病灶已吸收。现已经出院1个月余,自觉疲乏无力,多梦,早醒,舌质淡暗,苔黄腻,左脉弦细,右脉细弱。

处方:

生黄芪20g	蒲公英15g	茯苓15g	丹参15g
赤芍15g	郁金10g	炒栀子10g	炙鳖甲15g
柴胡10g	五味子10g	大枣15g	生甘草6g
茵陈15g	百合15g		

14剂,水煎服,日一剂。

患者临床表现为肝内感染,虽然发热已退,但仍疲乏无力,睡眠不安,舌苔黄腻,证属肝经湿热未能尽除,治疗宜清化湿热,理气调肝,方中蒲公英、栀子、茵陈、茯苓清化湿热,柴胡、郁金理气调肝,黄芪、丹参益气活血,扶正祛邪。

案七: 某某,男,43岁。

2011年1月就诊,患者查出艾滋病病毒携带1周,现CD4$^+$T淋巴细胞计数为317,淋巴结肿大,颈前、腋下明显,曾有肛周脓肿病史,反复感冒,易于腹泻,睡眠不安,舌质暗红,苔黄腻,左脉弦细,右脉弦滑。

处方:

生黄芪20g	金银花20g	当归10g	生甘草6g
夏枯草15g	玄参15g	丹参15g	赤芍15g
浙贝母10g	瓜蒌皮15g	白芥子6g	柴胡10g
生牡蛎30g			

14剂,水煎服,日一剂。

患者临床表现为全身淋巴结肿大,反复感冒,易于腹泻,舌质暗红,舌苔黄腻,证属湿热毒邪,郁滞不解,正气已伤,卫外不固,脾气已虚。治以益气扶正,清热解毒,软坚散结,方中生黄芪益气扶正,金银花、夏枯草、丹参清热解毒,浙贝母、瓜蒌皮、牡蛎、白芥子软坚散结。

案八: 某某,女,51岁。

2011年2月就诊,患者1995年发现感染艾滋病病毒,经过多次抗病毒药物治疗,病情反复不减。目前持续发热2个月,呈弛张热,不恶寒,不恶热,极度消瘦,大肉已脱,腹胀,饮冷、冷食则引起腹泻,肝大,肝酶升高,对全部抗艾滋病病毒药物耐药。舌淡暗,有瘀斑,苔水滑,脉细滑。

处方:

生黄芪20g	西洋参15g	柴胡10g	黄芩10g
赤芍15g	丹参15g	茵陈30g	生地黄15g
生牡蛎30g	炙鳖甲30g	生槟榔15g	生甘草5g

14剂,水煎服,日一剂。

患者持续发热,极度消瘦,大肉已脱,是病情严重,已发展为虚劳,属于气虚发热,治疗要以扶正为主,甘温以除热,益气以养阴,散结以理气,方中生黄芪、西洋参益气养阴,甘温除热;柴胡、黄芩和解少阳,调理枢机,透邪外出;牡蛎、鳖甲、槟榔散结理气。

案九: 某某,男,41岁。

2011年2月就诊,患者为艾滋病合并隐球菌性脑膜炎,继发癫痫,反复发作。目前发热不退,神识不清,头部剧痛,颈项强直,四肢抽搐,角弓反张,大便已通,舌卷,舌红绛,苔黄燥,脉弦滑。

处方:

羚羊角片15g	水牛角片15g	全蝎1.5g	蜈蚣1.5g
黄芩10g	栀子10g	龙胆草10g	赤白芍各15g
生地黄30g	天麻10g	钩藤15g	麦冬15g
玄参15g			

14剂,水煎服,日一剂。

患者临床表现为高热不退,颈项强直、四肢抽搐、角弓反张,是热毒内蕴,热盛动风之证,治以清热平肝,息风解痉,方中羚羊角、水牛角、全蝎、蜈蚣清热平肝,息风解痉;黄芩、栀子、龙胆草、生地黄清热泻肝,凉血解毒。

案十: 某某,男,42岁。

2012年1月就诊,患者面色黧黑,面颊极度消瘦,是由于服用抗病毒药物引起的脂肪重新分布,纳可,大便时好时坏,好时成形一天一次,不好时不成形,一天二次,脉右细无力,舌暗红苔少。

处方:

生黄芪20g	党参15g	炒白术30g	茯苓15g
灵芝15g	当归15g	白芍15g	淫羊藿10g
巴戟天10g	菟丝子15g	女贞子10g	制何首乌10g
生麦芽15g	南沙参15g	焦山楂15g	生甘草6g

14剂,水煎服,日一剂。

患者临床表现为面部肌肉萎缩,大便易泄,证属脾气虚弱,不能化气生血,气血两虚,治以益气健脾,补血生血,以生肌长肉,方中生黄芪、党参、白术、茯苓益气健脾;当归、白芍养血补血;麦芽、山楂消积导滞。

案十一: 某某,男,37岁。

2012年1月就诊,患者2006年查出艾滋病,当时CD4$^+$T淋巴细胞计数为50,患病初期体重80kg,抗病毒治疗后身体消瘦,现在CD4$^+$T淋巴细胞计数已经升到300。目前咳嗽,平卧时易咳嗽,无痰,睡眠多梦,舌淡暗,苔微黄,脉弦紧细。

处方:

当归10g	赤白芍^各15g	生地黄15g	柴胡10g
黄芩10g	炙枇杷叶10g	炙百部10g	款冬花10g
生龙牡^各30g	合欢花30g	酸枣仁30g	茯苓15g
石菖蒲10g	远志10g	生甘草5g	

14剂,水煎服,日一剂。

患者临床表现为身体消瘦,咳嗽,睡眠不安,是由于脾气虚弱,气不生血,而致肝血亏虚,血虚不能养神,魂不守舍,则梦多纷纭,治以滋阴养血,疏肝安神,润肺止咳,方中当归、白芍、生地黄补血养血;柴胡、黄芩、酸枣仁、合欢花疏肝安神;枇杷叶、炙百部、款冬花润肺止咳。

第六节　临证感悟

一、注重整体调节,阴平阳秘而精神乃治

目前,高效抗反转录病毒疗法(HAART)可以抑制病毒的复制,降低血浆病毒载量,提高CD4$^+$T淋巴细胞计数,但尚不能完全杀灭和清除体内的HIV,高效抗反转录病毒疗法在有效的同时,也存在毒副作用,如引起乳酸性酸中毒,脂肪变性,外周神经病变,肝功能损害,末梢神经炎,高血糖,胰腺炎等,停药后还可出现病毒载量反弹,免疫功能再次下降。

而中医治疗艾滋病的优势主要体现在注重整体调节,根据患者的体质特征、阴阳的盛衰偏颇,从阴阳、表里、寒热、虚实八纲辨证入手,以调整阴阳平衡为着力点,提高机体免疫功能,改善患者的一般状态,减轻临床症状,减少机会性感染,提高生存质量,延长生存期,达到长期带毒生存的目的。

二、辨证论治,抓主症而解决主要矛盾

艾滋病具有临床表现复杂多样,机会性感染和并发症较多,其临床证候多为复合证、兼夹证、转化证,治疗上要强调抓主症,以解决主要矛盾为中心。

在急性感染期,患者出现病毒血症和免疫系统的急性损伤。患者可出现急性感染过程,表现为发热、咽痛、头痛、肌肉酸痛、恶心呕吐等症状,此时的治疗重点在于解表清热,解毒祛邪,常用银翘散加味,既可以缓解发热、咽痛等临床症状,又可以抗病毒,还可以适当应用具有抗病毒作用的中药,以增强抗毒祛邪的作用。

在无症状艾滋病期,患者体内病毒大量复制,损害免疫功能,但免疫代偿尚维持相对平衡。患者常不表现出明显的临床

症状,但临床观察发现,此时患者多表现为舌质偏淡,舌苔白腻,随着病程延长,逐渐出现消瘦、乏力、汗出、易感冒、泄泻等症状,这时的治疗重点在于益气扶正,补肺健脾,可选用参苓白术散、十全大补汤等治疗,以益气扶正,提高患者免疫功能,减缓CD4⁺T淋巴细胞的下降幅度,稳定或降低病毒载量,改善患者的一般状态,减轻临床症状,延缓艾滋病的发展进程。

在艾滋病期,患者的免疫功能明显下降,甚至表现为免疫功能衰竭,表现为长期发热、消瘦、慢性腹泻及各种机会性感染等,这时的治疗需要根据患者的不同临床特征,辨证施治。

目前中医临床治疗艾滋病面对的主要问题是解决抗艾滋病病毒药物的毒副作用,如改善睡眠,防治失眠或嗜睡;保护肝脏,降低转氨酶;改善贲门功能,缓解贲门闭合不良引起的食管反流,食欲缺乏等。对于失眠,临床常用酸枣仁汤、黄连温胆汤治疗;对于肝损害,可以应用茵陈五苓散治疗;对于抗病毒药物引起的脂肪重新分布,临床常用补中益气汤、归脾汤治疗;对于贲门闭合不良,可以应用柴胡疏肝散、半夏泻心汤治疗。

三、抗病毒,祛邪外出以治病求本

病毒感染是艾滋病的主因,因此杀灭病毒是治疗的主要矛盾,我们要在既往已知具有抗病毒作用药物的基础上,不断努力,充分发挥中医药优势,挖掘更加有效的具有抗病毒活性的天然药物,使其既具有良好的抗病毒作用,又具有较少毒副作用,更加有效地应用于临床。

参 考 文 献

[1] 彭勃,李华伟,谢世平,等. 论艾毒伤元. 中华中医药杂志,2010,25(1): 18

[2] 薛敏,谢世平,梁润英,等. 艾滋病病因病机的中医临床文献研究. 中华中医药学会防治艾滋病国际学术研讨会论文集,2007

[3] 蒋心悦. 浅析艾滋病的病因病机. 中国医药学报,2001,16(6): 41-42

[4] 郭敬志,周立华.元气亏虚是艾滋病发展的关键因素.世界中西医结合杂志,2009,4(3):216-217

[5] 徐立然,陈关征,李欢,等.艾滋病中医气虚病机的探讨.中华中医药学会防治艾滋病分会第七次年会论文集,2009

[6] 刘志斌,杨冀平.试述艾滋病伏邪积损致虚的核心病机.中国中医药现代远程教育,2008,6(8):880

[7] 尤松鑫.艾滋病中医证治概述.江苏中医,1997,20(3):3-5

[8] 王爽.中医药防治艾滋病概况.辽宁中医杂志,2009,36(7):1243-1245

[9] 何颖.浅析艾滋病的病因病机.湖北中医杂志,2002,24(6):11-13

[10] 徐月琴,岑玉文,王建,等.性传播感染的HIV/AIDS患者中医证候分型研究.中医学报,2012,27(4):391-393

[11] 陶怡,赵莺,陶铮.艾滋病中医证候要素分布特点的研究.陕西中医,2011,32(11):1495-1496

[12] 李洪娟,李峰,王建,等.158例HIV/AIDS感染者常见中医症状及证候分析.北京中医药大学学报,2005,28(4):69-72

[13] 方路,王莉,段呈玉,等.云南省180例HIV/AIDS的中医症状及证候的初步分析.云南中医中药杂志,2006,27(3):38-39

[14] 李芹,王艳丽,王玉海.168例HIV/AIDS感染者流行病学及中医证型分别情况分析.福建中医药,2007,38(5):4-6

[15] 中华医学会、中国中医研究院艾滋病中医药防治中心《艾滋病诊疗指南》《中医药治疗艾滋病临床技术方案(试行)》http://www.moh.gov.cn/mohyzs/pzcxx/200804/18535.shtml

第十三章 疱疹性咽峡炎

第一节 西 医 认 识

疱疹性咽峡炎(herpangina)为一种急性感染性咽峡炎,主要是由柯萨奇病毒感染引起,柯萨奇病毒A组2、4、5、6、8、10型感染后皆可引起此病,但也发现肺炎支原体、EB病毒所致的上呼吸道感染可出现咽部疱疹。本病潜伏期2~4天,常常以突然发热、咽痛、吞咽不适和乏力,低或中等度发热为临床症状,但也可高达40℃,甚至引起惊厥,严重者可并发气管炎、肺炎、喉炎等。咽峡部出现疱疹、溃疡是其最为明显的临床特点[1]。

本病传染性强,流行扩散很广,以粪-口或呼吸道为主要传播途径,好发于夏秋季节,1~7岁儿童发病率最高,也有新生儿及成人患病,成人患者病情较轻。

其发病机制为病毒进入咽部黏膜上皮及其附近的淋巴组织细胞中增殖后,可侵入血液出现病毒血症,产生中毒症状,如寒战、发热、全身乏力等;在局部则抑制宿主细胞的核酸和蛋白质合成,产生溶细胞作用,导致咽部黏膜充血、疱疹和溃疡形成[2]。

诊断标准:①年龄6个月~7岁,病程10小时~3天。②夏秋季节突然发热、流涎、吞咽受限,年长儿诉说咽痛、头痛。③咽部充血,咽弓、软腭、腭垂黏膜可见1~3mm周围有红晕的灰白色疱疹,数个至数十个,1~2天破溃形成溃疡。④局部淋巴结肿大。⑤末梢血白细胞计数正常或偏低,无异常淋巴细胞。

治疗原则:控制炎症、对症处理和治疗并发症。①病因治疗:无特效抗病毒药物,利巴韦林(口含或注射)、人血清丙种球蛋白对病毒有一定的抑制作用。感染严重者可用利巴韦林、阿昔洛韦等,可静脉给药,也可雾化吸入。合并细菌感染者,可给予抗生素抗感染治疗。②支持和对症治疗:卧床休息,补充足够的液体和维生素,适当应用解热镇痛药等。③局部治疗:注意口腔清洁,局部用药可止痛和促进溃疡愈合。

预防:尚无有效预防方法。

第二节　中 医 认 识

中医古籍中无疱疹性咽峡炎的病名记载,根据本病的临床表现,多数医家认为可将其归属于"咽口疮"、"风热喉痹"、"喉痛"、"急喉"、"感冒"等范畴。

解宁湘等[3]认为疱疹性咽峡炎是小儿临床常见病之一,归属中医学"咽口疮"、"风热乳蛾"、"喉痛"、"急喉瘖"等病范畴,认为本病是由于风热之邪侵犯肺卫、肺失清肃,邪热循经上蒸,搏结于咽喉,气血凝滞,经络受阻,热毒灼伤阴液所致,治以疏风清肺、利咽解毒、滋阴降火为治则。魏玉萍等[4]认为疱疹性咽峡炎在中医属于湿热喉痹,主要为外感湿热,上攻咽峡部所导致,常用清热解毒、化湿退热以及解毒利咽的方法。

我们认为,根据疱疹性咽炎发热、咽痛、流涎、拒食及咽峡部可见数个周围红晕的黄白色疱疹的临床特点,应归属于"温毒"范畴,是感受风热或湿热毒邪引起的外感热病,可参照温毒进行辨证论治。

第三节　病因病机与证候特征

疱疹性咽峡炎是小儿临床的常见病,主要表现为发热、咽喉部位先疱疹、后溃疡病变,中医理论认为,脾开窍于口,心开窍于舌,肾脉连舌本,胃经络齿根,因此疱疹性咽峡炎的病位主要在心、脾、胃、肾。

多数医家认为疱疹性咽峡炎的病因属于风热性质的邪气，是由于风热之邪侵犯肺卫、肺失清肃，邪热循经上蒸，搏结于咽喉，气血凝滞，经络受阻，热毒灼伤阴液所致。由于小儿脏腑娇嫩，形气未充，卫外不固，易受邪气侵犯，又咽喉为呼吸之门户，若感受风热疫毒，疫毒之邪伤人从口鼻而入，上结于咽喉，外邪与咽部气血相搏结，内乘心脾，熏灼于咽喉，致咽部红肿疼痛，咽峡部可见疱疹或溃疡而致此病。《小儿卫生总微方论·咽喉总论》亦认为："小儿咽喉生病者，由风毒性热搏于气血，随其经络虚处所著，则生其病"。

孙丽平教授[5]认为，疱疹性咽峡炎的病因病机主要为外感邪毒与肺胃内热两者相互搏结，循经络而发为此病。早在《素问·阴阳别论篇》就有"一阴一阳结，谓之喉痹"的论述。一阴为外感邪毒，一阳为肺胃蕴热，两者搏结发为本病，病位在咽喉，咽喉又为肺胃的门户，故与肺、胃两脏关系密切。病理因素为外感邪毒，肺胃内热。小儿形气未充，脏腑娇嫩，然肺脏尤娇，其外合于皮毛，更易外感邪毒。胃主受纳，腐熟水谷，但胃腐熟水谷功能较差而容易食积，食积内热而产生肺胃蕴热的状态。由于"内有热，外有感"，内热体质小儿更容易感受外邪。因此，疱疹性咽峡炎的病因病机主要为外感邪毒与肺胃内热两者相互搏结而发为此病。崔文成教授[6]认为本病属湿温病，患儿内有肺胃蕴热，外感湿热毒邪而发病。小儿内为饮食伤胃，脾胃积热，外为风邪时毒上犯咽喉，循经发于软腭，气血瘀滞，脉络不畅，出现粟状小疱。正如清代温病学家薛生白所说"太阴内伤，湿饮停聚，客邪再至，内外相引，故病湿热"。咽喉为肺胃之门户，小儿胃强脾弱，乳食不知自节，喂养不当，过食肥甘厚味，导致脾胃内伤，饮食停聚，且小儿阳常有余，阴常不足，蕴结化热而湿热内生；或素有肺胃积热，湿热之邪从口鼻直入脏腑，引动肺胃宿热，热毒相搏，熏蒸咽峡部。从发病季节来看，夏秋两季气温偏高,多雨潮湿,湿热交蒸,人体居于其气中,湿热之邪袭人肌表,内外相引交结于咽喉,痹阻咽窍,致气滞血瘀,脉络不畅,故见粟粒状疱疹、咽痛。

我们认为,疱疹性咽峡炎可由于感受风热邪气或湿热邪气引起,由于患儿体质不同,感受邪气的不同,临床常见热重于湿、湿重于热两种证候。

第四节 分 证 论 治

1. 风热犯表证

主症:发热,头痛,咽痛,流涎拒食,口唇干红,咽峡部可见黄白色疱疹,周围为鲜红色充血,舌红苔薄黄,脉浮数。

治法;疏风清热,解毒利咽

方药;银翘散加减

金银花6g	连翘10g	淡竹叶6g	薄荷6g
牛蒡子6g	板蓝根6g	芦根10g	桔梗3g
玄参6g	荆芥6g	甘草3g	

方中金银花、连翘清热解毒利咽;牛蒡子、薄荷、淡竹叶疏风清热,利咽消肿;玄参滋阴清热降火;桔梗清肺利咽,引药上行;甘草解毒调和诸药。如果高热者加生石膏以清热;头痛者加桑叶、菊花以清利头目;食少加炒山楂、生麦芽以消食开胃;便秘加生大黄、莱菔子以通腑泻热。可配合穴位贴敷以引火归元,吴茱萸5g,醋调敷涌泉穴,每日1次,每次1~4小时,3次为1个疗程。

2. 湿热困表证

主症:发热,身热不扬,或以腹泻为首发症状,咽痛,流涎,纳差,恶心呕吐,腹痛,咽峡部可见黄白色疱疹,周围有红晕围绕,舌红苔黄腻,脉滑。

治法:清热利湿,解毒利咽

方药: 银翘马勃散加减

金银花6g	连翘10g	马勃6g	射干6g
牛蒡子6g	黄芩6g	葛根10g	桔梗3g
锦灯笼6g	滑石6g	芦根10g	甘草3g

清代吴鞠通《温病条辨·卷一·上焦篇·湿温》中记载:"湿温喉阻咽痛,银翘马勃散主之"。方中金银花、连翘清热解毒利咽;马勃凉血消肿;芦根、滑石清热利湿;牛蒡子清热解毒,利咽通腑;锦灯笼清热解毒、利咽祛湿;射干清利咽喉;黄芩上清肺热、下利湿热。若咳嗽痰多,加浙贝母以清热化痰;流涎者加黄连5g以清热解毒;恶心呕吐者,可加竹茹、姜半夏和胃降逆。

3. 热毒壅盛证

主症: 发热,烦躁哭闹,拒食流口水,口臭,小便短少色黄,大便干燥成球。上腭、口腔黏膜、咽后壁、扁桃体等口腔黏膜出现灰白色疱疹,伴有溃疡。舌红,苔黄厚,脉数。

治法: 清热解毒,通腑泻热

方药:

金银花6g	连翘10g	黄芩6g	板蓝根6g
牛蒡子6g	锦灯笼6g	穿心莲10g	大黄3g
芦根10g	甘草3g		

方中金银花、连翘清热解毒利咽;黄芩、板蓝根清热解毒、燥湿凉血;牛蒡子、锦灯笼、穿心莲清热解毒,利咽通腑;大黄通腑泻热。若大便干结如羊粪者,加玄明粉以软坚通便;口干口渴者加南沙参、天花粉、麦冬清热生津。

第五节　病案举例

案一: 患者,男性,2岁。

2005年8月3日初诊。发热、咽痛4天,初起发热(38.7℃),咽痛,曾用解热止痛片、双黄连口服液,疗效不佳。查体: 38.3℃,

咽部充血,软腭、扁桃体周围有数个散在灰白色小溃疡面,周围有红晕,边缘清楚,舌质红,苔薄黄,脉数。血常规示:白细胞计数7.7×10^9/L,中性细胞比例57.1%,淋巴细胞比例32.4%。西医诊为疱疹性咽峡炎。

处方:

金银花6g	连翘6g	射干6g	牛蒡子6g
生甘草3g	桔梗3g	薄荷6g	淡豆豉6g
玄参6g	芦根10g		

2剂,水煎频服。

二诊:2剂后热退,咽不痛,溃疡面尚未愈合,加用桂林西瓜霜吹喉,上方去淡豆豉、薄荷,加南沙参10g、麦冬10g,继服3剂,溃疡愈合。

小儿形气未充,肺气不足,卫外不固,则易受邪侵;小儿胃强脾弱,易积食生热,内热外邪相合而成本证。风热阻于咽喉,出现发热、咽喉肿痛、疱疹、溃疡等症。方中金银花、连翘疏风清热,解毒利咽;射干、牛蒡子清热解毒,利咽通腑;芦根、玄参清热生津;薄荷、淡豆豉疏风解表;桔梗、生甘草清热利咽。

案二:患者,男性,4岁。

2010年7月22日初诊。患儿因高热1天就诊,最高体温39.1℃,咽痛,拒食,略流涎,家长自行给予"退热类药物"(具体用药用量不详),病情未见明显好转而来诊。刻下症见:发热,头痛,咽痛,不愿饮水、进食,小便黄,大便干2日未行。查体:体温38.4℃,舌红,苔黄厚,脉浮数。咽充血,咽峡部可见大小不等的6~7个黄白色疱疹,周围有红晕,双肺听诊呼吸音粗,未闻及干湿性啰音。辅助检查:血白细胞计数5.6×10^9/L,淋巴细胞比例43%,中性粒细胞比例52%,余未见明显异常。西医诊断为疱疹性咽峡炎。

处方:

金银花6g	连翘10g	生石膏15g	射干6g

第二部分 各 论

牛蒡子10g　　锦灯笼6g　　桔梗6g　　　生甘草3g

柴胡10g　　　葛根15g　　薄荷10g　　大黄3g

　　　　　　　　　　　　　　2剂，水煎服，每日4次。

二诊：服药后第2天体温恢复正常，咽部仍觉不适，咽峡部可见溃疡，大便仍干，舌红，苔厚，脉略数。前方去柴胡、葛根、薄荷，加天花粉10g，玄参10g，莱菔子10g，继服3剂。

患儿素喜肉食，形体较胖，积热于内，感受外邪，外感邪毒与肺胃内热相互搏结，熏蒸于咽喉而见发热、咽痛、便秘之症。方以金银花、连翘、生石膏清热解毒；射干、牛蒡子、锦灯笼清热解毒利咽；柴胡、葛根、薄荷辛凉清解；大黄通腑泻热，解表清里共施，故一剂而热退。

第六节　临证感悟

一、辨病、辨证要点

疱疹性咽峡炎是一种特殊类型的上呼吸道感染性疾病，是小儿的常见病、多发病，可继发于急性鼻炎、肺炎、流行性脑膜炎等疾病，也可独立发生。由于病毒类型不同，同一患儿可反复发生多次。由于小儿的呼吸道黏膜柔嫩，无鼻毛，不易抵抗外界环境的刺激，且小儿的特异性和非特异性免疫功能均较差，乳铁蛋白、溶菌酶、干扰素、补体等数量和活性不足，所以很容易发生各种急性呼吸道感染。

我们认为，本病是由于小儿形气未充，脏腑娇嫩，易停食积热，复感外邪而引发。由于患儿体质不同，感受邪气不同，临床常见热重于湿、湿重于热两种证候。热重于湿者发热较高，咽痛，流涎拒食，舌苔薄，治以清热为主。湿重于热者发热可不高，或不发热，或以腹泻为首发症状，伴有恶心呕吐、腹痛，而后出现咽痛，咽峡部疱疹、溃疡，舌苔腻，治以化湿清热。

二、临证诊治心得

本病病程很短,一般为1~5天,临床用药宜中病即止,大苦大寒之品不宜久服,以免损伤脾胃,使患儿体质不易恢复,导致本病反复发作。

初起热重于湿者,治以疏风清热,解毒利咽,以银翘散加减;湿重于热者,治以化湿清热,解毒利咽,以银翘马勃散加减,以腹泻为首发症状者,选用葛根芩连汤加减;热毒壅盛者,治以清热解毒,通腑泻热,以银翘散加大黄为主。

临床治疗时,要注重辨别表邪与里热的主次不同,表邪为主,里热不甚者,疏风解表,清热解毒为主,如果里热亦甚,要加重清解里热的药物,如黄芩、板蓝根等;如果食积明显,舌苔厚,大便不通,要注重消积导滞,化食清热,如大黄、莱菔子、枳实、山楂、神曲等;如果大便干结,里热腑实,要及时通腑泻热,泻热以解毒,截断病情。发热和疱疹消退后,还要根据患儿体质的不同,或养阴生津,或调理脾胃,或消积导滞以善后,防止复发。

我们常用锦灯笼、穿心莲治疗该病。锦灯笼味酸甘,性寒,归肺、肾经,善清气分风热,清热解毒,利咽化痰,利尿祛湿,为治疗咽喉肿痛专药,单用即效,赵学敏在《本草纲目拾遗》中说:"此草主治虽夥,惟咽喉是其专治,用之功最捷。"穿心莲味苦性寒,归心、肺、大肠、膀胱经,清热解毒,凉血消肿,善清心肺之热毒,治疗咽喉肿痛,口舌生疮是其优势,与锦灯笼合用,其力更大,其效更佳。两药均有很好的抗病毒、抗菌、抗炎、镇痛作用,可用于各种原因引起的咽喉肿痛,疗效显著。

参 考 文 献

[1] 胡亚美,江载芳.诸福堂实用儿科学.第7版.北京:人民卫生出版社,2005

[2] 王正敏,陆书昌.现代耳鼻咽喉科学.北京:人民军医出版社,2001:793

[3] 解宁湘,解春湘. 清肺利咽汤治疗小儿疱疹性咽炎32例. 陕西中医,
    2007,28(12): 1638-1639

[4] 魏玉萍,王志斌. 小儿疱疹性咽峡炎的临床诊治体会. 中国保健营养,
    2013,(3): 1186-1187

[5] 郭平,孙丽平. 孙丽平教授治疗小儿疱疹性咽峡炎经验. 中国中西医结
    合儿科学,2013,5(4): 312-313

[6] 刘晓菲. 崔文成教授治疗小儿疱疹性咽峡炎的经验. 云南中医中药杂
    志,2013,34(8): 6-7

第十四章 带状疱疹

第一节 西医认识

带状疱疹（herpes zoster, HZ）是由水痘-带状疱疹病毒（varicella-zoster virus, VZV）引起的急性疱疹性皮肤病[1]。其特征为簇集性水疱沿身体一侧周围神经呈带状分布，伴有显著的神经痛及局部淋巴结肿大，愈后极少复发。

带状疱疹的病原属脱氧核糖核酸疱疹病毒，与水痘病毒一致，又称水痘-带状疱疹病毒，水痘和带状疱疹在临床上是两种不同的疾病，但是由同一病毒引起。VZV原发感染后约有70%的儿童在临床上表现为水痘，约30%的人为隐性感染，二者均为带病毒者。

带状疱疹可见于任何年龄，但多见于成人，90%见于50岁以上的人群，早年有水痘接触史，但不一定有水痘发病史。在无或低免疫力的人群（如婴幼儿）接触带状疱疹患者后，一般只能引起水痘，而不会发生带状疱疹。病毒感染后以潜伏形式长期存在于脊神经或脑神经的神经节细胞中，被某些因素激活后，病毒从一个或数个神经节沿相应的周围神经到达皮肤，引起复发感染，即带状疱疹。患原发水痘后能再发带状疱疹，但带状疱疹发生后很少复发，这与前者发病后产生不完全免疫及后者发病后产生完全持久性免疫有关。带状疱疹常呈散发性，与机体免疫功能有关。在老年人，局部创伤后，系统性红斑狼疮、淋巴瘤、白血病以及较长期接受皮质激素、免疫抑制剂和放射治疗的患者，较正常人明显易感，且病程迁延，病情较重，后遗神经痛也较突出。

水痘-带状疱疹病毒从皮肤黏膜进入神经纤维,侵入敏感的神经节,形成潜伏感染,对机体不造成伤害,但一旦VZV获得再活化的条件则又感染致病,对于VZV再活化的机制目前尚不清楚。但许多因素与带状疱疹的发生有关,如过度疲劳、精神创伤、恶性肿瘤、大手术、重金属中毒等诱因的刺激可使机体抵抗力下降到最低水平,VZV不能被控制,即在神经节内增殖扩散,导致神经坏死和炎症加重,临床上出现严重神经痛。神经节内病变表现为脊髓后柱节段性脊髓灰白质炎,神经节和神经后根有剧烈炎症反应。VZV逆向传至敏感的神经,引起严重的神经炎,并向皮肤敏感的神经末梢扩延,在该处形成簇状疱疹。皮疹出现的第一天皮肤神经纤维发生退行性变,表明敏感的神经节内感染侵犯到皮肤,神经节的感染可以扩展至邻近部位,沿神经后根扩散至脑膜,导致软脑膜炎和节段性脊髓炎及前角运动神经感染,引起运动神经麻痹等伴发症。皮肤的病变主要在表皮,水疱位于表皮的深层,在疱内及边缘处可见明显肿胀的气球状表皮细胞。真皮内的感觉神经纤维在皮疹出现后不久也出现明显变性。随着年龄的增长,细胞免疫对VZV的应答反应也随之减弱,老年人对VZV的细胞介导免疫反应表现为选择性并渐降低,因此老年人带状疱疹的发病率、严重程度及并发症都较高。

发病前局部皮肤往往先有感觉过敏或神经痛,伴有轻度发热、全身不适、食欲缺乏等前驱症状,亦可无前驱症状而突然发病。患部先发生潮红斑,继而其上出现多数成群簇集的粟粒至绿豆大的丘疱疹,迅速变为水疱,水疱透明澄清,疱壁紧张发亮,疱周有红晕。数群水疱常沿皮神经排列呈带状,各群水疱间皮肤正常。10余日后水疱吸收干涸、结痂。愈后留有暂时性淡红色斑或色素沉着,不留瘢痕。亦可因疱膜破溃形成糜烂,甚至坏死或继发化脓感染。全病程2~3周。

由于机体免疫功能和受侵神经的不同,本病在临床上有以下特殊的表现类型。①不全型带状疱疹(顿挫型)：局部不出现皮疹或只出现红斑或丘疹,无典型水疱,很快自行消退。②大疱型带状疱疹：可出现直径>0.5cm的大疱,如樱桃大小。③出血型带状疱疹：水疱内容为血性或形成血痂。④坏疽型带状疱疹：皮疹中心可坏死,结黑褐色痂皮,不易剥离,愈合可遗留瘢痕,多见老年人及营养不良的患者。⑤泛发型(播散型)带状疱疹：病情严重,有死亡病例报告,本型少见。局部发疹至播散全身时间1~10天,水疱簇集,有融合倾向,可累及肺、脑等器官,常伴高热、头痛等中枢神经受累症状,多见衰弱的老年人及恶性淋巴瘤患者。⑥眼带状疱疹(三叉神经眼支)：多见于老年人,疼痛剧烈,可累及眼角膜、结膜、虹膜睫状体、巩膜等发炎,甚至全眼球炎,以致失明。上行感染可引起脑膜炎,而致死亡。⑦耳带状疱疹(Ramsay hunt综合征)：即面瘫、耳聋、外耳道疱疹三联征。VZV侵犯膝状神经节后根,引起面神经、听神经受累所致。表现为单侧面瘫、外耳道疱疹、鼓膜疱疹伴患侧耳痛、耳鸣、耳聋、乳突压痛,舌前1/3味觉障碍,常伴有眩晕、恶心、呕吐、眼球震颤等症状。⑧内脏带状疱疹：VZV侵犯脊神经后根神经节,引起交感和副交感神经的内脏神经纤维支配区发疹,出现胃肠道及泌尿道症状,可发生节段性胃肠炎、膀胱炎;若侵犯胸腹膜,引起胸、腹膜炎症或积液。本型少见。

临床诊断主要依据：①皮损特征,皮损为在红斑或正常皮肤上出现簇集成群的丘疹及水疱,延一侧周围神经呈带状分布,中间皮肤正常。②有明显的神经痛,伴局部淋巴结肿大。③在带状疱疹前驱期及无疹性带状疱疹,有时易误诊为肋间神经痛、胸膜炎或急腹症等[2]。

治疗：①抗病毒药物：阿昔洛韦(无环鸟苷)口服或静脉滴注,或阿糖胞苷静脉滴注。②止痛药：可选用吲哚美辛、卡马西平等。严重者尚可作普鲁卡因局部封闭、维生素B_1、维生素B_{12}等亦可酌情应用。③免疫调节剂：转移因子、α-干扰素、胸腺素或丙种球蛋白等可酌情选用,以减轻症状,缩短疗程。④皮质激素:对老年和眼受累患者,早期给予中等剂量泼尼松(20~40mg/d)有缩短病程、缓解神经痛的作用。⑤局部疗法以干燥、消炎为主,如疱疹未破时可外涂硫黄炉甘石洗剂,一日多次,或无环鸟苷霜;若疱疹已破溃,需酌情以3%硼酸液湿敷。

预防方法:1~14岁儿童应接种水痘减毒活疫苗。带状疱疹患者不必隔离,但易感儿童或孕妇接触患者病损部位后,可受染而发生水痘,故带状疱疹患者应避免与其直接接触。

第二节　中医认识

中医学对带状疱疹认识较早,根据带状疱疹皮肤损害的特征,历代医家有很多形象的命名,如"蛇串疮"、"缠腰火丹"、蜘蛛疮"等。

明代申斗垣在《外科启玄·卷七》[3]中有关于"蜘蛛疮"的记载:"此疮生于皮肤间,与水巢相似,淡红且痛,五七个成堆,亦能荫开"。清代祁坤所著的《外科大成·缠腰火丹》[4]论述带状疱疹说:"俗名蛇串疮,初生于腰,紫赤如疹,或起水疱,痛如火燎,……"。清代吴谦《医宗金鉴·外科心法要诀白话解》[5]中有关于缠腰火丹记载:"此证俗名蛇串疮,有干湿不同,红黄之异,皆如累累珠形。干者色红赤,形如云片,上起风粟,作痒发热。此属肝心二经风火,治宜龙胆泻肝汤;湿者色黄白,水疱大小不等,作烂流水,较干者多疼,此属脾肺二经湿热,治宜除湿胃苓汤。若腰肋生之,系肝火妄动,宜用柴胡清肝汤治之。其间小疱,用线针穿破,外用柏叶散敷之;若不速治,缠腰已遍,毒气入脐,令人膨胀,闷呕者逆。"

我们同意带状疱疹与中医"蛇串疮"、"缠腰火龙"、"缠腰火丹"等属于相同的疾病,应该参照其辨证论治方法进行治疗。

第三节 病因病机与证候特征

中医认为带状疱疹的发病多为正气虚弱,毒邪乘虚侵入为因;经络阻滞、气血郁闭是发病之理;湿热内蕴、感受毒邪是病机特点。病毒稽留不去,湿热余毒未尽,瘀阻络脉,损伤脉络,故疼痛持久存在。正如《临证指南医案》[6]所说:"盖久病必入于络,络中气血,虚实寒热,稍有留邪,皆能致痛"。血行涩滞,瘀阻脉络,气血运行失司,不通则痛。毒邪和正气虚弱可以相互为因,毒邪的感染是发病不可缺少的因素,正虚是发病的基础。引起正气不足的原因很多,如劳倦过度、嗜酒肥甘、久病体虚、情志不遂等均可导致正气虚弱,这就给湿热毒邪提供了致病的必要条件。临床上带状疱疹重症患者多是年老体弱者,脏腑功能低下,久病不愈,更伤及阴阳气血,出现阳失温煦,阴失濡养,则形成不荣则痛。

黄勇[7]认为带状疱疹的病机是肝郁气滞、火毒侵袭皮肤所致。李厚英[8]认为中医辨证带状疱疹的病机为:初期以湿热火毒为主,后期为正虚,血瘀夹湿。唐光富教授[9]认为带状疱疹多因情志内伤,肝气郁结,久而火毒之邪循经外溢皮肤;或因饮食失调,脾失健运,蕴湿化热,湿热搏结于皮肤所致。徐宜厚教授[10]认为带状疱疹为内因和外因共同作用的结果,多由湿热内蕴,感受毒邪所致。他强调带状疱疹的病机是肝郁化火,加之脾虚湿久,郁滞经络而致。湿邪是产生水疱的基础,经络阻塞则是疼痛的病机。不过,疼痛发生于中青年人,多是由肝郁、气血运行涩滞、经络阻塞引起;疼痛发生于老年人,多是血虚不能濡养经络而致。

赵炳南先生[11]认为本病多因情志内伤,兼感毒邪,肝郁化火;或因饮食不节,脾失健运,湿蕴化热,复感毒邪,以致湿热火毒蕴积肌肤而发;后期因余毒未尽,气滞血瘀,不通则痛。赵老又将其分为虚、实两型。实证者为湿热之因虽除,但气滞血瘀之果仍在,临床可见疼痛持续,拒按,脉实。此种情况为气滞血瘀,治宜理气化瘀止痛汤加减。虚证者为湿热虽去,但气阴两伤,气虚血滞所致,临床可见疼痛时重,喜按,脉弱,此种情况属于气虚伤阴血瘀,治宜益气养阴止痛汤加减。

从带状疱疹的证候研究结果来看,多数医家主张本病有热重和湿重两种不同的证候类型,热重者有肝火,有热毒,有湿热毒火;湿重者有脾胃湿热,中焦湿阻,脾虚湿阻;后期有后遗神经痛者,可为湿热未除,肝气郁滞导致的不通则痛,也可为气血不足,经脉失养引起的不荣则痛。

黄勇[7]认为带状疱疹是肝郁气滞、火毒侵袭皮肤所致,治疗当疏肝理气,泻火解毒,四逆散疏肝理气,杠板归、白芷解毒透邪,全方疗效确切,毒副作用少。方药选用柴胡15g、枳壳10g、白芍20g、甘草15g、白芷10g、杠板归15g。头面部加升麻12g、野菊花20g;胸部加瓜蒌壳15g、红花10g;腹部加龙胆草15g、牛膝15g,与西药组对照有明显统计学差异。李厚英[8]认为中医辨证带状疱疹的病机为:初期以湿热火毒为主,后期为正虚,血瘀夹湿,治疗初期多以清热利湿为主,后期以活血通络为主,体虚者,治以扶正祛邪与通络止痛。其中脾虚湿蕴型表现为疱疹色淡、疼痛不甚、口不渴、纳差、腹胀、舌淡苔白、脉沉缓,辨证为脾虚湿困型,治以健脾利湿,凉血止痛,在临床选用二陈汤加减治疗效果显著。同时给予中药青黛粉调山西白醋成糊状外敷创面,每日3次。王朝霞[12]认为该病早期治疗尤为关键,在祛邪、解毒的同时,莫忘益气活血通络。七厘散是伤科名方,出自《良方集腋》,以活血化瘀、定痛止血而见长。方药采用血竭、儿茶、木香、青皮、陈皮、细辛、白芷各3g,乳香、没药、红花各5g,生地黄、白芍各10g。临证时可随机加减,气虚者加黄芪、太子参,脾虚者加生薏苡仁、生白术,阴虚潮热、咽干口渴者加黄连、知母、天花粉、麦冬。

徐宜厚教授[10]认为带状疱疹为内因和外因共同作用的结果,湿邪是产生水疱的基础,经络阻塞则是疼痛的病机。不过,疼痛发生于中青年人,多是由肝郁、气血运行涩滞、经络阻塞引起;疼痛发生于老年人,多是血虚不能濡养经络而致。前者选用逍遥散加活血药,后者在疏肝理气的同时,酌加甘寒通络之品。常用药物:柴胡、炒白芍、当归、牡丹皮、山栀子、川楝子、延胡索、甘草、茯苓、薏苡仁、丝瓜络、路路通、大青叶。加减法:伴剧痛者加金头蜈蚣、没药、乳香;侵犯眼部者加谷精草、决明子;皮疹在颜面者加杭菊、桑叶;皮疹在下肢者加牛膝、赤小豆、青皮。唐光富教授[9]认为带状疱疹的治疗当以清热解毒、化瘀止痛为主进行分型论治,内外结合,标本兼治。他认为本病分为3型。①肝经火旺型:治以疏肝化郁、泻火解毒、理气止痛。方用野菊花、金银花、重楼、马齿苋、板蓝根,龙胆草、栀子、柴胡、白芍、赤芍、延胡索、生大黄、葛根、川楝子、败酱草、薄荷。②脾胃湿热型:治宜化湿清热,解毒止痛。方用葛根、苍术、茯苓、猪苓、黄柏、延胡索、陈皮、板蓝根、薏苡仁、淡竹叶、木通、蒲公英、石菖蒲、栀子。③阴亏血滞型:治以补阴养血,活血止痛。方用磐正消斑汤:丹参、鸡血藤、白条参、枸杞子、红花、桃仁、白芍、赤芍、川楝子、百合、郁金、丝瓜络、延胡索、麦冬。另外,他自拟外用药青冰搽剂:青黛、大黄、冰片、王不留行、海螵蛸、细辛、薄荷、玄明粉、半边莲。

总体来看,带状疱疹根据临床辨证,多从肝脾论治。初期治疗以清热利湿解毒为主,佐以疏风、健脾、理气、活血止痛。偏于肝胆火盛,方剂多选用龙胆泻肝汤、五味消毒饮、三黄汤、四逆散等;从脾论治,多选用除湿胃苓汤、二陈汤;后遗神经痛期,治疗以理气活血、化瘀通络,佐以养阴泻火止痛,选用逍遥散、血府逐瘀汤、补阳还五汤、桃红四物汤等方剂。

我们认为,带状疱疹常见临床证候是肝胆湿热,脾湿内蕴,后期遗留后遗神经痛者,多为气虚血瘀,脉络瘀阻,当分而治之。

第四节 分 证 论 治

1. 肝胆湿热证

主症: 局部皮疹鲜红,疱壁紧张,灼热刺痛,口苦咽干,烦躁不安,不思饮食,小便黄短,大便秘结,舌红苔黄,脉弦滑。

治法: 清热利湿,解毒止痛

方药: 龙胆泻肝汤加减

龙胆草6g	黄芩10g	炒栀子10g	连翘15g
板蓝根15g	紫草15g	泽泻10g	牡丹皮10g
延胡索15g	赤芍10g	生甘草6g	柴胡10g

方以龙胆草、黄芩、栀子、连翘清利肝胆湿热,清热解毒;赤芍、牡丹皮清热凉血;柴胡、延胡索理气止痛。如果皮疹发于头面,加川芎、白芷、薄荷、白蒺藜以清热散风,活血止痛;如发于上肢,加桑枝、姜黄,如发于下肢,加川牛膝,黄柏以引药下行,清利下焦湿热。

2. 脾湿内蕴证

主症: 局部皮疹为淡红色水疱,疱壁紧张,破后糜烂渗液,疼痛较轻,口渴不欲饮,纳差,食后腹胀,大便溏,舌淡胖,苔白,脉滑。

治法: 健脾理气,解毒利湿

方药: 柴胡疏肝散合胃苓汤加减

柴胡10g	枳壳10g	白芍10g	郁金10g
白术15g	苍术15g	厚朴10g	陈皮10g
茯苓15g	泽泻10g	金银花15g	甘草15g

方以柴胡疏肝散疏肝理气,胃苓汤燥湿和胃。如果疼痛重加香附、延胡索理气止痛;热重加连翘、板蓝根、黄芩、栀子清热解毒;如果水疱糜烂渗液较多,可加猪苓、生薏苡仁、车前草等以利湿淡渗。

3. 湿热毒盛证

主症: 皮疹焮红灼热,痛如针刺,皮损以水疱为主,疱液混浊,或形成脓痂,或见血疱、坏死,可伴有发热,口干口苦,心烦易怒,大便不畅,小便短赤。舌红苔黄腻,脉弦滑数。

治法: 清热解毒,除湿泻火

方药: 黄连解毒汤加减

黄连6g	黄芩10g	黄柏10g	炒栀子10g
板蓝根15g	连翘10g	紫草15g	泽泻10g
薏苡仁15g	马齿苋10g	生甘草6g	

方以黄连解毒汤清热解毒,泻火除湿;连翘、板蓝根、马齿苋、紫草清热解毒凉血;泽泻、薏苡仁利水渗湿。如果疼痛不止,加郁金、延胡索行气活血止痛;舌苔厚腻者,加苍术、木瓜、土茯苓健脾利湿。

4. 气滞血瘀证

主症: 皮损消退缓慢,疼痛持续不已,入夜尤甚,疱疹基底暗红,疱液混浊,或为血性,夜寐不安,精神委靡。舌质紫暗,或有瘀斑,苔薄,脉细。

治法: 活血化瘀,通络止痛

方药: 血府逐瘀汤加减

桃仁10g	红花10g	当归10g	白芍15g
川芎10g	生地黄15g	柴胡10g	枳壳10g
郁金10g	延胡索15g	生甘草6g	

方以桃仁、红花活血化瘀;当归、白芍、川芎、生地黄养血活血;柴胡、枳壳、郁金、延胡索行气止痛。如果皮疹溃烂不敛者,加生黄芪、白术、金银花托疮生肌;入夜痛甚,加合欢皮、地骨皮、赤芍清热凉血。

5. 气虚血瘀证

主症: 皮疹已干涸、结痂、脱落,但局部仍疼痛不止,痛如针刺或隐隐作痛,入夜痛甚,心烦不安,眠差,纳呆,舌质淡暗,苔薄,脉弦细。

治法: 益气活血,通络止痛

方药:

生黄芪15g	当归10g	金银花15g	生甘草6g
香附10g	郁金10g	延胡索15g	柴胡10g
川芎10g	紫草10g	马齿苋15g	赤白芍各10g

方以黄芪、当归益气养血,川芎、白芍养血活血,香附、郁金、延胡索理气止痛,紫草、马齿苋凉血活血,清热解毒,抗病毒。如果疼痛不止,可加全蝎、皂角刺活血通络;皮肤瘙痒者,加白鲜皮、地肤子清热止痒。

第五节 病案举例

案一: 林某某,女,64岁。

一诊: 2011年5月19日,患者因皮肌炎继发肺纤维化在周老师门诊就诊,本次就诊时主诉腰腹部起疱疹,红肿疼痛20天,由于劳累引起,疱疹呈片状红色丘疹,上有水疱,剧烈疼痛,服用西药"抗病毒、营养神经",症状有所缓解,现大部分水疱已干结,仍可见红色丘疹,夜间疼痛明显。舌淡暗苔白,脉细数。

处方:

柴胡10g	黄芩10g	炒山栀子10g	龙胆草6g
金银花20g	马齿苋10g	蒲公英15g	贯众10g
生地黄15g	赤芍15g	香附10g	郁金10g
延胡索10g	毛冬青15g	紫草10g	生甘草10g

14剂,水煎服,每日1剂。

二诊:2011年6月2日,服药后带状疱疹疼痛基本消失,水疱结痂,红色丘疹颜色消退,已与皮肤基本平齐,舌质暗红,苔白,脉弦细。

处方:

| 生黄芪20g | 金银花20g | 当归10g | 鸡血藤20g |

红藤15g	桑枝15g	桑寄生15g	淫羊藿10g
巴戟天10g	杜仲10g	灵芝15g	红景天15g
毛冬青15g	葛根20g	焦山楂15g	人参粉3g^{冲服}
苍术20g	白术20g	猪苓15g	茯苓15g
赤芍10g	白芍10g	炙甘草6g	

14剂,水煎服,每日1剂。

带状疱疹患者常见肝胆湿热证,常用龙胆泻肝汤加减治疗,本方还配伍了一些具有抗病毒作用的药物,如金银花、马齿苋、贯众、蒲公英、紫草等,以清热凉血解毒,促进带状疱疹吸收、消散。

案二: 刘某某,男,71岁。

一诊: 2007年3月19日,因左侧腰腹部带状疱疹就诊,疹色鲜红,上覆水疱,疼痛剧烈,夜间加重。舌红苔黄,脉弦。

处方:

柴胡10g	黄芩10g	炒山栀子10g
龙胆草10g	白芍15g	车前草15g
蒲公英10g	牡丹皮10g	生地黄15g
赤芍15g	香附10g	当归10g
延胡索10g	紫草10g	生甘草6g
羚羊角粉0.6g^{冲服}		

7剂,水煎服,每日1剂。

二诊: 2007年3月26日,服药后疼痛减轻,水疱已消,疹色暗红,舌红,苔黄,脉弦。

处方:上方减当归,加丹参15g。7剂,水煎服,每日一剂。

本例患者是肝胆湿热证的带状疱疹,以龙胆泻肝汤清泻肝胆湿热,凉血活血解毒,配伍羚羊角粉以清热凉血,解毒止痛,是清肝经热毒的佳品。

案三: 岳某,男,46岁。

一诊: 2009年9月12日,患者因发热5天就诊。9月8日开始发热,体温38.3~38.9℃,头痛如裂,烧灼感,曾在北京大学第三医院、宣武医院就诊,查头颅CT未见异常,输液3天后皮肤出现过敏性药疹,仍发热不退,高热恶寒,无汗,头痛,左侧头皮不可触摸,口渴,烦躁易怒。舌红苔薄黄,脉滑数。

处方:

柴胡10g	黄芩10g	紫苏叶10g	荆芥10g
金银花20g	连翘15g	板蓝根15g	川芎30g
防风10g	羌活10g	白芷10g	薄荷10g
香附10g	白蒺藜10g	赤白芍各30g	甘草10g

5剂,水煎服,每日2剂,每4~6小时服1次。

二诊:患者服药一剂后热退,二剂头痛止,头面部陆续出现带状疱疹,继续调治后痊愈。本例以高热、剧烈头痛为特点,西医未能明确诊断,根据其临床特点,诊为头面部带状疱疹,热毒内蕴,上攻头面,因病在头部,故治以清热解毒,并重用活血祛风散风药,收效迅速。

第六节 临证感悟

一、辨病、辨证要点

我们认为带状疱疹的基本病机是病毒深伏于体内,由于情志不遂、饮食失调、过度疲劳等原因引起正气亏虚,无力抑制内伏的邪毒而诱发,由于气滞郁久化火,火毒蕴结,循经而发为疱疹。皮疹特征为簇集性粟粒大小丘疹,迅速发为水疱,内容透明澄清,伴有剧烈的神经痛,皮损灼热疼痛,口苦咽干,为肝经湿热之证。若素体脾虚,湿热内蕴,泛溢肌肤,则皮损特征为丘疹,呈淡红色,水疱糜烂渗液多,疼痛较轻,为脾虚湿盛之证。久病、年老、体虚者,常迁延不愈,甚至于皮疹消退后遗留较长时间的神经痛,是由于气虚气滞,瘀毒阻于络脉,脉络不通,而致疼痛持久不消,是气虚血瘀之证。

在带状疱疹辨证治疗时,首先要注意辨别是热重还是湿重,是热重还是毒重,使治疗更具有针对性,药到病除,疗效迅速。热重者皮损色红,灼热疼痛,口干口苦,小便黄赤,大便秘结,舌红苔黄;湿重者皮疹为淡红色,水疱明显,常常糜烂渗液,脘痞不舒,大便黏滞不爽,舌苔白腻微黄;毒重者皮损色深紫暗红,水疱可呈血性,或皮损泛发全身,或伴有高热、神昏等临床表现。

二、临证诊治心得

带状疱疹的治疗目的是加快疱疹吸收,降低疼痛强度和持续时间,减少后遗神经痛等并发症的发生。

从治疗途径上又可分内治、外治和针灸疗法。

带状疱疹多发在身体某部位的一侧,因此定位于肝胆经,但发于上部(头、面、耳)、中部(胸、背、腹、腰)、下部(双下肢及足),部位不同,治疗中要适当加用引经药,以引药到病所。同时,病位在上部要加祛风药,如荆芥、白芷、白蒺藜、川芎、防风、羌活等;病位在中部要加祛湿药,如薏苡仁、苍术、厚朴、豆蔻等;病位在下部要加利水药,如泽泻、车前子、车前草、猪苓、茯苓等。

发于头面部位的患者常伴有剧烈头痛,如初起同时伴有恶寒发热,易于与流脑、乙脑等脑部感染性疾病混淆,要注意鉴别,带状疱疹引起的头痛多固定在一侧,呈烧灼样疼痛,局部皮肤敏感,不可触摸,也无颅内压增高引起的脑膜刺激征。在清热解毒、凉血利湿的基础上,加用辛凉宣透药物,如金银花、连翘、川芎、白芷、白蒺藜,以透邪外出。治疗上还可应用大青叶、马齿苋等具有抗病毒作用的药物以祛邪。后期疱疹结痂但局部皮肤仍感疼痛,可应用养阴清肺汤加滋阴降火之品以凉血清热,滋阴降火。

由于患者多患有糖尿病、高血压、冠心病、类风湿关节炎、干燥综合征等慢性疾病,由于劳累、饮食不节等诱因引发,治疗时既要注重清热解毒,疏利气机,祛邪外出,也要根据患者不同的基础疾病,气血阴阳虚损的不同,如糖尿病患者多阴虚阳亢,冠心病患者多痰浊内盛,类风湿关节炎患者多肝肾不足,配伍不同的扶正药物。经治疗皮损消退后,还要继续服药一定时间,以调整阴阳平衡,预防带状疱疹后遗神经痛的发生。

在内服中药的基础上,还可以配合外用中药,以发挥局部吸收、治疗作用。常用如意金黄散,温水调敷患部,或以大黄粉、黄连粉、青黛粉等量和匀,调敷患部,或鲜马齿苋、玉簪叶捣烂外敷。可发挥清热解毒,促进水疱吸收、结痂的作用。如果水疱破溃,可用四黄膏或青黛膏外涂。若水疱较大,疼痛剧烈,可用三棱针或消毒针头挑破,使疱液流出,以减轻疼痛。

在临床治疗、调摄中,要注意保持局部干燥、清洁,避免摩擦病损部位,防止水疱破溃继发感染,剧烈疼痛者可应用针灸、刺络、拔罐、耳针等疗法以止痛镇痛,重症患者应卧休息。患者应忌食辛辣,鱼腥发物,饮食宜清淡,多吃蔬菜水果,心理调节应保持心情舒畅,以促进疾病痊愈。

参 考 文 献

[1] 杨慧兰.病毒性皮肤病学.北京: 人民军医出版社,2008

[2] 袁兆庄,张合恩,谭升顺.实用中西医结合皮肤病学.北京: 中国协和医科大学出版社,2007

[3] 谭新华,何清湖.中医外科学.第2版.北京: 人民卫生出版社,2011

[4] 赵尚华.中医皮肤病学.北京: 科学出版社,2001

[5] 清·吴谦撰,浙江中医学院编.医宗金鉴·外科心法要诀白话解.北京: 人民卫生出版社,2004

[6] 清·叶天士撰.临证指南医案.北京: 人民卫生出版社,2006

[7] 黄勇.四逆散加减治疗带状疱疹48例观察.实用中医药杂志,2008,24(8): 494-495

[8] 李厚英.辨证分型治疗带状疱疹32例.陕西中医,2008,29(5): 528-529

[9] 唐光富.中西医结合治疗带状疱疹临床观察.湖北中医杂志,2001,(04): 98

[10] 刘长清.徐宜厚运用逍遥散治疗皮肤病的经验.湖北中医杂志,1999,21(1):6

[11] 赵炳南,张志礼.简明中医皮肤病学.北京:中国展望出版社,1983:131-133

[12] 王朝霞.七厘散加减治疗带状疱疹后遗神经痛32例.陕西中医,2009,30(10):1337

第十五章 麻 疹

第一节 西医认识

麻疹[1]（measles）是由麻疹病毒（measles virus）引起的急性呼吸道传染病,临床表现有发热、咳嗽、流涕、眼结膜炎、口腔麻疹黏膜斑（koplik spots）及皮肤斑丘疹。

人为麻疹病毒唯一宿主,因此患者是唯一的传染源。经呼吸道飞沫传播。好发于冬春季节,6个月至5岁小儿易感,发病前有麻疹接触史,潜伏期约10天（6~18天）,曾接受被动或主动免疫者可延至3~4周。成人多因儿童时患过麻疹或接种麻疹疫苗获得免疫力,6个月内婴儿可受母体抗体的保护。但由于麻疹疫苗接种后,麻疹的自然感染力下降,育龄妇女抗体水平降低,对婴儿的保护能力也下降,故近几年来成年人麻疹及8个月前婴儿发病率有增长趋势。成年人病例增多同样源于体内有效麻疹抗体缺乏,一部分患者过去未接受麻疹疫苗接种,另一部分接种过疫苗仍然发病。流动人口患病人数增加可能与流动人口疫苗覆盖率低有关。自从婴幼儿广泛接种麻疹减毒活疫苗以来,该病的流行已基本得到了控制。

麻疹病毒侵入人上呼吸道和眼结膜上皮细胞内复制繁殖,通过局部淋巴组织进入血流,形成初次病毒血症,病毒被单核-巨噬细胞系统吞噬,在该处广泛繁殖,大量病毒再次进入血流,造成第二次病毒血症,出现高热和出疹。目前认为麻疹发病机制是:①麻疹病毒侵入细胞直接引起细胞病变;②全身性迟发型超敏性细胞免疫反应在麻疹的发病机制中起了非常重要的作用。麻疹的病理变化特征是当病毒侵袭任何组织时均出现单核细胞浸润即形成多核巨细胞,称为Warthin-Finkeldey giant cells细胞,多核细胞大小不一,内数十至百余个核,核内外均有病毒集落(嗜酸性包涵体)。因病毒或免疫复合物在皮肤真皮表浅血管,使真皮充血水肿,血管内皮细胞肿胀、增生与单核细胞浸润并渗出而形成麻疹皮疹和黏膜疹。因病程中机体非特异性免疫力和免疫反应降低,哮喘、湿疹、肾病综合征等在麻疹病程中或病后得到暂时的缓解,较易继发细菌感染,结核病在麻疹后可复发或加重,麻疹初期结核菌素试验多转为阴性。

典型的麻疹可分为4期。

(1)潜伏期:一般为10~14天,亦有短至1周左右,在潜伏期内可有轻度体温上升。

(2)前驱期:也称发疹前期,一般为3~4天,这一期的主要表现类似上呼吸道感染症状:①发热,见于所有病例,多为中度以上发热。②咳嗽、流涕、流泪、咽部充血等卡他症状,以眼症状突出,结膜发炎、眼睑水肿、眼泪增多、畏光、下眼睑边缘有一条明显充血横线(Stimson线),对诊断麻疹极有帮助。③Koplik斑,在发疹前24~48小时出现,为直径约1.0mm灰白色小点,外有红色晕圈,开始仅见于对着下臼齿的颊黏膜上,但在1天内很快增多,可累及整个颊黏膜并蔓延至唇部黏膜,一般维持16~18小时,有时1~2日,多于出疹后1~2日消失。黏膜疹在皮疹出现后即逐渐消失,可留有暗红色小点。④偶见皮肤荨麻疹,隐约斑疹或猩红热样皮疹,在出现典型皮疹时消失。⑤部分病例可有一些非特异症状,如全身不适、食欲减退、精神不振等;婴儿可有消化系统症状;幼儿常有呕吐、腹泻,在软腭、硬腭弓出现红色细小内疹。

(3)出疹期:多在发热后3~4天出现皮疹,体温可突然升高至40~40.5℃,皮疹开始为稀疏不规则的红色斑丘疹,疹间皮肤正常,始见于耳后、颈部、沿着发际边缘,24小时内向下发展,遍及面部、躯干及上肢,第3天皮疹累及下肢及足部,病情严重者皮疹常融合,皮肤水肿,面部水肿变形,大部分皮疹压之褪色,但亦有出现瘀点者。全身有淋巴结肿大和脾大,并持续几周,肠系膜淋巴结肿可引起腹痛、腹泻和呕吐。阑尾黏膜的麻疹病理改变可引起阑尾炎症状。疾病极期特别是高热时常有谵妄、激惹及嗜睡状态,多为一过性,热退后消失,与以后中枢神经系统并发症无关。此期肺部有湿性啰音,X线检查可见肺纹理增多。

（4）恢复期:出疹3~4天后皮疹开始消退,消退顺序与出疹时相同;在无并发症发生的情况下,食欲、精神等其他症状也随之好转,疹退后,皮肤留有糠麸状脱屑及棕色色素沉着,7~10天痊愈。

非典型麻疹的临床特征如下。

（1）轻症麻疹:多见于在潜伏期内接受过丙种球蛋白或成人血注射者,或小于8个月的体内尚有母亲抗体的婴儿。发热低,上呼吸道症状较轻,麻疹黏膜斑不明显,皮疹稀疏,病程约1周,无并发症。

（2）重症麻疹:多见于全身情况差,免疫力低下或继发严重感染者,可分为中毒性麻疹、休克性麻疹、出血性麻疹、疱疹性麻疹等不同类型。发热高达40℃以上,中毒症状重,伴惊厥、昏迷;皮疹融合呈紫蓝色者,常有黏膜出血,如鼻出血、呕血、咯血、血尿、血小板减少等,称为黑麻疹,可能是弥散性血管内凝血（DIC）的一种形式;若皮疹少,色暗淡,常为循环不良表现;此型患儿病死率高。

（3）无疹型麻疹:注射过麻疹减毒活疫苗者可无典型黏膜斑和皮疹,甚至整个病程中无皮疹出现。此型诊断不易,只有依赖前驱症状和血清中麻疹抗体滴度增高才能确诊。

（4）异型麻疹:为接种灭活疫苗后引起,表现为高热、头痛、肌痛,无口腔黏膜斑;皮疹从四肢远端开始延及躯干、面部,呈多形性;常伴水肿及肺炎。国内不用麻疹灭活疫苗,故此类型少见。

（5）成人麻疹：由于麻疹疫苗的应用,成人麻疹发病率逐渐增加,病情不典型,呈现多样性,易误诊,与儿童麻疹不同处为：肝损害发生率高；胃肠道症状多见,如恶心、呕吐、腹泻及腹痛；骨骼肌病,包括关节和背部痛；麻疹黏膜斑存在时间长,可达7天；眼部疼痛多见,但畏光少见。

麻疹的诊断标准如下。

（1）流行病学史：在出疹前6~21天与麻疹患者有接触史。

（2）临床症状：①发热,体温≥38℃。②全身皮肤出现红色斑丘疹。③咳嗽、流涕、喷嚏等上呼吸道卡他症状,并有畏光、流泪、结膜炎症状。④皮疹自耳后、面部开始,自上而下向全身扩展,3~5天内波及全身。⑤起病早期（一般于病程第2~3天）在口腔颊黏膜见到麻疹黏膜斑。

（3）实验室检查：①8天~6周内未接种过麻疹减毒活疫苗而在血清中查到麻疹IgM抗体。②恢复期患者血清中麻疹IgG抗体滴度比急性期有4倍或4倍以上升高,或急性期抗体阴性而恢复期抗体阳转。③从鼻咽部标本或尿液中分离到麻疹病毒,或检测到麻疹病毒核酸。

（4）诊断原则：典型麻疹病例可根据临床表现,结合流行病学作出诊断,轻型麻疹病例需根据血清麻疹抗体的检测结果,或麻疹病毒分离阳性,麻疹特异性基因检测结果作出诊断。

（5）诊断：①疑似病例：具备临床症状中的第①②③项。②临床诊断病例：符合以下任何一项者：疑似病例与实验室确诊病例没有流行病联系者；疑似病例未进行流行病学调查者；疑似病例在完成调查前失访/死亡者；疑似病例无实验室诊断结果且不能明确诊断为其他疾病者。③流行病学诊断病例：疑似病例无标本或标本检测结果为阴性,并同时具备流行病学史。④确诊病例：疑似病例同时具备实验室检查①②③中任一项者。

治疗：对麻疹病毒尚无特效抗病毒药物,主要为对症治疗,加强护理,预防并发症。

（1）一般治疗：患者应单间呼吸道隔离，卧床休息直至体温正常或至少出疹后5天；保持室内空气新鲜，温度适宜，眼、鼻、口腔保持清洁，多饮水。

（2）对症治疗，高热可酌用小剂量解热药物或头部冷敷；咳嗽可用祛痰镇咳药；剧咳和烦躁不安，可用少量镇静药。

（3）并发症治疗：①喉炎：应用蒸气雾化吸入以稀释痰液，使用抗菌药物，对喉部水肿者可试用肾上腺皮质激素，喉梗阻严重时及早行气管切开。②肺炎：治疗同一般肺炎，主要为抗菌药物治疗，可参考痰菌药敏试验选用抗生素。③心肌炎：出现心力衰竭者应及早静脉注射强心药物，如毛花苷丙或毒毛旋花子苷K，同时应用利尿药，重症者可用肾上腺皮质激素保护心肌。④脑炎：处理基本同乙型脑炎。

预防：自20世纪60年代以来，由于广泛开展麻疹减毒活疫苗的接种，麻疹的发病情况有了很大改变，其发病率和病死率迅速下降，随之出现麻疹患者向大年龄推移，季节性不明显，症状不典型，过去每隔2~3年大流行一次的规律已被打破，许多地区基本上控制了麻疹的流行。预防麻疹的关键措施是对易感者接受麻疹疫苗，提高免疫力。

第二节　中医认识

中医学早在汉唐时期就有发斑、瘾疹等出疹性疾病的记载[2]，其中亦可能包括麻疹在内。由于文字简略，症状及特征等描述不尽详细，未能加以鉴别，故在宋代以前，麻疹与天花常相混论述，宋代以后才将两病分论，并予以鉴别。宋代医家钱乙在《小儿药证直诀·疮疹候》[3]中称麻疹为疮疹，"面燥腮赤，目胞亦赤，呵欠顿闷，乍凉乍热，咳嗽喷嚏，手足稍冷，夜卧惊悸，多睡，并疮疹证，此天行之病也。"指出了麻疹的症状、治法和具有传染性的特点。庞安时在《伤寒总病论·斑疹疮论》[4]中记载了麻疹和天花的区别。元代医家朱丹溪、滑伯寿等明确了麻疹的病名,对麻疹的病机、证治、预后方面有了详细的描述。明代龚信、昌坤、万全等对麻疹的命名、证候鉴别、分类、护理、预防等有较全面的论述。王肯堂《证治准绳·幼科》[5]将麻疹分为3期:即"初热期"、"见形期"、"收没期"这种分期的方法,迄今仍为临床应用。关于预防麻疹发病,李时珍《本草纲目》中有"新生儿脐带煅制后,以乳汁调服"的方法,是为应用脐带、胎盘等人工免疫方法预防麻疹的最早记载。《痘疹大成·集成摘要》说:"疹者,肺胃蕴热所发,总宜解二经之邪热,邪热解则诸症自愈"。

麻疹的病名,各地称谓有异,如:川广呼为麻子,北方称为疹子,浙江一带名为疮子,江苏地区称为痧子,也有称为糠疮、肤疮等的,均以皮疹的形态和特点而命名。现统一称为麻疹。清代谢玉琼《麻科活人全书》更提出了麻疹在出疹时必有发热的重要论点,并记述了麻疹的主要并发症——肺炎喘嗽,使中医学对麻疹的论述臻于完善。

我们认为麻疹的病名已经得到现代医家的广泛认可,在临床诊断治疗中应该统一应用"麻疹"病名。

第三节　病因病机与证候特征

目前,当代医家对于麻疹的病因病机有较为一致的认识,主要认为麻疹的病因是感受麻疹时邪。病机为正气与时邪交争,其主要病变部位在肺与脾。麻疹时邪侵袭肺卫,郁阻于脾,外泄于肌肤,发为麻疹,是为麻疹顺证。若邪毒炽盛,或正气不足,毒邪传变内陷,则发生麻疹逆证。吴佩衡在《麻疹发微》[6]病因论述中,分析了古人的论述和现代传染病原理,认为麻疹并非胎毒,系由麻疹时邪经空气和接触传染而得之,"天行疠气"一说较为合理。麻疹为时令性传染病,虽然古人只能推论以"天行疠气"为其病因,但在过去的历史条件下能立此说,亦属难能可贵。

由于麻疹时邪属于温热邪气一类,病程传变以卫气营血为主要传变规律,临床常见温邪犯肺、卫气同病、卫营同病、热入营血、热毒闭肺、邪热逆传心包、热盛津伤等证候,现代医家对麻疹临床证候特征的认识较为一致。

麻疹的辨证,首先要辨别顺证、逆证,顺证辨表里,逆证辨脏腑,以掌握疾病的轻重和预后。麻疹的顺证临床分为3期,初热期、见形期、收没期。麻疹逆证因邪盛正虚而发生,麻疹发病过程中,如见形期壮热持续不退,肤干无汗,烦躁不安;或麻疹暴出,皮疹稠密,疹色紫暗;或麻疹透发不畅,疹出即没,且疹稀色淡,面部无皮疹者;或见形期面色苍白、四肢厥冷等,均为麻疹逆证征象。在辨别逆证的脏腑归属时,若麻疹伴见咳喘气促,痰声漉漉,鼻翼煽动,口唇发绀,是为邪毒闭肺(麻疹合并肺炎);麻疹伴见咽红肿痛,呛咳气急,声音嘶哑,咳如犬吠,是为邪毒攻喉(麻疹合并喉炎);麻疹伴见神昏谵语,惊厥抽风,皮疹暴出,疹稠色暗,是为邪陷心肝(麻疹合并脑炎);或伴见面色青灰,四肢厥冷,脉微欲绝,是为心阳虚衰(麻疹合并心肌炎心力衰竭),均属逆证险候。

麻疹的治疗以宣透解毒为总原则,宜根据发病过程中不同阶段的不同证候,分别采用透发、解毒、养阴等法,疹前期以透为主,出疹期以清为主,疹回期则以养阴为主。麻疹的治疗重点在于透发,麻疹时邪透发外达,则邪有出路,病情向愈;如果疹发不畅,邪毒不能外达,则变生邪毒内陷之逆证,甚则危及生命。治疗中还应注意透发时要防止耗伤津液,清热勿过犯寒凉,养阴忌滋腻留邪,以防出现变证、逆证。

我们认为,麻疹是由于麻疹时邪引起的急性外感热病,属于温热病范畴,可以按照温热病卫气营血辨证方法进行辨证论治。

第四节 分 证 论 治

一、顺证

1. 邪犯肺卫证(初热期)

主症: 发热咳嗽, 微恶风寒, 喷嚏流涕, 两目红赤, 泪水汪汪, 畏光羞明, 咽喉肿痛, 神烦哭闹, 纳减口干, 小便短少, 大便不调。发热第2~3天口腔两颊黏膜红赤, 贴近第一臼齿处可见麻疹黏膜斑, 周围绕以红晕。舌质偏红, 舌苔薄白或薄黄, 脉象浮数。

治法: 辛凉透表, 清宣肺卫

方药: 宣毒发表汤加减

升麻6g	葛根10g	荆芥10g	防风10g
薄荷10g	连翘15g	前胡10g	牛蒡子10g
杏仁9g	枳壳10g	桔梗6g	甘草6g

本证见于麻疹初期, 从开始发热到出疹约3天。邪犯肺卫, 肺失宣发, 故以发热、咳嗽、鼻塞流涕、泪水汪汪、畏光羞明、麻疹黏膜斑为特点。升麻解肌透疹而解毒; 葛根解肌透疹且生津; 荆芥、防风、薄荷疏风解表透疹; 连翘清热解毒; 前胡、牛蒡子、桔梗、甘草宣肺利咽止咳。如果发热恶寒, 鼻流清涕, 加紫苏叶、辛夷解表散寒; 发热咳嗽, 加金银花、浙贝母清热化痰; 咽喉疼痛, 乳蛾红肿, 加射干、马勃清利咽喉; 大便稀溏, 加苍术、薏苡仁、马鞭草燥湿清肠; 面色苍白, 四肢欠温, 加太子参、黄芪扶正透疹。麻疹欲透未出者, 可另加浮萍、芫荽煎水外洗。

2. 邪入肺脾证(见形期)

主症: 壮热持续, 起伏如潮, 肤有微汗, 烦躁不安, 目赤眵多, 咳嗽阵作, 皮疹泛发, 疹点由稀少而逐渐稠密, 疹色先红后暗,压之退色,抚之稍碍手,大便干结,小便短少。舌质红赤,舌苔黄腻,脉数有力。

治法: 清凉解毒,透疹达邪

方药: 清解透表汤加减

金银花10g	连翘10g	桑叶10g	菊花10g
葛根15g	蝉蜕6g	紫草10g	牛蒡子10g
芦根15g	生甘草6g		

本证由麻疹初热期传里所致,从皮疹见点到透齐约3天。麻疹邪毒由表入里,郁于肺脾,正气抗邪,邪毒炽盛,外透肌肤,故以高热、皮疹按序布发为特点。方以金银花、连翘、桑叶、菊花辛凉清热解毒;葛根、蝉蜕、牛蒡子发表透疹;升麻解毒透疹;紫草根清热凉血。如果壮热烦渴者,加栀子、生石膏、知母清热泻火;皮疹稠密,疹点红赤,紫暗成片,加牡丹皮、赤芍清热凉血;咳嗽气粗,喉间痰鸣,加黄芩、桑白皮、鱼腥草清肺化痰;神识昏沉,加石菖蒲、郁金化痰开窍;壮热抽搐,加羚羊角粉、钩藤清热息风;鼻衄、齿衄加藕节炭、仙鹤草、白茅根凉血止血;疹稀色淡,加黄芪、太子参益气透疹。

3. 阴津耗伤(收没期)

主症: 皮疹出齐,发热渐退,神宁疲倦,咳嗽减轻,胃纳增加,皮疹依次渐回,皮肤可见糠麸样脱屑,并有色素沉着,舌红少津,舌苔薄净,脉细无力或细数。

治法: 养阴益气,清解余邪

方药: 沙参麦冬汤加减

南沙参15g	麦冬10g	天花粉15g	玉竹10g
桑叶10g	扁豆10g	甘草6g	

本证见于麻疹收没期,从皮疹透齐到疹点收没约3天。邪退正虚,肺胃阴伤,故以热退疹回、精神好转、皮肤脱屑为特点。南沙参、麦冬、天花粉、玉竹滋养肺胃津液;桑叶清透余热;扁豆、甘草养胃益气。如果潮热盗汗,手足心热,加地骨皮、银柴胡、

白薇清退虚热;纳谷不香,加山药、谷芽、麦芽健脾开胃;大便干结,加瓜蒌仁、火麻仁润肠通便;神倦自汗,加太子参、五味子益气养阴。

二、逆证

1. 邪毒闭肺证

主症:高热不退,烦躁不安,咳嗽气促,鼻翼煽动,喉间痰鸣,口唇发绀,口干欲饮,大便秘结,小便短赤,皮疹稠密,疹点紫暗,或疹出未齐,或疹出骤没。舌质红赤,舌苔黄腻,脉洪数。

治法:宣肺开闭,清热解毒

方药:麻杏石甘汤加味

炙麻黄3g	生石膏30g	杏仁9g	前胡10g
金银花10g	连翘15g	黄芩10g	虎杖10g
薄荷10g	芦根15g	甘草6g	

本证为麻疹最常见的逆证,以麻疹暴出,皮疹稠密,疹色紫暗,或疹出未齐,骤然隐没,同时伴见高热不退、咳嗽气急、喘促痰鸣、鼻翼煽动,甚则面色青灰,口唇发绀为特点,若病情发展,正气衰败,易见心阳暴脱之危候。方以炙麻黄宣肺平喘;生石膏清泻肺胃之热;杏仁、前胡止咳平喘;黄芩、虎杖清肺解毒;金银花、连翘、薄荷清热解毒、辛凉透表;甘草、芦根润肺止咳。如果频咳痰多,加浙贝母、天竺黄、鱼腥草清肺化痰;咳嗽喘促,加桑白皮、葶苈子泻肺平喘;皮疹稠密,疹色紫暗,口唇发绀,加丹参、紫草、桃仁活血化瘀;大便干结,舌质红绛,苔黄起刺,加黄连、大黄,泻火通腑,急下存阴。

2. 邪毒攻喉证

主症:咽喉肿痛,或溃烂疼痛,吞咽不利,饮水呛咳,声音嘶哑,喉间痰鸣,咳如犬吠,甚则吸气困难,胸高胁陷,面唇发绀,烦躁不安。舌质红赤,舌苔黄腻,脉滑数。

治法:清热解毒,利喉消肿

方药: 普济消毒饮加减

连翘15g	牛蒡子10g	僵蚕10g	薄荷10g
黄芩10g	板蓝根15g	玄参10g	射干10g
柴胡10g	桔梗6g	甘草6g	

本证由邪毒上攻,痰热互结,壅阻咽喉,气机不利引起,故以麻疹病程中出现咽喉肿痛,咳声如吠,吸气困难为特点。本证为逆证中重症,须防喉头梗阻、肺气闭结之危症。方以玄参、射干、桔梗、甘草、牛蒡子清宣肺气而利咽喉;连翘、板蓝根、黄芩清热解毒;僵蚕化痰散结;薄荷、柴胡疏邪透疹。如果咽喉肿痛,加服六神丸清利咽喉;大便干结可加大黄、玄明粉泻火通腑;若出现吸气困难,面色发绀等喉梗阻征象时,应采取中西医结合治疗措施,必要时需作气管切开。

3. 邪陷心肝证

主症: 高热不退,皮疹稠密,聚集成片,色泽紫暗,喉间痰鸣,烦躁谵妄,甚至昏迷抽搐,舌质红绛,苔黄起刺,脉数有力。

治法: 平肝息风,清心开窍

方药: 羚角钩藤汤加减

羚羊角粉0.3g^冲服	钩藤10g	桑叶10g
菊花10g	茯神15g	竹茹10g
浙贝母10g	生地黄15g	白芍10g
甘草6g		

本证为麻疹逆证中之危重症。以在麻疹病程中突然出现高热、神昏谵语、四肢抽搐等症状为特点。方以羚羊角粉、钩藤、桑叶、菊花凉肝息风;茯神安神定志;竹茹、浙贝母化痰清心;生地黄、白芍、甘草柔肝养筋。如果痰涎壅盛者,加石菖蒲、胆南星、郁金、鲜竹沥清热化痰开窍;腹胀便秘者,加大黄、玄明粉清热通腑;壮热不退、神识昏迷、四肢抽搐,可加紫雪丹、安宫牛黄丸清心开窍、镇惊息风;如皮疹骤没,面色青灰,汗出肢厥,则用参附龙牡救逆汤加味以固脱救逆。

第五节 病 案 举 例

案例一: 尹某某,女,21岁。

2009年5月9日初诊,患者因发热5天来诊,患者5天前开始发热,初起恶寒发热,头痛,流清涕,自服感冒药后,流涕缓解,发热不退,服用解热镇痛药则热退,药后4小时左右发热又起,体温持续在39℃以上,在社区医院查X线胸片(-),血常规白细胞3.1×10^9/L,舌质红,苔薄,脉滑数,诊断为病毒性感冒,给予清开灵口服液口服,每次10ml,每日3次,连服2天,但患者仍体温不退,今来医院就诊。刻下症:壮热不退,体温持续在40℃左右,不恶寒,无汗,咽痛,口干口渴,周身酸困,疲乏无力,大便不畅,胸部皮肤可见几个红色粟丘疹,不痒,舌质红,苔薄,脉滑数,复查X线胸片(-),血常规白细胞3.4×10^9/L。考虑患者在酒店工作,接触流动人员较多,考虑是否患麻疹,经麻疹病毒抗原检测,结果显示麻疹病毒抗体阳性,诊断为麻疹。

处方:

生石膏30g	知母10g	金银花15g
连翘15g	柴胡10g	黄芩6g
葛根30g	薄荷10g	板蓝根15g
紫草10g	蝉蜕10g	羚羊角粉0.6g^{冲服}

3剂,水煎服,每日1剂。

2009年5月12日二诊:

患者服药二剂后即汗出热退,但仍疲乏无力,口干口渴,复查血常规恢复正常,但肝酶升高,ALT 325U/L,舌质淡红,苔薄白,脉弦。

处方:

桑叶10g	连翘15g	桔梗6g	甘草6g
芦根15g	南沙参15g	麦冬15g	茵陈10g

五味子10g　　　大枣6g　　　　生山楂6g　　　生甘草6g

　　　　　　　　　　　　　　7剂,水煎服,每日1剂。

　　患者初诊时患有麻疹,但发热3天仍不出疹,持续高热不退,属于逆证,气营两燔,治疗当清气分热,清热解毒,凉营透疹,透邪外出。方中生石膏、知母大清气热,金银花、连翘、板蓝根、紫草清热解毒凉血,柴胡、黄芩疏利少阳,薄荷、蝉蜕透疹外出,羚羊角粉清心凉营,清热解毒。二诊时发热已退,疲乏无力,口干口渴,是邪热未尽,津液已伤,治以清除余热,滋养阴液,沙参麦冬汤加减,配伍茵陈、五味子、大枣护肝降酶。

　　案例二: 患者吴某某,男性,24岁。

　　1996年6月3日初诊。患者因发热3天,伴皮疹2天而就诊。5天前出现咽痛,3天前开始恶寒发热,继而头痛、眼痛,视物模糊不清,咳嗽,口干,气短,大便干,昨日起出现皮疹,先从耳后、面部开始出疹,今天发展到躯干,为红色丘疹,不痒。刻下症:体温39.6℃,头面部红疹密布,躯干次之,四肢少量,咽部充血,双肺未闻及干湿啰音。舌红苔黄,脉滑数。

　　处方:

桑叶10g　　　菊花10g　　　金银花10g　　　连翘15g
柴胡10g　　　葛根15g　　　板蓝根15g　　　芦根15g
薄荷6g　　　桔梗6g　　　甘草6g

　　　　　　　　　　　　　　3剂,水煎服,每日1剂。

　　1996年6月6日二诊:两剂后热退,精神好转,纳可,大便正常,腹微痛,咳嗽,面部红疹消失,四肢红疹增多,手足心出疹,舌质红,苔薄黄,脉弦。

　　处方:

桑叶10g　　　菊花10g　　　金银花10g　　　连翘15g
葛根15g　　　板蓝根15g　　　芦根15g　　　南沙参10g
薄荷6g　　　桔梗6g　　　甘草6g

　　　　　　　　　　　　　　3剂,水煎服,每日1剂。

患者为青年男性,幼年时未接种麻疹疫苗,由于感受麻疹时邪而发麻疹,发热2天后即开始出疹,出疹顺序按照头面、躯干、四肢的顺序,为麻疹顺证,当治以清热解毒,透疹外出之法,桑叶、菊花、金银花、连翘、板蓝根清热解毒,柴胡、葛根、薄荷透疹外出,药后热退,诸症缓解。但余热未尽,仍须透热,兼以养阴。

第六节　临　证　感　悟

一、辨病、辨证要点

由于麻疹疫苗的接种率不断提高,麻疹的流行已经得到控制。不典型麻疹的发病率上升,或者为8个月以内的小儿麻疹,或者为轻型麻疹,或者为成人麻疹,而成人麻疹由于高热、出疹延迟而易导致误诊或延迟诊断,致使治疗无针对性而出现逆证,并发症,重则危及生命。

临床诊疗中,在鉴别高热患者时,要特别注意患者的眼部症状,典型的麻疹患者表现为眼睑水肿,结膜充血,畏光羞明,眼泪增多,而不典型的患者表现为眼部不适,视物模糊,不喜欢睁眼等,眼部症状突出的患者要考虑麻疹的诊断可能性。

在辨病的基础上,辨证论治时要注意辨别是顺证还是逆证,顺证辨表里,逆证辨脏腑,以掌握疾病的轻重和治法。麻疹的顺证分为初热期、见形期、收没期3期,麻疹逆证因邪盛正虚而发生,麻疹发病过程中,如见形期壮热持续不退,肤干无汗,烦躁不安;或麻疹暴出,皮疹稠密,疹色紫暗;或麻疹透发不畅,疹出即没,且疹稀色淡,面部无皮疹;或见形期面色苍白、四肢厥冷等,均为麻疹逆证征象。在辨别逆证的脏腑归属时,常见邪毒闭肺证,邪毒攻喉证,邪陷心肝证,心阳虚衰证,要注意鉴别,掌握病情的进展和预后,及时给予相应的治疗。

二、临证诊治心得

麻疹时邪的性质属于阳毒一类,治疗当以透为顺,以清为要,自古称"麻不厌透"、"麻喜清凉",故本病治疗以辛凉透疹解毒为基本法则。初热期治以宣肺透疹为主;见形期治以清热解毒为主,佐以透疹;收没期治以养阴清热为主。临床还需注意,透疹勿辛散耗伤津液,清解忌过于苦寒伤正,养阴须防滋腻留邪。

麻疹逆证以透疹、解毒、扶正为治疗原则,如邪毒炽盛,麻疹暴出,皮疹稠密,疹色紫暗者,治以清热解毒为主;如素体虚弱,无力透疹而致皮疹逾期未出,或皮疹稀疏,疹色偏淡者,治以益气透疹为主;如麻毒闭肺,热咳痰喘并见,治以宣肺开闭,清热解毒;麻毒攻喉,神烦呛咳,或咳如犬吠,治以清热解毒,利咽消肿;邪陷心肝,神昏抽搐者,治以平肝息风,清营解毒;出现心阳虚衰之险证时,当回阳救逆,扶正固脱为先。

在麻疹初热期或见形期,皮疹透发不畅者,可用中药外洗,以助透疹外出,临床常用外洗方:①芫荽子(或新鲜茎叶)适量,加鲜葱、黄酒同煎取汁,趁热置于罩内熏蒸,然后擦洗全身,再覆被保暖,以取微汗。用于麻疹初热期或出疹期,皮疹透发不畅者。②麻黄15g,芫荽15g,浮萍15g,黄酒60ml,加水适量,煮沸,让蒸气漫布室内,再用毛巾蘸取温药液,敷搽头面、胸背、四肢。用于麻疹初热期或见形期,皮疹透发不畅者。③西河柳30g,荆芥穗15g,樱桃叶15g。煎汤熏洗。用于麻疹初热期或见形期,皮疹透发不畅者。

三、调摄护理

1. 隔离观察 应密切观察:①体温、脉搏、呼吸及神志状态;②皮疹的变化,入出疹过程不顺利,提示有可能发生并发症,需及时处理;③高热患者要注意观察有无脱水,及时补液;④并发症表现:出现体温过高或下降后又升高、呼吸困难、咳嗽、发绀、躁动不安等,均提示可能出并发症。

2. 休息 绝对卧床休息,室内应保持空气新鲜、通风,室温不可过高,以18~20℃为宜,相对湿度50%~60%。室内光线不宜过强,可遮以有色窗帘,以防强光对患者眼的刺激。

3. 饮食 应给予营养丰富、高维生素、易消化的流食、半流食,并注意补充水分,可给予果汁、鲜芦根水等,少量、多次喂食,摄入过少者给予静脉输液,注意水电解质平衡。恢复期应逐渐增加食量。

4. 发热的护理 应注意麻疹的特点,在前驱期尤其是出疹期,体温不超过39℃可不予处理,因体温太低影响发疹。若体温过高,可用微温湿毛巾敷于前额或用温水擦浴(忌用乙醇擦浴),不宜大汗使体温急剧下降。

四、食疗方

麻疹患者在出疹期间,要注意清淡饮食,不宜油腻、辛辣刺激、冷饮等,可少量食用食疗方以助药力,促使麻疹尽快透发。

1. 薄荷汤面

原料:薄荷9g,紫苏叶3g,面条50g,精盐、味精、香油各适量。

制用法:将薄荷、紫苏叶一起入锅加250ml的清水煎煮取汁。将面条煮熟后盛入碗中,然后向碗内加入煎好的薄荷紫苏叶汁及各种调料即成。此方可每日1剂,连续食用3天。

功效及适应证:此方适合发病初期,疹未出全的麻疹患者食用,可以发表达邪,助疹外出。

2. 红萝卜香菜汁

原料:红萝卜80g,香菜20g。

制用法:香菜洗净,红萝卜洗净后切片,将香菜与红萝卜一起入锅加适量的清水煎煮后去渣取汁即成。此方可每日饮1剂,分两次温服,连服3天。

功效及适应证: 此方具有清热生津、解毒透疹的功效,尤其适合有出疹不透和发热烦躁等症状的麻疹患者食用。

3.香菜汤

原料: 香菜20g。

制用法: 将香菜入锅加适量的清水煎煮即成。此方可代茶饮用,每日饮数次,每次饮20ml,连服3天。

功效及适应证: 此方具有清热解毒的功效,尤其适合有发热症状的麻疹患者食用。

参 考 文 献

[1] 杨绍基. 传染病学. 北京: 人民卫生出版社,2008: 56-60

[2] 汪受传. 中医儿科学. 北京: 中国中医药出版社,2012

[3] 宋·钱乙撰,阎孝忠编集,郭君双整理. 小儿药证直诀. 北京: 人民卫生出版社,2006

[4] 宋·庞安时撰,王鹏,王振国整理. 伤寒总病论. 北京: 人民卫生出版社,2007

[5] 明·王肯堂著,余瀛鳌选编. 证治准绳集要. 沈阳: 辽宁科学技术出版社,2007

[6] 赵天敏,王文吉,赵昕,等. 吴佩衡《麻疹发微》论治麻疹的学术经验探讨. 著名中医学家吴佩衡学术思想研讨暨纪念吴佩衡诞辰120周年论文集,2009

第十六章 水 痘

第一节 西 医 认 识

　　水痘（varicella，VA）是由水痘-带状疱疹病毒（varicella-zoster，VZV）所引起的急性呼吸道传染病，是常见的小儿急性出疹性传染病，临床以发热，皮肤分批出现皮疹，丘疹、疱疹、痂同时存在为主要特征。以其形态如痘、色泽明净如水泡而得名[1]。

　　水痘的病原是人类疱疹病毒第3型，属疱疹病毒科，为双链的脱氧核糖核酸（DNA）病毒，直径为150~200nm，为有包膜的三维对称二十面体。病毒糖蛋白至少有8种，主要存在于病毒包膜和感染细胞的胞膜中，与病毒的致病性和免疫原性有密切关系。病毒在外界环境中的生活力很弱，能被乙醚灭活。

　　本病传染性强，水痘患者为主要传染源，自水痘出疹前1~2天至皮疹干燥结痂时，均有传染性。易感儿童接触带状疱疹患者也可发生水痘，但少见。本病主要通过飞沫和直接接触传播。在近距离、短时间内也可通过健康人群间接传播。人群普遍易感，各年龄儿童均可发病，高发年龄为6~9岁。6个月以内的婴儿由于获得母体抗体，发病较少，妊娠期间患水痘可感染胎儿。病后获得持久免疫，但可发生带状疱疹。全年均可发生，多流行于冬春季节。本病传染性很强，易感者接触患者后约90%发病，故幼儿园、小学等幼儿集体机构易引起流行。

　　病毒先在鼻咽部繁殖，然后侵入血液，可能在单核-吞噬细胞中复制，并向全身扩散，故病毒血症是全身症状和皮肤黏膜发疹的基础。病变主要在皮肤的棘状细胞层，呈退行性变性及细胞内水肿形成囊状细胞,核内有嗜酸性包涵体。囊状细胞或多核巨细胞裂解及组织液渗入后即形成疱疹。真皮有毛细血管扩张和单核细胞浸润。黏膜病变与皮疹类似但疱疹常破裂形成小溃疡。

临床特点如下。

(1)前驱期:婴幼儿常无前驱症状。年长儿或成人可有发热头痛、全身不适、纳差及上呼吸道症状,1~2日后才出疹。偶可出现前驱疹。

(2)出疹期:发热同时或1~2天后出疹,皮疹有以下特点:①先见于躯干、头部,后延及全身。皮疹发展迅速,开始为红斑疹,数小时内变为丘疹,再形成疱疹,疱疹时感皮肤瘙痒,然后干结成痂,此过程有时只需6~8小时,如无感染,1~2周后痂皮脱落,一般不留瘢痕。②皮疹常呈椭圆形,3~5mm,周围有红晕,疱疹浅表易破。疱液初为透明,后混浊,继发感染可呈脓性,结痂时间延长并可留有瘢痕。③皮疹呈向心性分布,躯干最多,其次为头面部及四肢近端。数目数个至数千个不等。④皮疹分批出现,同一部位可见斑疹、丘疹、疱疹和结痂同时存在。⑤口腔、外阴、眼结膜等处黏膜可发生浅表疱疹,易破溃形成浅表性溃疡,有疼痛。水痘的临床异型表现有:大疱性水痘、出血性水痘、新生儿水痘、成人水痘等。

水痘的临床类型包括:普通型;进行性播散型水痘;原发性水痘肺炎;水痘脑炎;重症水痘感染;妊娠早期感染水痘,可能引起胎儿畸形;妊娠后期感染水痘,可能引起胎儿先天性水痘综合征。

诊断标准:①流行病学:对冬春季有轻度发热及呼吸道症状的学龄前儿童,应注意仔细查体,询问有无与水痘患者的接触史。②临床表现:根据皮疹的特点,呈向心性分布,分批出现,各种疹型同时存在,出现黏膜疹,全身症状轻微或无,多能确立诊断。③实验室检查:血象白细胞总数正常或稍高;疱疹刮片或组织活检,刮取新鲜疱疹基底物用瑞特或吉姆萨染色检查多核巨细胞,用苏木素-伊红染色可查见核内包涵体。④病原学检查:将疱疹液直接接种入人胎羊膜组织培养分离病毒,单纯-免疫荧光法检测病毒抗原。⑤血清学检查:补体结合抗体高滴度,或双份血清抗体滴度4倍以上升高可明确病原[2]。

治疗:①主要为对症治疗。患者应隔离,发热期卧床休息,给予易消化食物和注意补充水分。加强护理,保持皮肤清洁,避免搔抓疱疹处以免导致继发感染。皮肤瘙痒者用炉甘石洗剂涂搽。②抗病毒治疗,早期可应用阿昔洛韦。

预防:接种水痘疫苗可以预防水痘。患者应予呼吸道隔离至全部疱疹结痂,其污染物、用具可用煮沸或日晒等消毒。对于免疫功能低下者、正在使用免疫抑制剂治疗者或孕妇等,如有接触史,可用丙种球蛋或带状疱疹免疫球蛋白肌内注射,以减轻病情。

第二节 中医认识

传统的中医痘科包括天花和水痘,自1796年英国琴纳发现了牛痘疫苗并在全世界推广之后,天花流行得到控制,1980年5月8日宣布天花在全世界消灭。而水痘近年依然反复流行,现代临床所说的水痘是指水痘-带状疱疹病毒引起的急性出疹性传染病。

宋代《小儿卫生总微论方》中早就明确提出了水痘的病名,但古代水痘病名不仅是指水痘,而是包括甚至主要是指天花。《小儿药证直诀》《小儿痘疹方论》中对水痘、天花的发病机制进行了阐述,指出了水痘具有传染性,水痘与天花的临床特征。明代《万氏家传痘疹心法》中提出天花、麻疹之病重于水痘。《景岳全书》叙述了水痘发病的临床特征、诊治和调护。清代《医宗金鉴》和《疹科纂要》中阐述了水痘的病因证治,同时提出了适应水痘病情的调护方法。

现代的水痘,如清代陈正霞《幼幼集成》中所说:"水痘似飞痘,身热二三日而出,晶莹如水疱。"即一般不鼓胀,症状轻,常可不药而自愈。中医学以其皮疹形态如豆,色泽澄明,净如水疱,故称水痘,又名"水花"、"水喜"。田力雄等[3]认为,水痘是由水痘-带状疱疹病毒引起的儿科常见的急性出疹性传染病,中医称为水痘、水花或水喜,易造成暴发性流行,并易并发脑炎、心肌炎。

我们认为,清代医家已经明确认识、区别了水痘和天花,现代临床可以应用水痘作为病名。

第三节　病因病机与证候特征

多数医家认为,水痘是外感风热时邪,内有湿热蕴结,留于肺脾,发于肌表所致,其传染途经是从口鼻而入。口鼻是肺的通道,肺合皮毛,主肃降,外邪袭肺,宣发肃降失常,邪郁于肺,出现一系列肺部症状;肺气不降,影响邪毒的散发,夹邪外透肌表,而皮肤出现皮疹;脾主肌肉,邪毒与内湿相搏,外发肌表,故有水痘布露。

临床一般以热邪浅在卫分、气分多见,窜入血分而发为血性赤痘少见。风热犯表者症见发热轻微或不伴发热,初见鼻塞、流涕、喷嚏、咳嗽,1~2日后出疹,皮疹稀疏,疹色红润,疱顶皮薄,疱浆清亮,此起彼伏,躯干较多,舌苔薄白,脉浮数;本证多系外感麻疹风热时邪,伤及肺卫所致,邪犯肺卫,故见发热、流涕、喷嚏、咳嗽;邪入未深,透于肌表,故见疹疱疏稀,色泽润红,疱浆清亮。气营两燔者症见壮热不退,烦躁不安,面红目赤,痘疹密集,疹色深红或紫暗,疱浆混浊,根盘红晕较著,伴牙龈肿痛,口舌生疮,大便秘结,小便黄赤,舌红,苔黄糙而干,脉洪数;本证为邪热蕴结不解,气营两燔所致,气分热炽,灼伤津液,故见壮热口渴,面赤;邪毒内犯,营热内炽,故见疹色深红或紫暗,疱浆混浊[4]。

孙谨臣[5]认为水痘的病因病理属于风、热、湿三气淫于肺脾,发于肌肤,正如《医宗金鉴·痘疹心法要诀》所谓:"水痘皆因湿热成"。水痘之风、热、湿集中表现在出疹上,是水痘症状、病因、病机的综合反映,其中热毒是发病之本。故对本病的治疗,无论是在出疹期和疹后期,都主张以清热解毒为主。

胡松[6]将水痘分为风热轻型及毒热重证型两类,认为风热轻型方药用银翘散加减,毒热重证型治宜清热凉营解毒。朱锦善[7]将本病分3型论治:邪郁肺卫证,治宜疏风解表,清热利湿,方用银翘散加白鲜皮、蝉蜕、滑石。毒蕴肺胃证,治宜清热解毒,疏风利湿,方用银翘败毒汤去马勃、僵蚕,加滑石、淡竹叶、灯心草、黄芩。气营两燔证,治宜清热解毒,凉营渗湿,方用清瘟败毒饮加紫草、木通、灯心草。水痘重症在出疹期对小儿脏腑气血津液的损耗较大,疹后干痂尚未完全脱落,皮肤瘙痒欠润,有的患儿两唇干裂出血,甚至龈舌生疮、口臭、便结,此缘阴虚血燥,余毒未清,常用金银花、玄参、麦冬、生地黄、人中黄、牡丹皮、地骨皮、紫草、生白芍、石斛、紫丹参、鲜竹叶等药,以养阴润燥,凉血败毒,一般连服5~7剂。董汉良[8]将水痘分为前驱期、发疹期、康复期3期。他认为前期和发疹期处理适当,后期不会有很大的病变,也就容易康复。因为水痘的病原是带状疱疹病毒,所以针对病毒需采用截断之法,以抑杀病毒药物治之,可迅速控制病情,用药如黄连、黄芩、金银花、连翘、蒲公英、紫花地丁等,都是清热解毒药,所以前期用药以清凉为主。当病势控制,疱疹干瘪,红肿清退,结痂脱落,说明火毒清解。此时宜温补,补其脾胃之气,调补气血,生肌护肤,托解余毒,这时使用温补之品,如党参、黄芪、白术、当归、白芍、熟地黄才符合痘宜温补的法则。

我们认为,水痘是感受特殊时行痘毒所引起的急性热病,时行痘毒具有风热邪气的属性,侵犯人体后,郁肺蕴脾,肺失宣肃则发热、咽痛、咳嗽,脾困湿蕴,发于肌肤则见疱疹,以水疱为特征,疱液澄明。

第四节　分证论治

一、常证

1.风热犯表证

主症:发热,头痛,鼻塞,流涕,咳嗽,皮疹呈向心性分布,躯干为多,点粒稀疏,疹色红润,根盘红晕不显,疱浆清亮,瘙痒感。舌质红,舌苔薄黄,脉滑数。

治法:疏风清热,解毒利湿

方药:银翘散合六一散加减

金银花10g	连翘15g	牛蒡子10g	薄荷6g
桔梗6g	紫苏叶6g	葛根10g	生薏苡仁15g
茯苓10g^包煎	六一散6g^包煎		

方以金银花、连翘、牛蒡子清热解毒;薄荷、紫苏叶、葛根疏风解表;茯苓、生薏苡仁、六一散利水渗湿。如果咽喉肿痛,加射干、锦灯笼清热利咽;咳嗽有痰,加杏仁、浙贝母宣肺化痰;素体气虚,疹稀色淡,液少皮皱,加生黄芪、太子参益气托痘。

2.气营两燔证

主症:壮热,烦躁,口渴欲饮,面赤唇红,小便短赤,大便干结,皮疹分布于全身,疹点密布,痘疹形大,疹色红赤或紫暗,疱浆混浊。舌质红绛,苔黄,脉洪大滑数。

治法:清气凉营,化湿解毒

方药:黄连解毒汤加减

黄连6g	黄芩10g	栀子10g	生石膏30g^先煎

连翘15g　　　牡丹皮10g　　　赤芍10g　　　紫草10g
生地黄10g　　车前草10g　　　淡竹叶6g

方以黄连、黄芩、栀子清热解毒燥湿；生石膏、连翘清热解毒；生地黄、牡丹皮、赤芍、紫草凉血活血。如果大便干结加生大黄、芒硝以通腑泻热；水痘出血者，加白茅根、小蓟、三七凉血止血；口干唇燥，津液耗伤，加天花粉、芦根以生津止渴。

3. 湿热留恋证

主症：肢体困倦，口淡无味，食欲缺乏，大便稀溏，疱液难敛。舌质淡暗，苔白，脉濡滑。

治法：健脾利湿，解毒托疹

方药：参苓白术散加减

党参10g　　　白术15g　　　茯苓15g　　　甘草6g
薏苡仁15g　　砂仁3g　　　　山药10g　　　陈皮10g
藿香10g　　　金银花10g　　甘草6g

由于脾虚湿困，伤津耗液，余毒不尽而见本证。方以党参、白术、茯苓、山药益气健脾；陈皮、砂仁行气化湿；金银花、甘草清热解毒。如果苔白滑厚腻，口中多涎外溢，加苍术、猪苓、泽泻以燥湿利湿。

4. 邪退正虚证

主症：发热已退，水痘渐消，神疲乏力，口干口渴，纳少。舌红，苔薄黄，脉细。

治法：滋阴生津，健脾和胃

方药：益胃汤加减

南沙参10g　　麦冬10g　　　玉竹10g　　　扁豆10g
白术15g　　　山药10g　　　生麦芽10g　　生甘草6g

方以南沙参、麦冬、玉竹滋阴生津；白术、山药、扁豆益气健脾。如果皮肤瘙痒者，可加白鲜皮、地肤子以清热止痒；舌苔腻、饮食无味者，加藿香、薏苡仁、陈皮、山楂芳香化湿，健脾开胃；气虚乏力，自汗者，加生黄芪以益气健脾。

二、变证

1. 热毒闭窍证

主症: 发生于水痘后期,发热,头痛,呕吐,烦躁不安,嗜睡昏迷,或狂躁谵语,口噤项强,角弓反张,四肢抽搐。舌质红绛,苔黄燥,脉弦数。

治法: 清热解毒,镇惊开窍

方药: 清瘟败毒饮送服安宫牛黄丸

生石膏30g^{先煎}	水牛角30g^{先煎}	生地黄15g	黄连6g
栀子10g	黄芩10g	知母10g	赤芍10g
玄参10g	连翘15g	牡丹皮10g	甘草6g

方以白虎汤大清气热;黄连解毒汤清热解毒;犀角地黄汤清热凉血,安宫牛黄丸清热开窍。如果发热不退,加柴胡、淡豆豉以疏利透邪;高热惊厥者加服紫雪丹清热凉血定惊。

2. 毒热闭肺证

主症: 高热不退,咳嗽频作,痰少难咯,喘促气短,鼻翼煽动,张口抬肩,口唇发绀。舌质红,苔黄腻,脉滑数。

治法: 清热解毒,开肺定喘

方药: 麻杏石甘汤合清金化痰汤加减

炙麻黄6g	苦杏仁9g	生石膏30g^{先煎}	桑白皮10g
黄芩10g	金银花10g	金荞麦10g	葶苈子10g
马鞭草10g	甘草6g		

方以麻杏石甘汤宣肺清热;清金化痰汤清肺化痰。如果腹胀便秘者,加生大黄、玄明粉以通腑泻热;咳痰带血,或咯吐粉红色痰,可加三七粉活血止血;肺络瘀阻,胸憋气喘,唇甲发绀者,可加穿山龙、丝瓜络、丹参以通络宣痹。

3. 毒染痘疹证

主症: 发热不退,疱浆混浊,疱疹破溃,脓液外流,皮肤红肿疼痛。舌质红绛,舌苔黄,脉滑数。

治法: 清热解毒,透脓排毒

方药: 五味消毒饮加减

金银花10g	野菊花10g	蒲公英10g	苦地丁10g
黄芩10g	天花粉15g	牡丹皮10g	赤芍10g
皂角刺6g	生甘草6g		

方以金银花、野菊花、蒲公英、苦地丁清热解毒,消肿散结;牡丹皮、赤芍活血散瘀;皂角刺、天花粉、生甘草解毒透络。如果发热不退,加柴胡、薄荷以疏风解表;大便干结者加生大黄、虎杖以通腑泻热。也可用金银花、蒲公英、黄芩、黄连、黄柏、苦参,煎汤外洗。

第五节　病案举例

案一: 姚某某,女,4岁。

1997年2月19日初诊。患者因发热、皮肤发水疱2天来诊,诊查可见头面部、躯干出现丘疹、疱疹,疹周红晕,疱疹饱满,疱液澄明,瘙痒,口渴,大便干结,舌红苔黄,脉滑数。

处方: 银翘散合六一散加减

金银花6g	连翘10g	大青叶6g	牛蒡子10g
葛根10g	蝉蜕3g	生薏苡仁15g	六一散6g^{包煎}
生甘草3g	生大黄3g^{后下}		

2剂,水煎服,每天1剂。

1997年2月22日二诊。2剂后患儿身热已退,大便通畅,疱疹已开始收敛、结痂。继用上方水煎服,服5剂后水痘全部消退,基本痊愈,未再服药。随访1周,完全康复。

患者证属时行痘毒犯表,郁肺蕴脾,风热郁肺,困脾湿阻,痘毒外透于皮肤,治以清热解毒祛湿。方以金银花、连翘、大青叶、牛蒡子清热解毒;葛根、蝉蜕疏风解表;生薏苡仁、六一散利水渗湿;生大黄通腑泻热。

案二: 张某某,男性,3岁。

2009年1月7日初诊。患者发热、鼻塞流涕、咳嗽、咽痛3天,伴见头面、躯干散在的丘疹、疱疹,疹周红晕,疱液明净,瘙痒,口干,舌苔薄微黄,脉滑数。

处方:

金银花6g	连翘10g	黄芩6g	白鲜皮6g
天花粉10g	浙贝母6g	生薏苡仁10g	淡竹叶6g
蝉蜕3g	桔梗3g	生甘草3g	

3剂,水煎服,每天1剂。

二诊:药后身热已退,咽痛、咳嗽已减,疱疹已见收敛、结痂,仍以原法,上方减桔梗、浙贝母,加白术10g、茯苓10g,再服5剂。

本例患者证属外感时行痘毒,郁肺蕴脾,发于肌肤,治以清热解毒,渗湿祛风。方以金银花、连翘、黄芩清热解毒为主,蝉蜕、白鲜皮祛风止痒;桔梗、甘草清咽利喉;天花粉、浙贝母清热生津。

第六节 临 证 感 悟

一、辨病、辨证要点

水痘是由水痘-带状疱疹病毒引起的急性呼吸道传染病,一年四季都可发生,尤以冬春季多见,是一毒两病,儿童、青少年多发为水痘,成人、中老年人发为带状疱疹。如果患过水痘,一般终身不再患水痘,但仍可能患带状疱疹;患过带状疱疹的人,还可能再患带状疱疹。

水痘好发于5~10岁的儿童,但近年来成人水痘并不少见。成人水痘患者一般比儿童患者的全身症状重,特点为高热、皮疹多、各种皮肤损害可出现在同一时期、瘙痒剧烈、可有消化道症状、传染性强、病程较长（一般在2周左右）；从发病前2~3天至全部皮疹干燥结痂均有传染性，可通过呼吸道飞沫、密切接触或直接接触脓疱液而被传染。

我们认为，水痘是感受特殊时行痘毒所引起的急性热病，时行痘毒具有风热邪气的属性，侵犯人体后，郁肺蕴脾，肺失宣肃则发热、咽痛、咳嗽，脾困湿蕴，痘毒外发于肌肤则见疱疹，以水疱为特征，疱液澄明。

临床上可以根据皮疹的疏密、痘顶的薄厚、浆液的清浊及发热的轻重来判断麻疹病邪之深浅。水痘分布均匀，大小一致者，多为平顺之证；反之，痘疹分布不均匀，大小不一，或成堆成簇者，为重逆之证。从初发到回斑，凡疱疹淡红滋润，痂盖不焦不黑为顺证；若疱疹赤而发紫，或干涩，或凹陷，或痂盖焦黑为重逆之证；而疱疹色淡而白，或灰黯者，也是不顺之象，多是气血不足所致。发疹初期，体温39℃以上为重症。

二、临证诊治心得

水痘的发生是由于外感特殊的时行痘毒引起，临床治疗以清热解毒利湿为基本原则。清热宜分清表热、里热，表热宜辛凉宣散，里热应根据在气、营、血分之不同，分别施以清气泻热、清营透热、凉血解毒等法。祛湿亦根据湿邪在表、在里不同，而分别采用芳香化湿、淡渗利湿之法。同时应视湿与热之轻重而治疗有所侧重，目的是使邪热得清，水湿得化，则水痘自除。

常证风热犯表证治以祛风清热，利湿解毒，疗效明显，预后良好。气营两燔证治以清气凉营，化湿解毒，如烦热口渴加大生石膏用量，配合知母；大便干结、舌红苔黄燥而厚加生大黄；舌红少津加天花粉、麦冬；如果水疱多而密集，疱液混浊，甚至伴有脓疱，糜烂和结痂，加金银花、蒲公英、苦地丁，重用清热凉血药。后期可出现脾虚湿困，伤津耗液，余毒不尽之象，治宜健脾利湿，扶正祛邪。

　　如果出现变证,热毒闭窍,毒热闭肺均为危重症,常危及生命,须积极治疗,大剂清热解毒,泻热通腑,开窍醒神,随证治疗,方可保全。

三、护理与调摄

　　护理:①避免搔抓疱疹,防止抓破。如果疱疹抓破溃烂,易遗留皮肤瘢痕,或引起感染而成重症。②注意隔离,防止交叉感染。③监测体温,若体温超过39℃时需引起重视,及时就医。

　　调摄:①注意休息,保证充足睡眠,少活动,多在室内休息。②宜进食新鲜、清淡、平和、多汁的食物,多饮开水,多吃新鲜蔬菜、水果、粥等易消化食物;忌荤腥、油腻、蜜饯、煎炒及刺激性食物。

参 考 文 献

[1] 杨绍基. 传染病学. 北京: 人民卫生出版社,2008:63-65

[2] 王宝玺,晋红中. 皮肤病与性病诊疗常规. 北京: 中国医药科技出版社, 2012:5

[3] 田力雄,王军英. 祛痘汤内服外洗治疗小儿水痘病50例疗效观察. 湖南师范大学学报(医学版),2008,5(2):62-63

[4] 汪受传,陈争光,戴启刚. 水痘中医诊疗指南. 中医儿科杂志,2011,7(3):1-4

[5] 孙浩. 孙谨臣老中医诊治小儿水痘的经验. 中国临床医生,2001,29(4):19

[6] 胡松. 水痘的中医疗法. 中国中医药报,2007,1(5)

[7] 朱锦善. 中医儿科临证心法. 中国农村医学,1998,26(2):6-7

[8] 董汉良. 水痘的中医辨治. 中国社区医师,2008,24(9)

第十七章 风 疹

第一节 西 医 认 识

风疹（rubella）[1]是由风疹病毒（rubella virus, RV）引起的发热出疹性疾病，经由呼吸道传播，常引起暴发或流行。风疹病毒感染后一般临床症状轻微，并发症较少，目前我国规定为丙类传染病。但妊娠早期感染RV易引起死胎、流产或造成胎儿畸形等先天性风疹综合征（congenital rubella syndrome, CRS），对优生优育具有重大威胁。

风疹病毒是RNA病毒，属于披膜病毒科，是限于人类的病毒，在电镜下多呈球形，直径60~70nm。风疹病毒的抗原结构相当稳定，现知只有1种抗原型。病毒不耐热，在37℃和室温中很快灭活，−20℃可短期保存，−60℃可相对稳定几个月，出疹前7天及疹退后7~8天，鼻咽部分泌物中可发现病毒，亚临床型患者亦具传染性。

风疹的潜伏期为14~21天，主要临床表现是轻微发热，发热1~2天后开始出疹，皮疹呈多形性，大部分是散在的斑丘疹，也可呈大片皮肤发红或针尖状猩红热样皮疹，开始在面部，24小时内遍及颈、躯干、手臂，最后至足部。常是面部皮疹消退而下肢皮疹方现。一般历时3天，出疹后脱皮极少。耳后、枕部和颈后的淋巴结肿大并伴有触痛是最具特征的临床表现，持续1周左右。70%的成年女性会出现关节疼痛和关节炎表现。

四季均可发病，又以冬春季节发病者占多数。好发于5岁以下儿童，6个月以内婴儿不易感染，其余年龄越小，发病率越高。

人类为风疹病毒的唯一宿主,出疹前后传染性最强,主要通过空气飞沫传播,在儿童集体机构中容易引起流行。感染一次以后,无论症状轻重,大多可终身免疫,极少有再次发病者。

诊断标准:①发病初起类似感冒,发热1~2天后,皮肤出现淡红色斑丘疹,皮疹布发,从头面开始,一天内布满全身,出疹3~4日后,疹点逐渐隐退。疹退后可见脱屑,但无色素沉着。②全身症状较轻微,但耳后、颈部及枕后淋巴结肿大。③本病发生在流行期间多有接触病史。④实验室检查,外周血中白细胞总数减少,淋巴细胞增多,并出现异型淋巴细胞和浆细胞。⑤运用直接免疫荧光试验法在咽分泌物中可查见病毒抗原[2]。

治疗:尚无特效疗法,以对症和支持治疗为主,早期可试用利巴韦林、干扰素等。

预防:免疫接种是预防及彻底消灭风疹及CRS的重要手段[3]。我国从1999年开始对儿童及育龄妇女进行风疹免疫接种。目前在我国城市地区儿童进行免疫接种的比例很高,但在农村地区,尤其是欠发达地区儿童及育龄妇女的免疫接种率仍有待提高。世界卫生组织指出,一个地区儿童风疹疫苗的免疫接种率只有达到80%以上,才能明显降低风疹及CRS发病率[4]。

第二节 中医认识

中医古代医籍对风疹记述较少,多包括在其他出疹性疾病之中。在《素问·四时刺逆从论》中有关于"隐疹"的记载:"少阴有余,病皮痹隐疹"。《金匮要略》《诸病源候论》中提出了"风瘾"的病名,《诸病源候论·风瘙身体瘾疹候》指出:"邪气客于皮肤,复逢风寒相折,则起风瘙瘾疹",其中可能包括"风痧"在内。宋代《小儿痘疹方论》中提出的"疹子",已记载伴有发热、咳嗽等症状,较接近此病。但当时还未能把风疹、麻疹等时行出疹性疾病区分开来,笼统称为"疹子"。

清代叶天士根据本病的出疹形态很像细小的沙子而命名为出"沙子"，同时，认识到这是一种时行病，具有传染性，叶天士将沙字加上病字头，便成为"风痧"。《麻科活人全书·正麻奶麻风瘾不同》也指出："风瘾者，亦有似麻疹……时值天气炎热，感风热而作，此不由于胎毒，乃皮肤小疾，感风热客于肺脾二家所致，不在正麻之列"，指出风疹与麻疹的不同特征。

也有医家认为风疹病发于冬春季节，具有流行性、发热、出疹的临床特征，属于温病学冬温、风温的范畴，当按照风温进行辨证论治[5]。

我们认为，风疹是具有传染性、出疹性的温热病，出疹的形态细小如沙，宜命名为风痧。

第三节　病因病机与证候特征

现代多数医家认为，外感风热时邪是引起风疹发病的原因。冬春之季，风热时邪经口鼻而入，袭于肺卫，与气血相搏，发于肌肤，则周身出现淡红色斑丘疹，肌肤瘙痒，而发为风痧。

由于小儿形气未充，脏腑娇嫩，肺常不足，因而易于感邪发病。肺主皮毛在表，风热时邪其性属温，温邪上受，犯于肺卫，肺脏娇嫩，卫外不足，正气不能抗邪于外，易为风热时邪所袭，故正不胜邪是风痧发病的病理基础。

风痧的主要病机是肺气失宣，风热与气血搏结，透于肌表而发疹。风热时邪，自口鼻而入，温邪上受，首先犯肺，时邪郁肺，则肺气失宣。时邪由表入里，而正邪相争，又有由里出表之势，透于肌肤的特点，故风痧的病变脏腑主要在肺。

风痧疾病过程中的病机变化为：疾病初期，风热邪毒，袭于肺卫，遏于肌肤，搏于气血，阻滞少阳，正邪相争，发于肌表。邪毒外泄，疹点透发之后，热退而解，病属在表；若邪毒炽盛，内传入里，燔灼气营，或迫伤营血，则可见壮热不退，烦躁口渴，尿赤便秘,皮疹鲜红或深红,疹点分布较密;甚至出现神昏痉厥等症,属里证。因此,风痧病情表里变化是疾病的演变特点。

当代名中医熊继柏教授[6]认为风疹多由于风热血热,蕴于肌肤,不得疏泄所致。风热之邪客于肌表,或素有脾胃湿热,复感风邪,内不得疏泄,外不得透达,郁于皮毛、腠理之间而发,治疗宜清热凉血、疏风止痒,或加清热解毒、清热利湿之品,常用消风散、乌蛇消风散、消风败毒散之类加减运用。消风散组成的基本方实为吴鞠通治疗暑温加湿的白虎加苍术汤,再加入蝉蜕、牛蒡子、荆芥、防风等祛风药以及少量活血药,其功用为疏风清热祛湿。王艳丽[7]认为本病的病因多由外感风热时邪,与气血相搏,郁于肌表,发于皮肤所致。临床分为3型论治。①风寒型:皮疹色白,遇风遇冷加剧,得热则减,多冬季发病,苔薄白或薄白而腻,脉迟或濡缓。②风热型:皮疹色赤,遇热则加剧,得冷则减,多春夏季发病,苔薄黄,脉浮数。③气血两虚型:风疹反复发作,延续数个月或数年,劳累后则发作加剧,神疲乏力,舌质淡,舌苔薄,脉濡细。韩烨[8]认为本病是由于外感风、热、湿邪,由口鼻而入,郁于肺卫,蕴于肌腠,与气血相搏,发于皮肤所致。风疹病机除风、火、毒、湿之外,尚有血虚、血瘀或血热。如《诸病源候论》所说:"风痒者,是体虚受风,风入腠理,与气血相搏,而俱往来于皮肤之间,邪气微,不能冲击为痛,故但痒也"。

我们认为,风疹是由于感受风热时邪引起的温热病,其主要临床表现为卫分证,按照卫气营血规律传变,可见热入营血、毒陷厥阴等重症,可以按照风温病辨证论治。

第四节 分证论治

1. 风热犯表证

主症:发热,喷嚏流涕,咳嗽,胃纳欠佳,皮疹布发,疹色红赤,稀疏细小,肌肤作痒,皮疹经2~3天渐见消退,耳后、颈部及枕后淋巴结肿大。舌质偏红,舌苔薄黄,脉浮数。

治法:疏解风邪,清热透疹

方药:桑菊饮加减

桑叶10g	菊花10g	金银花10g	连翘10g
淡竹叶10g	薄荷10g	荆芥10g	防风10g
桔梗6g	甘草6g		

本证属风痧初起,发病前多无前驱期症状,临床表现类似风热感冒症状,但热势不高,皮疹稀疏细小,为本病早期辨证特点。方以桑叶、菊花、金银花、连翘疏风清热;荆芥、防风、薄荷疏风透疹;如果肌肤瘙痒者加蝉蜕、白蒺藜以疏风透疹;咳嗽痰黏者加杏仁、浙贝母、南沙参清热化痰;夜寐不安,烦躁不宁者加钩藤、僵蚕息风定惊。

2.气虚外感证

主症:发热恶寒,鼻塞流涕,咳嗽痰白,食欲缺乏,倦怠神疲,皮疹稀疏,疹色淡红,肌肤作痒,耳后、颈旁及枕后淋巴结肿大。舌淡苔薄,脉弦。

治法:益气解表,清热透疹

方药:参苏饮加减

太子参10g	紫苏叶10g	葛根15g	前胡10g
陈皮10g	枳壳10g	金银花6g	连翘6g
桔梗6g	甘草6g		

方以太子参益气解表,紫苏叶、葛根疏风散寒解表;陈皮、枳壳行气理气。如果恶风怕冷者,加荆芥、防风疏风散寒;恶心呕吐者,加生姜、藿香芳香和胃止呕;大便泄泻者,加焦神曲、焦山楂消食止泻。

3.气营两燔证

主症:壮热不退,烦躁不安,口渴饮冷,饮食不振,皮疹稠密,疹色红赤或紫暗,耳后、颈部及枕后淋巴结肿大,压痛明显,大便干结,小便短赤。舌红苔黄,脉滑数。

治法: 清热凉营,透疹解毒

方药: 透疹凉解汤加减

桑叶10g	菊花10g	牛蒡子10g	紫花地丁10g
连翘15g	薄荷10g	蝉蜕6g	牡丹皮10g
赤芍10g	甘草6g		

本证由邪郁肺卫传入而来,或由感邪炽盛,邪直入里,燔灼气分所致,其辨证在于皮疹稠密及疹色红赤紫暗,兼见热、烦、渴、饮等症为特点。方以桑叶、菊花、薄荷、牛蒡子、蝉蜕疏风清热,连翘、紫花地丁清热解毒;赤芍、牡丹皮凉血活血。如果壮热不退者加生石膏、寒水石以大清气热;口渴引饮者加天花粉、芦根以清热生津止渴;皮疹稠密、疹色红赤紫暗者加生地黄、紫草凉血活血;大便干结,加全瓜蒌润肠通便;烦躁不安者加黄连、淡竹叶以清心除烦。

4. 热毒闭窍证

主症: 壮热不退,神志昏迷,四肢抽搐,皮疹稠密,疹色紫暗,耳后、颈部及枕部淋巴结肿大,大便干结,小便短赤。舌质红绛,舌苔黄糙,脉数。

治法: 清热开窍,凉血息风

方药: 羚角钩藤汤送服安宫牛黄丸

羚羊角粉0.6g^{冲服}	钩藤10g	桑叶10g
浙贝母10g	竹茹10g	茯神15g
菊花10g	牡丹皮10g	紫草10g
生甘草6g		

本证因热毒炽盛,引动肝风而致。方以羚羊角、钩藤、桑叶、菊花凉肝息风;贝母、竹茹清热化痰;牡丹皮、紫草凉血清热;安宫牛黄丸醒神开窍。如果大便秘结者,加生大黄粉冲服以通腑泻热;吐血、衄血者,加白茅根、侧柏叶、墨旱莲凉血止血。

5. 气阴两虚,余邪未尽证

主症: 发热已退,干咳不已,痰少而黏,乏力纳差,口干口渴。舌红苔少,脉细。

　　治法:益气养阴,清解余热

　　方药:沙参麦冬汤加减

北沙参10g　　麦冬10g　　玉竹10g　　桑叶10g

天花粉15g　　杏仁9g　　扁豆10g　　生麦芽10g

桔梗6g　　生甘草6g

　　方以北沙参、麦冬、玉竹、天花粉滋阴生津;杏仁宣肺止咳;扁豆、生麦芽醒脾开胃。如果低热不退,加青蒿、地骨皮以清虚热;不思饮食,食后腹胀者,加生白术、鸡内金、莱菔子健脾消食;大便干结者,加玄参、火麻仁以润肠通便。

第五节　病案举例

　　案例:王某某,男性,9岁。

　　2010年4月13日初诊。患者自诉头痛,咽痛,口渴,干咳,全身皮肤发疹瘙痒。查体:体温37.9℃,耳后、颈后淋巴结轻度肿大,有压痛。面部、背部可见红色小米粒状皮疹,摸之碍手,压之退色。舌边尖红,脉滑数。血常规检查:白细胞计数5.0×10^9/L、中性粒细胞比例46%,淋巴细胞比例51%。近2周班级中同学发现多例风疹患者,西医诊断为风疹。

　　处方:桑菊饮加减

桑叶10g　　菊花10g　　金银花10g　　连翘10g

牛蒡子10g　　射干10g　　牡丹皮10g　　赤芍10g

薄荷10g　　桔梗6g　　甘草6g

　　　　　　　　　　　3剂,水煎服,每日1剂。

　　2010年4月16日二诊:服药后患者体温恢复正常,皮疹明显消退,饮食可,二便调,上方减牡丹皮、赤芍,加芦根15g,继服3剂后痊愈。

　　患者外感风热邪气,正邪相争则发热,邪热壅滞于咽喉故咽痛,肺失宣发则咳嗽,风热邪气与气血相搏,发于肌肤而出疹。治以疏风清热,解表透疹。方中桑叶、菊花、金银花、连翘清热解毒;薄荷、牛蒡子清热透疹;牡丹皮、赤芍凉血清热。

第六节 临证感悟

一、辨病、辨证要点

风疹的临床特征为发病初起类似感冒,发热1~2天后,皮肤出现淡红色斑丘疹,皮疹布发,从头面开始,继而躯干、四肢,出疹3~4天后,发热渐退,疹点逐渐隐退。疹退后可见脱屑,但无色素沉着。患者一般全身症状较轻微,但耳后、颈部及枕后淋巴结肿大,压痛。

近年来由于儿童预防接种的广泛应用,风疹的发病年龄有上升趋势,成年人较年龄小的儿童有更高的发病率,与以往对风疹认识多发生在儿童有所不同。英国1996年的一次风疹流行显示了成年男性为易感人群,其临床特征为:①热程长,热峰高。②出疹时间长。皮疹为淡红色的斑丘疹,出疹顺序为面部-躯干-四肢,部分手掌及足底出现皮疹。③在退疹期出现轻度的皮肤瘙痒,持续1~2天后缓解。少数患者背部及双侧腋下出现条索状皮肤出血点,男性明显多于女性。

皮肤出血点是由于风疹病毒所致的抗原-抗体复合物引起真皮上层的毛血管通透性增高所致,也有可能与血小板下降有关。④肝脏、心肌、肾脏等脏器损伤较重,肝功能异常多出现在病程的第5天左右,部分患者有乏力、食欲减退等症状。少数患者心电图异常,心肌酶谱异常。⑤风疹诊断在临床上缺乏早期、敏感的特异性试验诊断,不同试剂阳性率亦不同。抗风疹病毒抗体IgM初检测阳性率低,尚不能满足临床要求,其诊断主要依靠临床表现。但病后1周抗风疹病毒抗体IgM阳性率很高,可以作为与风疹和药疹等相鉴别的依据[9]。

风痧发疹的主要病机为风热时邪,与气血相搏,发于皮肤所致。邪蕴于肺,则为发热、咳嗽、鼻塞、流涕等肺失宣肃诸症;风邪搏结于气血,透于肌表,则皮疹透发,分布均匀;邪毒阻滞于少阳经络,则发为耳后及枕后淋巴结肿大。因此,本病的病理机制以风热时邪,搏结于气血,阻滞少阳为特点。

风疹主要见于婴幼儿,一般以卫分证为主,很少见深入营血的证候,预后良好。临床要注意辨别是否出现并发症,如并发病毒性脑炎、血小板减少性紫癜等重症,或其他如扁桃体炎、气管炎、中耳炎、关节炎等并发症。合并血小板减少性紫癜的患者如有严重的出血倾向,临床治疗中要注意清热凉营,凉血止血,临床常应用清营汤加减;如果合并病毒性脑炎,出现热盛神昏,痉厥抽搐,需要及时应用紫雪散、安宫牛黄丸等凉开之品,以清热凉血,醒神开窍。

二、临证诊治心得

在临床上,风疹以轻症多见,如果不注意鉴别,患者的皮损常常易与其他类型的病毒感染性发疹相混淆,须要详细询问是否有发热、乏力等前驱症状,查体其耳后、颈后、枕后淋巴结是否肿大,有压痛,以区别风疹与其他发疹性疾病。

在风疹的前驱期,多属邪在卫分,卫分证患者的治法是疏风清热,透疹祛邪,如果不发热或仅有低热,用桑菊饮即可获效,如果发热较高,可用银翘散;出疹期多属卫营同病,治以疏风清热,解毒透疹,用《温病条辨》银翘散去淡豆豉加细生地黄、牡丹皮、大青叶方;如果病邪重,传变迅速者,常见邪热炽盛,气营两燔,治以清热凉血,解毒透疹,常用清营汤加牛蒡子、薄荷、蝉蜕等清热透疹药物。应用中药治疗,可缩短患者的病程,减轻临床症状,减少并发症。

轻症患者,可用金银花6g,甘草3g,板蓝根6g,煎汤代茶,一日三次饮用。或芦根30g,竹叶心6g,煎汤代茶,一日数次频频饮用。

　　皮肤瘙痒者,可用中药煎汤外洗以祛风、消疹、止痒。浮萍、地肤子、荆芥穗、黄芩各15g,加水煎煮,去渣取药液,洗敷患处,每日1次,每次20~30分钟。地肤子、晚蚕砂、花椒叶各15g,加水煎煮,去渣取药液,洗敷患处,每日一次,每次20~30分钟。

参 考 文 献

[1] 汪受传. 中医儿科学. 北京: 人民卫生出版社,2001

[2] 彭文伟. 传染病学. 第6版. 北京: 人民卫生出版社,2005

[3] 孙美平,范晨阳,刘东磊,等. 北京市风疹、流行性腮腺炎免疫策略的探索与实践. 中国计划免疫,2004,10(6): 381-382

[4] 太史春. 风疹免疫预防的研究进展. 中国保健营养,2013,4: 2156

[5] 徐杰军. 病毒感染性疾病中医治疗学概要. 北京: 科学出版社,2009

[6] 姚欣艳. 熊继柏教授诊治风疹、湿疹中医临床举隅. 湖南中医药大学学报,2011,31(11): 46

[7] 王艳丽. 风疹治验概论. 中国社区医师,2011: 5

[8] 韩烨. 风疹治疗的研究近况. 中医临床研究,2011,4(5): 112-113

[9] Plot kin SA, Katz M, Cordero JF. The eradication of rubella. JAMA. 1999, 281: 561-562

第十八章 扁平疣

第一节 西医认识

扁平疣（verruca plana）是人类乳头瘤病毒（HPV）感染引发的表皮皮肤赘生物，好发于青年人的颜面、手背等部位，属于皮肤科的常见病和多发病。临床表现为分散分布、质地柔软、顶部光滑、粟粒至绿豆大、淡褐的高出皮肤表面的扁平状丘疹[1]。

人类乳头瘤病毒是一种DNA病毒，呈正二十面体，球形粒子直径为50~55nm。人类是该病毒的唯一宿主，宿主细胞是皮肤和黏膜上皮细胞，病毒的成熟与细胞的角化程度有关，完整的病毒只见于不全角化的上皮细胞中。引起扁平疣的病原体是人类乳头状瘤病毒HPV3和HPV5。

扁平疣的发生无季节性，主要是通过直接接触传染，但是也可通过污染物，如针、刷子、毛巾等间接传染。另外，外伤也是引起传染的重要因素。扁平疣的病程与机体免疫状态有重要关系，在免疫功能低下或缺陷者，如肾移植、恶性淋巴瘤、慢性淋巴细胞白血病和红斑狼疮患者，扁平疣的发病率增高。

扁平疣的临床特征有：①扁平疣多发于颜面、手背及前臂等处，表现为正常皮色或浅褐色的扁平丘疹，表面光滑，境界明显。②在初发病时，皮损发展及增多较快，因扁平疣的疣体中有大量活跃的病毒。③当病变局部被搔抓时，疣体表面和正常皮肤可产生轻微的破损，这时病毒很容易被接种到正常皮肤上而产生新的疣体。④扁平疣具有传染性，疣体在患处进行扩张，当患者有意无意地搔抓患处,结果发现疣体越来越多,甚至沿抓痕呈串珠状排列或密集成片。

其发病机制为HPV经直接或间接接触传播到达宿主皮肤和黏膜上皮细胞,通过微小糜烂面的接触而进入细胞内,停留在感染部位的上皮细胞核内复制并转录,但不进入血液循环,不产生病毒血症。

诊断要点:①皮损常见于青年人的面部,手背及前臂、颈部也可发生。②皮损为正常皮色或浅褐色的帽针头大小或稍大的扁平丘疹。圆形、椭圆形或多角形,表面光滑,境界清楚,散在或密集,常由于搔抓而自体接种,沿抓痕呈串珠状排列。③无自觉症状或偶有痒感,经过缓慢,可自行消退。消退前常出现炎症反应,异常瘙痒,可能复发。④病毒诊断:依靠病毒分离、直接镜检和血清学抗体测定[2]。

治疗:对皮损数目少的扁平疣,以外用药治疗为主;对泛发性扁平疣,可给予免疫治疗;对于急性扁平疣可以给予物理治疗,如激光、冷冻等治疗;多数扁平疣还可以进行手术治疗。

预防方法:①避免搔抓,以防自身传染扩散。②远离创伤性治疗,如电离子,激光,自身疣体埋植治疗,此类治疗易形成"同型反应",导致难以祛除的瘢痕,且可加重病情。③避免使用激素类药物。④慎用外用腐蚀药。

第二节 中医认识

中医文献多称扁平疣为"扁瘊",又称"晦气疮"。早在春秋时代的《五十二病方》中即有"疣"的记载,《灵枢·经脉第十》论述疣说:"手太阳之别,名曰支正……实则节弛肘废,虚则生肬(通疣),小者如指痂疥,取之所别也",指出疣的发生与机体脏腑正气的盛衰有直接关系。《薛己医案》指出:"疣属肝胆少阳经,风热血燥,或怒动肝火,或肝客淫气所致"。《诸病源候论》则认为是风热搏于肌肉而变生,可见,古代医家认为此病多在肝胆,由风热毒邪搏于肌肤,或怒动肝火,肝旺血燥,筋气不荣所致。《医学入门》记载了用艾灸治疗扁平疣的方法:"疣如鱼鳞痣,与千日疮一样,多生手足,又名晦气疮,宜艾灸初起者,则余者皆落"。

我们认为,根据扁平疣的临床表现,应属于古典医籍记载的扁瘊范畴,可命名为扁瘊。

第三节　病因病机与证候特征

对于扁平疣的病因,多数医家认为是由于感受风热毒邪引起;其病机多从虚与实两方面阐述,或为正气不足,气血亏虚,复感风热毒邪,搏于肌肤导致"虚则生疣";或因动怒肝火,肝胆火燥;或郁火化热,气滞血凝,运行不利,或湿毒内蕴,复感外邪,凝聚肌肤;或因有所损伤,气血停滞肌肤,无论气郁、火热、血瘀、湿聚等实邪均是生疣的病机。

张志礼[3]认为扁平疣多由气血失和、腠理不密、热毒聚结所致。王建青[4]认为,本病属正虚邪盛,以邪盛为主,治当以祛邪为主,不忘固本。洪燕等[5]把扁平疣分为3种证候治疗:①肝胆湿热型,治以清利湿热、解毒凉血,方用龙胆泻肝汤加减;②瘀血阻滞型,治以化瘀通络,平肝潜镇,方以血府逐瘀汤加减;③阴虚火旺型,治以滋阴降火、化瘀通络,方用知柏地黄汤加减。

周尔忠教授[6]认为此病乃风邪搏于肌肤,腠理失于固密,湿热之邪乘隙侵袭,湿毒与风邪互结于皮肤腠理而致,治以凉血化瘀,疏风清热,利湿解毒为基本大法,临证皆应手取效,不易复发。周尔忠教授根据多年临床经验并参考现代中药药理研究结果,治疗时多选用蝉蜕、板蓝根、苦参、拔葜根等发散风热、清热解毒;用薏苡仁、土茯苓渗湿解毒;用贯众、乌梢蛇杀虫止痒。

根据"虚则生疣"的理论,常用玉屏风散益气扶正固表,最后佐以少量甘草清热解毒,调和诸药。如果血虚者加赤白芍、当归、制何首乌以养血活血;脾虚湿盛者加茯苓、泽泻以健脾利湿;湿毒较甚者加百部、马齿苋以利湿杀虫解毒;疣体坚硬者加穿山甲、鳖甲以软坚散结止痛。

李春生[7]对60例扁平疣患者进行辨证分析,分为热毒蕴结、热蕴血瘀、血虚肝旺3种不同证候。对于热毒蕴结证,治以清热解毒,利湿散结,药用马齿苋、薏苡仁、土茯苓、生牡蛎、板蓝根、紫草、大青叶、露蜂房、赤芍、夏枯草、木贼。热蕴血瘀证,治以清热散风、行气活血,药用板蓝根、紫草、赤芍、金银花、防风、香附、桃仁、红花。血虚肝旺证,治以养血解毒、重镇平肝,药用生地黄、何首乌、板蓝根、紫草、马齿苋、当归、白芍、赤芍、川芎、生牡蛎、代赭石、珍珠母,水煎服分2次口服,第3次外用熏洗患处。中医外科学[2]将扁平疣分为风热证、风湿证、血瘀证3种证候。风热证临床表现为皮疹较多,色微红,伴轻度瘙痒,好发于前额、面颊部,舌质红,苔薄黄,脉弦浮。治宜散风和营,清热解毒,方用连翘散加减。风湿证病程较短,皮疹淡褐色或正常肤色,皮损散在或聚集,舌质淡,苔薄白,脉浮紧。治宜解表除湿,宣利肺气,方选除湿胃苓汤加减。血瘀证病程较长,皮疹为棕褐色,舌质紫暗,脉弦涩。治宜活血化瘀,软坚散结,方用桃红四物汤加减。

很多医家应用中药外治法治疗扁平疣。侯慧先[8]采用中药熏洗治疗扁平疣,用马齿苋、薏苡仁、白芷、苦参、苍术、陈皮、蛇床子、露蜂房、细辛,加水150ml,煎煮20分钟,趁热熏洗患处,每天3次,2周为一个疗程,一般治疗1~2个疗程。常用的外用药物包括斑蝥搽剂、鸦胆子、芦荟、马齿苋、新鲜葫芦液、南瓜汁、食用醋等,也取得了很好疗效。

我们认为,扁平疣的外因是感受邪毒;在内为肝失疏泄,气血不和,经气外发,凝聚肌肤而发生。

第四节 分 证 论 治

1. 肝经郁热证

主症: 皮疹扁平或隆起,色淡红或深褐,表面光滑或粗糙不平,数目较多,可伴心烦易怒,口干,睡眠不实,便秘尿黄。舌质红,苔薄白,脉弦或滑。

治法: 疏肝清热,凉血解毒

方药: 丹栀逍遥散加减

柴胡10g	黄芩10g	牡丹皮10g	赤芍10g
板蓝根10g	紫草10g	当归10g	薄荷10g
夏枯草10g	白术15g	茯苓15g	

方以柴胡、黄芩疏肝清热;牡丹皮、赤芍清热凉血;夏枯草、板蓝根、紫草凉血解毒;白术、茯苓益气健脾。如果皮损较大,加薏苡仁、泽泻淡渗利湿;咽喉疼痛者,加牛蒡子以解毒利咽;大便秘结者,加生大黄以通腑泻下。

2. 中焦湿蕴证

主症: 皮疹扁平或隆起,常肤色或浅褐,口渴不欲饮,食纳无味,大便不爽或不成形。舌质淡红或红,舌体胖,边见齿痕,苔腻,脉滑。

治法: 行气和中,化湿解毒

方药: 胃苓汤加减

陈皮10g	茯苓15g	白术15g	苍术10g
厚朴6g	猪苓15g	泽泻10g	薏苡仁15g
马齿苋10g	板蓝根15g		

方以陈皮、茯苓、白术、苍术健脾理气;猪苓、泽泻淡渗利湿;板蓝根、马齿苋解毒化湿。如果皮肤瘙痒,可加荆芥、蝉蜕疏风止痒。

3. 气血两虚证

主症: 病程较长,皮疹扁平或隆起,常肤色或淡褐色,伴有乏力气短,食少纳呆,便秘或便溏。舌质淡暗,苔白,脉沉细。

治法:补益气血

方药:八珍汤加减

党参10g	白术15g	茯苓15g	甘草6g
当归10g	白芍15g	川芎10g	生薏苡仁15g
生黄芪10g	白芷10g	连翘15g	

方以党参、白术、茯苓、生黄芪益气健脾;当归、白芍、川芎养血活血;连翘、白芷解毒散结。如果舌质暗,血瘀之象明显者,可加红花、紫草凉血活血;皮损皮肤较硬者,可加生牡蛎,木贼草散结消积。

4.瘀热互结证

主症:扁平疣皮损持续时间较长,皮疹隆起,呈深褐色,分布密集,口干口渴,大便不畅,舌质暗红,或有瘀斑,苔黄,脉弦。

治法:清热解毒,活血化瘀

方药:

柴胡10g	黄芩10g	连翘10g
白花蛇舌草15g	夏枯草10g	当归10g
丹参15g	莪术10g	白术15g
薏苡仁15g	天花粉15g	

方以柴胡、黄芩疏利气机;连翘、白花蛇舌草、夏枯草清热解毒;当归、丹参、莪术养血活血;白术、薏苡仁健脾。在皮疹初起,疹色淡红,重用解毒药,皮疹日久不消,重用活血药。

第五节 病案举例

案例: 王某某,女,21岁。

1998年5月11日初诊。患者因下颌部出现3个米粒大小扁平丘疹1个月就诊,查体:丘疹表面光滑,孤立散在,呈淡黄褐色,背部也发现6个丘疹,舌质淡红,舌体胖,苔白腻,脉滑。

处方:

生黄芪10g	茯苓15g	生白术15g	苍术10g
猪苓15g	泽泻10g	陈皮10g	清半夏10g
薏苡仁15g	郁金15g	马齿苋10	板蓝根15

7剂,水煎服,每日1剂。

1998年5月18日二诊:服药后皮损无明显变化,患者自诉大便较以前通畅,口黏减轻,舌质淡红,舌体胖,苔白,脉滑。

处方:

生黄芪15g	茯苓15g	生白术15g	苍术10g
猪苓15g	泽泻10g	陈皮10g	清半夏10g
薏苡仁15g	郁金15g	香附10g	丹参15g
马齿苋10g	贯众6g	板蓝根15g	

14剂,水煎服,每日1剂。

1998年6月3日三诊:皮损发红略隆起,轻微瘙痒,舌质淡红,舌体胖,苔薄白腻,脉滑。上方减苍术、泽泻、贯众;加僵蚕10g、蝉蜕6g,14剂,水煎服。

1998年6月17日四诊:皮损部分消退,舌质淡红,苔薄白,脉滑。上方加皂角刺6g,14剂,水煎服。

本例患者为青年女性,除皮损外,无明显不适感,根据患者舌体胖,舌苔白腻,皮损为淡黄褐色,病程已1个月,辨为脾气虚弱,湿浊中阻,方以六君子汤加味,配合郁金、香附行气解郁,马齿苋、板蓝根、贯众清热解毒利湿。复诊患者皮损无变化,但症状、舌象好转,处方加强解毒、活血力量,辨证加减,患者的皮损逐渐好转消退。

第六节 临 证 感 悟

一、辨病、辨证要点

扁平疣是皮肤科常见病,由人类乳头瘤病毒感染引起,好发于青年人。我们认为,扁平疣的发生,首先是内因作基础,或因情志不遂,肝气郁滞,气血失和;或气郁化火,内火伤及气阴;或起居失常,脾胃失健,水湿停聚;或素体气血不足,总由气血失和,腠理不密,使外邪乘虚而入,侵袭肌腠,毒瘀经络,搏结肌肤而发。感受邪毒,邪气的性质以湿、热、瘀、毒共存为特性,深遏肌腠,致使外发皮疹,传染性强,经久难愈,临床治疗收效缓慢,如果仅用外治法,其他部位常易复发。

临床上诊疗的患者,除皮损外,常无其他自觉症状,而皮损均表现为淡黄色或淡褐色,常常须要根据患者的舌象、脉象进行辨证,尤其要注重观察患者的舌象,以辨别寒热、虚实。初发者常见实证,如肝经郁热证,可见心烦易怒,口干口苦,睡眠不实,便秘尿黄,舌红苔黄等;瘀热互结证,症见口干口渴,大便不畅,女性月经不调,舌质暗红,有瘀斑瘀点,苔黄等。病程长,反复发作者,常虚实夹杂,以虚为主,如气血两虚证,可见乏力气短,食少纳呆,便溏,舌质淡暗,苔白,脉沉细;脾虚湿阻证,症见形体肥胖,口渴不欲饮,食纳无味,大便不爽,舌体胖,边见齿痕,苔腻,脉滑。

二、临证诊治心得

扁平疣的治疗,欲收速效,必须内治法、外治法结合应用,仅口服中药汤剂治疗,取效缓慢,但经过整体治疗,不易复发,不留瘢痕。

临床治疗以疏肝解郁、清热解毒、活血化瘀为基本治疗方法,疣体久不脱落者,可加用软坚散结、化痰通络之品,如生牡蛎、制鳖甲、皂角刺、白芥子、白芷、丝瓜络、路路通等药物。日久体虚者,宜扶正祛邪,托毒外出。

外治也是重要的有效治疗手段,运用鸦胆子外敷,可以有效促进疣体脱落,加速皮疹的收敛、脱落。皮损发生于颜面者,宜以内治法、外治法合用为主,发生于躯干、四肢者,宜以外治法为主。

1. 艾灸法 疣体数目少者,可用艾炷在疣体上灸之,每天1次,至疣体脱落为止。

2. 敷贴法 先用热水浸洗患部,再用刀刮去表面的角质层,然后将鸦胆子仁5粒捣烂,敷贴在疣体上,用玻璃纸及胶布固定,每3天换药1次,注意保护周围正常皮肤。

3. 针刺法 用针从疣顶部刺到基底部,四周再用针刺以加强刺激,针后挤出少量血液,3~4天疣体可脱落。

治疗期间的护理方法:避免搔抓,以防止自身传染扩散;饮食宜清淡,减少刺激;避免日光暴晒,以免遗留色素沉着。

食疗方:①用绿豆、薏苡仁等量,先将绿豆水煮,沸后煮片刻,将薏苡仁倒入同煮为粥,可长期食用。②取薏苡仁50g,煮粥食之,每日1~2次,可长期食用。

参 考 文 献

[1] 赵辨. 临床皮肤病学. 第3版. 南京: 江苏科学技术出版社, 2001: 314

[2] 王沛. 中医外科学. 北京: 中国古籍出版社, 1994: 9

[3] 张志礼. 中西医结合皮肤病学. 北京: 人民卫生出版社, 2000: 91-92

[4] 王建青. 扁平疣辨证论治规律浅析. 山东中医药大学学报, 2011, 31 (1): 38

[5] 洪燕, 洪伟. 中西医结合治疗扁平疣的疗效观察. 中国美容医学, 2003, 12(1): 29-30

[6] 王维娜、黄磊. 周尔忠诊治扁平疣经验. 中医药临床杂志, 2009, 21(1): 55

[7] 李春生. 辨证治疗扁平疣60例. 辽宁中医杂志, 2002, 29(5): 282

[8] 侯慧先. 中药熏洗治疗扁平疣103例临床观察. 中国美容医学, 2003, 12 (2): 143

第三部分　常用抗病毒中药

第一章 解 表 药

麻黄(麻黄科)——(2010年版药典)

性味归经: 辛、微苦,温。归肺、膀胱经。

功能主治: 发汗散寒,宣肺平喘,利水消肿。用于风寒感冒,胸闷喘咳,风水水肿。蜜麻黄润肺止咳,多用于表证已解,气喘咳嗽。

现代药理研究

甲型流感病毒: 麻黄挥发油对甲型流感病毒(亚甲型、PR8株)亦有明显的抑制作用[1,2]。麻黄煎剂体外试验对亚洲甲型流感病毒的最小抑制浓度为2mg/ml[3]。麻黄挥发油[7]对亚洲甲型流感病毒有抑制作用,对甲型流感病毒PR8株感染的小鼠有治疗作用。麻黄汤在体内有抗H1N1流感病毒小鼠肺炎的作用[4]。麻黄提取物中物质的主要成分(+)-儿茶素能抑制犬肾细胞(MDCK)中的甲1亚型流感病毒RPS株生长,并伴有酸化的核内体和溶酶体(ELs)的消失[6]。

呼吸道合胞病毒(RSV): 麻黄水提液在体外试验中对呼吸道合胞病毒有一定抑制作用,麻黄水提液对RSV穿入和吸附过程都有明显抑制作用[5]。用呼吸道合胞体病毒(RSV)培养过程中噬菌体噬斑数作为指标,观察麻黄汤对RSV增殖的抑制作用。结果发现,在RSV的噬斑形成过程中,50μg/ml浓度的麻黄汤能使RSV的噬菌体噬斑数减少50%,提示麻黄汤有抗小儿感冒病毒RSV的作用[8]。

[1] 魏德泉,等. 中国生理科学会学术会议论文摘要汇编(药理),1964,103

[2] 王善源,等. 科学记要,1959,3(3): 93

[3] 刘国声,蒋景仪,陈鸿珊,等.. 中药的抗流感病毒作用. 微生物学报, 1960,8(2): 164-170

[4] 盛丹,黎敬波,刘进. 辛温解表三方体内抗甲1(H1N1)亚型流感病毒的实验研究. 现代中西医结合杂志,2007,16(1): 25-27

[5] 朱欣,李闻. 麻黄水提液抑制呼吸道合胞病毒作用实验研究. 实用预防医学,2012,19(10): 1555-1557

[6] Mantani N,Imanishi N,Kawamata H,et al. Inhibitory effect of(+)-catechin on the growth of influenza A/PR/8 virus In MDCK cells. Planta Med,2001, 67(3): 240-243

[7] 王浴生. 中药药理学与应用. 北京: 人民卫生出版社,1983:45,419

[8] 冈部信彦. 麻黄汤对呼吸道合胞体病毒的影响. 和汉医学会志,1986, (3): 364

桂枝(樟科)——(2010年版药典)

性味归经: 辛、甘,温。归心、肺、膀胱经。

功能主治: 发汗解肌,温通经脉,助阳化气,平冲降逆。用于风寒感冒,脘腹冷痛,血寒经闭,关节痹痛,痰饮,水肿,心悸,奔豚。

现代药理研究

流感病毒: 研究表明,桂枝汤在体内有抗H1N1流感病毒小鼠肺炎的作用[1]。桂枝水煎液对流感病毒亚京科68-1株有抑制作用[2]。药对桂枝-生姜超临界CO_2萃取物有一定的抗流感病毒作用,作用形式为直接灭活,且成剂量依赖性[3]。刘蓉[4]等的研究表明,桂枝挥发油与桂皮醛体外明显抑制甲型流感病毒(H1N1)在MDCK细胞中的增殖,并对流感病毒株感染小鼠有较好的治疗作用。桂枝挥发油0.174mg/kg和桂皮醛0.132mg/kg连续灌胃5天,明显降低病毒感染小鼠的肺指数,并对病理组织形态有改善作用。这表明桂枝挥发油及桂皮醛具有抗甲型流感病毒作用,桂皮醛是桂枝挥发油抗病毒效应的主要有效成分之一。

桂枝挥发油含药血清对甲型流感病毒在MDCK细胞中的增殖具有显著抑制作用,并具有一定的直接杀灭作用,结果与挥发油的体外、体内试验一致,进一步明确证实了其抗流感病毒效应[5]。进一步研究表明,桂枝挥发油及桂皮醛对流感病毒H1N1的增殖有显著抑制作用,作用机制可能与其激活TLR7信号通路、活化IRAK-4、诱导IFN-β高表达有关[6]。

埃可病毒: 桂枝水煎液对埃可病毒(ECHO11)均有抑制作用[2]。

[1] 盛丹,黎敬波,刘进.辛温解表三方体内抗甲1(H1N1)亚型流感病毒的实验研究.现代中西医结合杂志,2007,16(1):25-27

[2] 中医研究院中药研究所病毒组.中草药对呼吸道病毒致细胞病变作用的影响.新医药学杂志,1973,(1):26

[3] 田连起,黄鹤归,叶晓川,等.桂枝-生姜药对的有效物质部位抗流感病毒生物活性及其成分分析研究.中华中医药学会中药炮制分会2011年学术年会论文集,2011:257-262

[4] 刘蓉,何婷,陈恬,等.桂枝挥发油抗甲型流感病毒作用.中药药理与临床,2012,28(2):75-78

[5] 苟玲,何婷,曾南,等.荆芥、桂枝挥发油含药血清体外抗病毒的实验研究.时珍国医国药,2013,24(1):19-21

[6] 刘蓉,何婷,曾南,等.桂枝挥发油及桂皮醛抗流感病毒的机制研究.中草药,2013,44(11):1460-1464

紫苏叶(唇形科)——(2010年版药典)

性味归经: 辛,温。归肺、脾经。

功能主治: 解表散寒,行气和胃。用于风寒感冒,咳嗽呕恶,妊娠呕吐,鱼蟹中毒。

现代药理研究

乙型肝炎病毒: 近年来有学者运用酶联免疫吸附检测技术研究发现,紫苏水提取物具有抗乙型肝炎病毒作用。运用HBsAg浓度P(阳性)/N(阴性)比值为8.5的病毒,与受试药物接触,计算受试药孔的PPN值。P/N<2.10为高效, P/N在2.10~3.18

为中效,3.18~4.25为低效,P/N≥4.25为无效。紫苏水提取物P/N为3.02,属于中效药物[1]。

[1] 徐燕萍,郑民实,李文. 酶联免疫吸附技术筛选300种中草药抗乙型肝炎病毒表面抗原的实验研究. 江西中医学院学报,1995,7(1): 20

香薷(唇形科)——(2010年版药典)

性味归经: 辛,微温。归肺、胃经。

功能主治: 发汗解表,化湿和中,利水消肿。用于暑湿感冒,恶寒发热,头痛无汗,腹痛吐泻,水肿,小便不利。

现代药理研究

抗病毒作用

(1)流感病毒: 用试管法进行抑菌试验及流感病毒体外灭活试验,确定挥发油中的百里香酚、香荆芥酚、对伞花素、1,8-桉油素、石竹烯、黄樟素为有效成分[1]。严银芳等用硅胶柱色谱法分离石香薷挥发油各组成分,用CPE抑制实验对抗病毒活性成分进行初步追踪研究,用小白鼠流感病毒性肺炎模型作进一步评估,认为其抗病毒有效成分可能存于石油醚-乙酸乙酯混合洗脱液中,其化学成分主要为含氧单萜、倍单萜和酚类[4]。采用流感病毒滴鼻感染小鼠,以达菲作为阳性对照,发现石香薷水提取物(MAE)具有较强的抗流感病毒活性,并通过调节感染小鼠血清细胞因子,从而增强机体抗病毒感染的功能[5]。

(2)乙型肝炎病毒: 香薷的水提液能高效抑制乙型肝炎病毒(HBV)[2]和乙型肝炎病毒表面抗原(HBsAg)[3]。

[1] 龚慕辛. 香薷的药理研究概况. 北京中医,1997,6:46-48

[2] 应国红,郑民实. 800种中草药抗乙型肝炎病毒的实验研究. 西医学院学报,2002,42(2): 20

[3] 应国红,罗国生. 中草药抑制HbsAg的实验研究. 江西中医学院学报,2002,14(1): 31-32

[4] 严银芳,陈晓,杨小清,等.石香薷挥发油抗流感病毒活性成分的初步研究.青岛大学医学院学报,2002,38(2):155-157

[5] 徐军烈,蒋维尔.石香薷水提物抗流感病毒作用研究.浙江中医杂志,2013,48(4):273-275

荆芥(唇形科)——(2010年版药典)

性味归经: 辛,微温。归肺、肝经。

功能主治: 解表散风,透疹,消疮。用于感冒,头痛,麻疹,风疹,疮疡初起。

现代药理研究

流感病毒: 临床与实验研究报道表明,以荆芥为主的复方或单味荆芥具有较好的抗流感病毒效应[1,2]。荆芥醇提物[3]5.0mg/kg和10.0mg/kg剂量组对H1N1病毒感染小鼠病死率具有显著的保护作用,死亡抑制率达40%和50%。1.7mg/kg、5.0mg/kg、10.0mg/kg剂量组能明显降低H1N1病毒感染小鼠肺指数值,肺指数抑制率分别达26%、30%、31%,实验证实荆芥醇提物具有较好的抗H1N1病毒作用。荆芥挥发油与胡薄荷酮[4]体外明显抑制甲型流感病毒(H1N1)在MDCK细胞中的增殖,薄荷酮作用不明显;三者均对流感病毒有显著直接杀灭作用。其抗病毒作用机制可能与其激活TLR7,诱导IFN-β高表达,激活病毒模式识别系统有关。倪文澎等[5]对荆芥穗总提取物、荆芥穗水提取物和荆芥油的抗甲型流感病毒作用进行了研究,发现荆芥油和荆芥穗总提取物对小鼠甲型流感病毒感染具有一定的预防作用。解宇环等[6]观察了荆芥挥发油对流感病毒性肺炎小鼠肺组织Myd88和TRAF6蛋白表达的影响,结果发现预防给药(0.110mg/kg)可显著降低小鼠肺组织中的TRAF6蛋白相对表达量,对Myd88蛋白的表达有一定抑制趋势。

[1] 徐立,朱萱萱,冯有龙,等.荆芥醇提物抗病毒作用的实验研究.中医药研究,2000,16(5):45-46

[2] 倪文鹏,朱萱萱,张宗华.荆芥穗提取物对甲型流感病毒感染小鼠的保护作用.中医药学刊,2004,22(6):1151

[3] 国家中医药管理局《中华本草》编委会.中华本草.上海:上海科学技术出版社,1998:1675

[4] 何婷,陈恬,曾南,等.荆芥挥发油体外抗甲型流感病毒作用及机制的研究.中药药理与临床,2012,28(3):51-54

[5] 倪文澎,朱萱萱,张宗华.荆芥穗提取物对甲型流感病毒感染小鼠的保护作用.中医药学刊,2004,22(6):1151-1152

[6] 解宇环,沈映君,金沈锐.荆芥挥发油对流感病毒性肺炎小鼠Myd88、TRAF6蛋白表达影响.中药药理与临床,2007,23(5):98-10

苍耳子(菊科)——(2010年版药典)

性味归经: 辛、苦,温;有毒。归肺经。

功能主治: 散风寒,通鼻窍,祛风湿。用于风寒头痛,鼻塞流涕,鼻鼽,鼻渊,风疹瘙痒,湿痹拘挛。

现代药理研究

(1)疱疹病毒Ⅰ型:苍耳子提取液[1]1:5稀释时,可完成抑制单纯疱疹病毒Ⅰ型(Sm44株)的生长,1:10稀释时,可抑制100TCID$_{50}$疱疹病毒的生长。在所用的药物浓度范围内,苍耳子提取液对正常细胞无毒害作用。

(2)乙型肝炎病毒:苍耳子煎剂[2]在体外对乙型肝炎病毒DNA多聚糖(DNAP)的直接抑制率为25%~50%,表明其有抗肝炎病毒作用。动物实验表明[3],苍耳子提取物高剂量组肝细胞水肿程度较轻,好于病毒对照组,但对DHBV DNA无作用,说明对控制鸭乙型肝炎病毒引起的病理改变有一定作用。

[1] 姜克元,黎维勇,王岚.苍耳子提取液抗病毒作用的研究.时珍国药研究,1997,8(3):217

[2] 张正,许向东,杜绍财,等.60种中草药抗乙肝病毒的实验研究.北京医科大学学报,1988,20(3):211

[3] 刘颖,吴中明,兰萍.苍耳子提取物抗鸭乙型肝炎病毒作用的实验研究.

时珍国医国药,2009,20(7):1776-1777

辛夷(木兰科)——(2010年版药典)

性味归经: 辛,温。归肺、胃经。

功能主治: 散风寒,通鼻窍。用于风寒头痛,鼻塞流涕,鼻衄,鼻渊。

现代药理研究

(1)流感病毒:高浓度的辛夷制剂对流感病毒有一定抑制作用[1]。辛夷鼻炎丸有抗甲1型流感病毒的作用[2]。采用甲1型流感病毒滴鼻致NIH小鼠感染,使用辛夷鼻炎丸组的存活率明显升高,且肺指数明显下降,差异显著,提示辛夷鼻炎丸具有抗病毒和保护肺组织的作用[4]。

(2)柯萨奇病毒(CV):胡晓蕙等[3]采用辛夷等的水提剂制成的中药抗病毒鼻咽雾化吸入剂,置入被CVB3、CVB5感染的细胞培养管中,结果显示中药抗病毒鼻咽雾化吸入剂对CVB3、CVB5预先感染的细胞有明显抗病毒作用,雾化吸入剂对CVB3、CVB5直接抗病毒作用。

[1] 王浴生.中药药理与应用.北京:人民卫生出版社,1983:540
[2] 詹延章,洪晓峰.辛夷鼻炎丸抗病毒作用及抗炎作用考察.中国药师,2012,15(2):269-271
[3] 胡晓蕙,汪涛,高岚,等.中药抗病毒鼻咽雾化吸入剂体外抗CVB3、CVB5作用研究.中草药,2001,32(8):731-733
[4] 詹延章,洪晓峰.辛夷鼻炎丸抗病毒作用及抗炎作用考察.中国药师,2012,15(2):269-271

薄荷(唇形科)——(2010年版药典)

性味归经: 辛,凉。归肺、肝经。

功能主治: 疏散风热,清利头目,利咽,透疹,疏肝行气。用于风热感冒,风温初起,头痛,目赤,喉痹,口疮,风疹,麻疹,胸胁胀闷。

现代药理研究

（1）单纯疱疹病毒（HSV）：在体外蚀斑抑制试验中,薄荷对单纯疱疹病毒的两种亚型（HSV-1和HSV-2）均显示较强的抑制作用,IC_{50}分别为0.002%和0.0008%[1]。薄荷煎剂10mg/ml在原代乳兔肾上皮细胞培养上能抑制10-100$TCID_{50}$（半数组织培养感染量）的HSV感染,增大感染量则无抑制作用。增大薄荷浓度至100mg/ml则呈现对细胞的毒性作用[3]。薄荷油的杀HSV-1活性呈明显的时间相关性,与该病毒共同培养3小时,显示出99%的抗病毒活性。薄荷油的抗病毒活性,可能通过干扰病毒包膜结构,或将病毒吸附和侵入宿主细胞所必需的病毒化合物隐匿起来而产生抗病毒作用[4]。

（2）埃可病毒：薄荷水煎剂（1:20）在体外对埃可病毒（ECHO11）有抑制作用；如在感染同时给药,尚可延缓病变出现时间[2]。

[1] Schuhmacher A, Reichling J, Schnitzler P. Virucidal effect of peppermint oil on the enveloped viruses herpes simplex virus type 1 and type 2 in vitro. Phytomedicine,2003,10(6-7):504-510

[2] 郑虎占,董泽宏,佘靖之. 中药现代研究与应用. 学苑出版社,第五卷,1998,1:4656-4670

[3] 陈祖基. 中草药抗单纯疱疹病毒的实验研究. 中医杂志,1980,21(2):73

牛蒡子（菊科）——（2010年版药典）

性味归经: 辛,苦,寒。归肺、胃经。

功能主治: 疏散风热,宣肺透疹,解毒利咽。用于风热感冒,咳嗽痰多,麻疹,风疹,咽喉肿痛,痄腮,丹毒,痈肿疮毒。

现代药理研究

（1）甲1型流感病毒（H1N1）：高阳等[1]研究发现,牛蒡苷及其苷元对甲1型（H1N1）流感病毒有直接的抗病毒作用,可抑制细胞外钙内流和内钙的释放,从而松弛离体大鼠的气管、结肠、肺动脉和胸主动脉,牛蒡苷及苷元可以直接抑制病毒的生长,在体表对H1N1有较强的抵抗作用。牛蒡苷元（ARC-G）有抗甲2型流感病毒感染的活性。目前在人群中流行的甲型流感病毒为甲1型（H1N1）和甲3型（H3N2）。杨子峰等[5]经体内研究发现,100μg/kg和10μg/kg poARC-G均可明显抑制甲1型流感病毒引起的小鼠肺炎突变; 100μg/kg ARC-G对甲1型流感病毒感染的小鼠有死亡保护作用,ARC-G在体内、外均有抗甲1流感病毒作用。

（2）人类免疫缺陷病毒（HIV）:牛蒡子的药理活性主要集中在牛蒡苷（ARC）和牛蒡苷元（ARG-G）上[2], ARC-G在体外可显著抑制HIV-1病毒的蛋白p17和p24的表达,而在含有0.5mmol/L ARC-G的培养液中培养HTLV-3细胞时,逆转录酶的活性被抑制达80%~90%,表明ARC-G可能作用于逆转录阶段。然而,Viletinck等[3]的体内试验证实ARC-G是感染HIV-1病毒的人体细胞系中病毒应答的抑制剂, ARC-G作用于整合阶段,可以抑制原病毒的DNA整合到细胞的DNA中去。此外,Fujihashi等[4]在对分离出的HIV整合酶进行活性测定时发现ARG-G不具活性,ARG-G的活性来源于代谢产物,而非其自身。ARC-G不论在体内还是体外都有抗HIV-1的作用,但其机制还没有明确,有待进一步研究。

（3）EB病毒:陈铁宏[6]等报道牛蒡子乙醇提取物对巴豆油、正丁酸钠联合激发的EB病毒特异性DNA酶、DNA多聚酶、早期抗原、壳抗原表达均有明显抑制作用。在浓度相同时,和已知的抗EB病毒药维A酸的抑制作用相似。

[1] 高阳,董雪,康廷国,等. 牛蒡子苷元体外抗流感病毒活性. 中草药,2002,33(8): 724-726

[2] 魏瑞兰. 牛蒡活性成分研究进展. 中国中医药信息杂志,1997,4(5): 22-23

[3] Vlietinck AJ, Ruyne DT, Aperss, et al. Plant-derived leading compounds for hemotherapy of human immunodeficiency virus(HIV)infection. Planta Medica-Natural Products and Medicinal Plant Research,1998,64(2): 97-109

[4] Fujihashi T, Hara H, Sakata T, et al. Anti-human immunodeficiency virus（HIV）activities of halogenated gomisin J derivatives, new non-nucleoside inhibitors of HIV type 1 reverse transcriptase. Antimicrobial Agents and Chemotherapy,1995,39(9): 2002-2007

[5] 杨子峰,刘妮,黄碧松,等. 牛蒡子甙元体内抗甲1型流感病毒作用的研究. 中药材,2006,28(11): 1012-1014

[6] 陈铁宏,黄迪. 牛蒡子对Epstein-Barr病毒抗原表达的抑制作用. 中华实验和临床病毒学杂志,1994,8(4): 323-326

桑叶（桑科）——（2010年版药典）

性味归经: 甘、苦,寒。归肺、肝经。

功能主治: 疏散风热,清肺润燥,清肝明目。用于风热感冒,肺热燥咳,头晕头痛,目赤昏花。

现代药理研究

（1）呼吸道合胞病毒（RSV）:马方[1]等对5个桑种中20个品种桑叶的80个提取部位进行体外抗RSV活性的筛选,结果显示20个品种桑叶水部位的细胞毒性均较低,而所有石油醚、乙酸乙酯和正丁醇部位样品对Hep-2细胞有不同程度的毒性,其中17个桑品种的26个提取部位具有抑制RSV Long株和（或）RSV A2株的作用。初步的作用机制研究表明,抗青10和粤椹大10品种桑叶的正丁醇部位均在治疗给药方式下有抗RSV的活性,而直接灭活和预防给药方式下均无抗RSV活性。这说明桑叶中含有抗呼吸道合胞病毒活性成分,但不同来源的桑叶因其化学物质基础有差别,其提取物表现出的抗病毒活性有一定的差异。

（2）类免疫缺陷病毒（HIV）:桑叶生物碱中1-脱氧野尻霉

素及其衍生物, N-甲基-1-脱氧野尻霉素和N-丁基-1-脱氧野尻霉素对糖蛋白加工均有较强的抑制作用,通过改变gp120的糖基化, N-丁基-1-脱氧野尻霉素可以阻断HIV-1诱导的合体细胞的形成[2]。

[1] 马方,王辉,李药兰,等. 20个品种桑叶不同提取部位体外抗呼吸道合胞病毒活性初探. 中药材,2013,36(3): 451-455

[2] Tierney M. The Tolerability and Pharmaeokineties of N-butyl Deoxynojirimyein in Patients with Advanced HIV Disease(ACTG100). J Ac-quir Immune Defic Syndr Hum Retrovirol,1995,10(5): 549-553

菊花(菊科)——(2010年版药典)

性味归经: 甘、苦,微寒。归肺、肝经。

功能主治: 散风清热,平肝明目,清热解毒。用于风热感冒,头痛眩晕,目赤肿痛,眼目昏花,疮痈肿毒。

现代药理研究

(1)人类免疫缺陷病毒(HIV): 研究表明,菊花提取物中乙酸乙酯及正丁醇部分具有抑制HIV逆转录酶和HIV复制的活性。乙酸乙酯提取物经PVP层析,得到4种黄酮类化合物,其中抗HIV的新活性成分,为金合欢素-7-O- β-D-吡喃半乳糖苷[1]。菊花具有抑制ZV逆转录酶和HLV复制的活性,其中从菊花分离得到的金合欢素-7-O- β-D-半乳糖是其活性成分,且毒性很小[2]。

(2)单纯疱疹病毒: 国外研究学者发现[3],菊花对单纯疱疹病毒(HSV-1)有抑制作用。

[1] HU.CQ.金合欢素-7-O- β-D-吡喃半乳糖甙—从菊花中得到的抗HIV成分及其有关的类黄酮的构效关系.国外医药植物药分册,1995,10(2): 83

[2] Chang-Qi Hu, Ke Chen, Qian Shi, et al.Anti-aids agents,10 acacetin-7-O- β-D-galactopyranoside, an anti-HIV principle from Chrysanthemum morifoliumand a structure-activity correlation with some related flavonoids. Journal of Natural Products,1994,57(1): 42

[3] 蔡宝昌,潘扬,吴皓,等.国外天然药物抗病毒研究简况.国外医学中医中药分册,1997,19(3):48,31

蔓荆子(马鞭草科)——(2010年版药典)

性味归经: 辛、苦,微寒。归膀胱、肝、胃经。

功能主治: 疏散风热,清利头目。用于风热感冒头痛,牙龈肿痛,目赤多泪,目暗不明,头晕目眩。

现代药理研究

流感病毒: 杨氏等选择抗流感病毒等指标,对不同饮片生蔓荆子、酒制蔓荆子和蔓荆子炭的水煎液及水提取物注射液,以热板法、醋酸扭体法、解热及病毒抑制进行了药理比较,结果表明,经过炮制后几个指标测定均有作用。其抗流感病毒可能与含有芦丁黄酮类化合物有关[1]。

[1] 郭长强,苏德民,程立方.蔓荆子炮制质量的初步研究.中成药,1988,10(8):16-17

柴胡(伞形科)——(2010年版药典)

性味归经: 辛、苦,微寒。归肝、胆、肺经。

功能主治: 疏散退热,疏肝解郁,升举阳气。用于感冒发热,寒热往来,胸胁胀痛,月经不调,子宫脱垂,脱肛。

现代药理研究

(1)**流感病毒:** 柴胡水煎液有较好的抑制流感病毒A3的能力[1]。柴胡皂苷a和d体外试验对流感病毒有抑制作用[2]。北柴胡注射液及其蒸馏出的油状物对流感病毒都有强烈的抑制作用。柴胡茎叶总黄酮(TFB)对鸡胚内流感病毒的增殖有显著抑制作用[6]。Su等[8]研究发现,低剂量的柴胡丙酮提取物对甲型H1N1病毒感染犬肾传代细胞系(MDCK)引起的病理性改变具有显著的抑制作用,同时还发现其对甲型H1N1病毒感染的人肺癌A549细胞分泌趋化因子RANTES具有较强的抑制作用。

（2）出血热病毒:柴胡注射液12.0g/kg腹腔注射乳鼠,对抑制流行性出血热病毒有一定作用[3]。

（3）呼吸道合胞病毒（RSV）:柴胡注射液具有明显抑制RSV的作用[4]。

（4）人乳头瘤病毒（HPV）:柴胡水提液成分对HPV-DNA有明显的破坏作用,其最低有效浓度为0.2g/ml,显示柴胡有较强杀灭HPV的作用[5]。

（5）乙型肝炎病毒（HBV）:将柴胡皂苷和已感染乙型肝炎病毒的人肝细胞一起培养,除皂苷a和d外,皂苷c能显著减少培养介质中HBeAg的浓度,也具有抑制乙型肝炎病毒DNA复制作用[7]。

[1] 郝莉萍,等.人民军医,1992,（11）:49

[2] 张本.吉林中医院,1983,9（1）:39

[3] 郑宣鹤,等.湖南医科大学学报,1993,18（2）:165

[4] 廖传胜,余道文,董继华.柴胡注射液抑制呼吸道合胞病毒的研究.深圳中西医结合杂志,1999,9（2）:20-21

[5] 李劲,罗奎章,林奕,等.柴胡对人乳头瘤病毒杀灭作用的实验研究.中国中西医结合皮肤性病学杂志,2005,4（3）:171-173

[6] 冯煦,王鸣,赵友谊,等.北柴胡茎叶总黄酮抗流感病毒的作用.植物资源与环境学报,2002:11（4）:15-18

[7] ChiangL C, NgL T, Liu LT, et al.Cytotoxicity and anti-hepatitis B virus activities of saikosaponins from Bupleurum species.Planta Med,2003,69（8）:705-709

[8] Su W, Xu HF, Huang H. In vitro anti-influenza A H1N1 effect of extract of Bupleuri Radix.Immunopharmacology and Immunotoxicology,2011,33（3）:433-437

升麻(毛茛科)——（2010年版药典）

性味归经: 辛、微甘,微寒。归肺、脾、胃、大肠经。

功能主治： 发表透疹,清热解毒,升举阳气。用于风热头痛,齿痛,口疮,咽喉肿痛,麻疹不透,阳毒发斑,脱肛,子宫脱垂。

现代药理研究

猴艾滋病病毒(SIV)：以猴艾滋病病毒(SIV)作为人艾滋病病毒(HIV)体外模型,兴安升麻总皂苷Cd-S在Hut-SIV体外培养系统对SIV具有抑制作用,200mg/ml的抑制率为24.00%,使SIV数量下降2~3个单位。其机制可能是Cd-S通过抑制细胞膜的核苷转运,导致SIV在宿主细胞内自身DNA合成受限,因而数量下降[1]。

[1] 林新,蔡有余,肖培根.兴安升麻皂甙体外SIV抑制作用及其机制.华西药学杂志,1994,9(4):221-224

浮萍(浮萍科)——(2010年版药典)

性味归经： 辛,寒。归肺经。

功能主治： 宣散风热,透疹,利尿。用于麻疹不透,风疹瘙痒,水肿尿少。

现代药理研究

埃可病毒：实验表明,1:20的浮萍在体外对肠道埃可病毒(ECHO11)有抑制作用;在感染的同时或感染后给药均可延缓人胚肾原代单层细胞病变的出现时间[1]。

[1] 中医研究院中药研究所病毒组.新医药学杂志,1973,(12):478

第二章 清 热 药

知母（百合科）——（2010年版药典）

性味归经: 苦、甘,寒。归肺、胃、肾经。

功能主治: 清热泻火,滋阴润燥。用于外感热病,高热烦渴,肺热燥咳,骨蒸潮热,内热消渴,肠燥便秘。

现代药理研究

（1）甲型流感病毒: 李沙[1]等的实验研究发现,知母宁具有明显的体外抗甲型人流感病毒作用,知母宁对甲型人流感病毒具有明显的综合抑制作用及抑制病毒吸附后的复制增殖作用,同时可明显降低病毒的感染性。

（2）单纯疱疹病毒（HSV）: 研究表明,知母宁体外抗2型单纯疱疹病毒效果好,且其抗病毒作用具有多个作用点[2],知母宁表现出对HSV-2333的综合抑制作用和抑制病毒吸附后的后续复制增殖作用,其抗病毒有效率（ER%）最高达80%。同时有研究发现[3],知母宁在体外从多个作用点较强地抑制1型单纯疱疹病毒的活性。

（3）乙型肝炎病毒（HBV）: 研究发现[4],知母宁浓度为4mg/ml时对2.2.15细胞分泌HBeAg有明显的抑制作用; 以200mg/kg治疗乙型肝炎模型鸭10天后DHBV-DNA水平明显降低,说明知母宁有抗乙型肝炎病毒的作用,其机制可能与抑制HBV-DNA的复制有关。

[1] 李沙,甄宏. 知母宁体外抗甲型流感病毒作用研究. 中国药师,2005,8（4）: 267-270

[2] 李沙,甄宏,蒋杰,等.知母宁的体外抗单纯疱疹病毒Ⅱ型作用.华中科技大学学报(医学版),2005,34(3):304-307

[3] 蒋杰,向继洲.知母宁体外抗单纯疱疹病毒Ⅰ型体外活性研究.中国药师,2004,7(9):666-670

[4] 丁蔚茅.知母宁抗乙型肝炎病毒作用的实验研究.中国新技术新产品,2009,17:9

天花粉(葫芦科)——(2010年版药典)

性味归经: 甘、微苦,微寒。归肺、胃经。

功能主治: 清热泻火,生津止渴,消肿排脓。用于热病烦渴,肺热燥咳,内热消渴,疮疡肿毒。

现代药理研究

(1)人免疫缺陷病毒(HIV):体外试验表明,天花粉蛋白可抑制HIV在感染的免疫细胞内的复制,减少免疫细胞中受病毒感染的活细胞数。临床资料表明,用结晶纯天花粉蛋白针剂治疗后,患者CD4细胞数呈上升趋势,血清HIV抗原水平下降,呈一定的治疗效果[3]。天花粉蛋白是从瓜蒌根部提取的一种蛋白,在体外能选择性地杀伤被HIV侵犯的T细胞和巨噬细胞,对正常T细胞有保护作用,使其免受HIV感染。它还能直接作用于巨噬细胞,作用机制可能是:作用于受HIV感染的单核-巨噬细胞,抑制细胞内HIV的复制;抑制合胞体形成,使CD4细胞数明显回升;诱发CD8细胞对HIV的特异性杀伤能力[8]。

天花粉有很轻的抑制人免疫缺陷病毒(HIV)的DNA复制和蛋白质合成的作用[4]。一种能抑制HIV感染和复制的蛋白质已从天花粉中分离、纯化得到,这种蛋白质被称为抗-HIV TAP29[5]。1:400天花粉煎剂对猴免疫缺陷病毒(SIV)亦有明显的抑制作用[6]。对于天花粉蛋白抗HIV的机制,目前有如下认识:①作用于受HIV感染的单核-巨噬细胞内HIV复制特别有效[1]。②抑制合胞体的形成,1μg/ml的天花粉蛋白可抑制80%合胞体的形成,2μg/ml则可全部抑制[2]。此外,艾滋病患者静脉滴注天花粉蛋白2次以上之后,CD4细胞数开始明显回升[7],也提示这一机制其作用的可能。③诱发免疫抑制和杀伤,其诱发免疫抑制作用通过CD8细胞发挥作用[8]。天花粉蛋白在培养细胞系中可以有效地抑制人免疫缺陷病毒1型[9]。

（2）乙型脑炎病毒:采用病变抑制法和[125]I放射免疫法在3种细胞培养系统上测定了天花粉蛋白对7种病毒的抑制作用。结果表明,天花粉蛋白浓度在10μg/ml以下时,对细胞无明显的毒性作用,在0.001~10μg/ml时对乙型脑炎有明显的抑制作用,并且这种抑制作用随天花粉蛋白的浓度增大而提高,浓度在0.01μg/ml时可以抑制由100TCID$_{50}$病毒引起细胞病变的50%。这提示天花粉可能是继干扰素之后另一种具有广谱抗毒作用的蛋白质[10]。

（3）柯萨奇病毒:采用病变抑制法和[125]I放射免疫法在3种细胞培养系统上测定了天花粉蛋白对7种病毒的抑制作用。结果表明,天花粉蛋白浓度在10μg/ml以下时,对细胞无明显的毒性作用,在0.001~10μg/ml时对柯萨奇B2有明显的抑制作用,并且这种抑制作用随天花粉蛋白的浓度增大而提高,浓度在0.01μg/ml时可以抑制由100TCID$_{50}$病毒引起细胞病变的50%。这提示天花粉可能是继干扰素之后另一种具有广谱抗毒作用的蛋白质[10]。

（4）麻疹:采用病变抑制法和[125]I放射免疫法在3种细胞培养系统上测定了天花粉蛋白对7种病毒的抑制作用。结果表明,天花粉蛋白浓度在10μg/ml以下时,对细胞无明显的毒性作用,在0.001~10μg/ml时对麻疹有明显的抑制作用,并且这种抑制作用随天花粉蛋白的浓度增大而提高,浓度在0.01μg/ml时可以抑制由100TCID$_{50}$病毒引起细胞病变的50%。这提示天花粉可能是继干扰素之后另一种具有广谱抗毒作用的蛋白质[10]。

（5）腺病毒3型:采用病变抑制法和[125]I放射免疫法在3种细胞培养系统上测定了天花粉蛋白对7种病毒的抑制作用。结果表明,天花粉蛋白浓度在10μg/ml以下时,对细胞无明显的毒性作用,在0.001~10μg/ml时对腺病毒3型有明显的抑制作用,并且这种抑制作用随天花粉蛋白的浓度增大而提高,浓度在0.01μg/ml时可以抑制由100TCID$_{50}$病毒引起细胞病变的50%。这提示天花粉可能是继干扰素之后另一种具有广谱抗毒作用的蛋白质[10]。

（6）单纯疱疹病毒（HSV）：采用病变抑制法和^{125}I放射免疫法在3种细胞培养系统上测定了天花粉蛋白对7种病毒的抑制作用。结果表明,天花粉蛋白浓度在10μg/ml以下时,对细胞无明显的毒性作用,在0.001~10μg/ml时对单纯疱疹病毒Ⅰ型有明显的抑制作用,并且这种抑制作用随天花粉蛋白的浓度增大而提高,浓度在0.01μg/ml时可以抑制由100TCID$_{50}$病毒引起细胞病变的50%。这提示天花粉可能是继干扰素之后另一种具有广谱抗毒作用的蛋白质[10]。天花粉蛋白对体内、外HSV-1 DNA复制具有抑制作用[11]。

（7）带状疱疹病毒：采用病变抑制法和^{125}I放射免疫法在3种细胞培养系统上测定了天花粉蛋白对7种病毒的抑制作用。结果表明,天花粉蛋白浓度在10μg/ml以下时,对细胞无明显的毒性作用,在0.001~10μg/ml时对水泡性口炎病毒有明显的抑制作用,并且这种抑制作用随天花粉蛋白的浓度增大而提高,浓度在0.01μg/ml时可以抑制由100TCID$_{50}$病毒引起细胞病变的50%。这提示天花粉可能是继干扰素之后另一种具有广谱抗毒作用的蛋白质[10]。

（8）乙型肝炎病毒（HBV）：采用病变抑制法和^{125}I放射免疫法在3种细胞培养系统上测定了天花粉蛋白对7种病毒的抑制作用。结果表明,天花粉蛋白浓度在10μg/ml以下时,对细胞无明显的毒性作用,在0.001~10μg/ml时对乙型肝炎病毒有明显的抑制作用,并且这种抑制作用随天花粉蛋白的浓度增大而提高,浓度在0.01μg/ml时可以抑制由100TCID$_{50}$病毒引起细胞病变的50%。这提示天花粉可能是继干扰素之后另一种具有广谱抗毒作用的蛋白质[10]。

[1] McGrath MS, Hwang KM, Caldwell SE, et al. GLQ223 : an inhibitor of human immunodeficiency virus replication in acutely and chronically infected cells of lymphocyte and mononuclear phagocyte lineage. Proc Natl Acad Sci USA, 1989, 86(8): 2844-2848

[2] Ferrari P, Trabaud MA, Rommain M, et al. Toxicity and activity of purified trichosanthin. AIDS(London, England)), 1991, 5(7): 865-870

[3] 周光炎,郑泽镜,陆德源. 天花粉蛋白治疗艾滋病——安全性、疗效与机理. 上海免疫学杂志, 1992, 12(2): 116-119

[4] 赵巧云,黎志东,宋纪蓉. 天花粉蛋白抗人免疫缺陷病毒1型研究. 西北大学学报(自然科学版), 2006, (1): 85-88

[5] Lee-Huang S, Huang PL, Kung HF, et al. TAP 29: an anti-human immunodeficiency virus protein from Trichosanthes kirilowii that is nontoxic to intact cells. Proc Natl Acad Sci USA, 1991, 88(15): 6570-6574

[6] 关崇芬,王忆浙,吴小闻,等. 运用猴免疫缺陷病毒筛选抗艾滋病中药的实验研究. 中国中西医结合杂志, 1993, 13(3): 162

[7] Byers VS, Levin AS, Waites LA, et al. A phase I/II study of trichosanthin treatment of HIV disease. AIDS(London, England)), 1990, 4(12): 1189-1196

[8] 周光炎, MMChan, WBBisS. 天花粉蛋白诱发CD8阳性细胞参与的人体免疫抑制. 上海免疫学杂志, 1990, 10(1): 1

[9] 赵巧云,黎志东,宋纪蓉. 天花粉蛋白抗人免疫缺陷病毒1型研究. 西北大学学报(自然科学版), 2006, 36(1): 85-88

[10] 杨新科,李玉英,陈章良,等. 天花粉蛋白在组织培养上抗病毒作用的研究. 病毒学报, 1990, 6(3): 219-223

[11] 陈光福,尹飞,张红媛,等. 天花粉蛋白对单纯疱疹病毒-1 DNA复制的影响. 实用儿科临床杂志, 2007, 22(22): 1693-1694

夏枯草(唇形科)——(2010年版药典)

性味归经: 辛、苦,寒。归肝、胆经。

功能主治: 清肝泻火,明目,散结消肿。用于目赤肿痛,目珠夜痛,头痛眩晕,瘰疬,瘿瘤,乳痈,乳癖,乳房胀痛。

现代药理研究

（1）单纯疱疹病毒（HSV）：夏枯草的抗病毒作用表现在其阻碍病毒复制、抑制细胞病变等效应，对疱疹病毒1和2都具有一定的抵抗作用，临床上在有效治疗单纯疱疹病毒性角膜炎中达到了高效率、低毒素的目的[1]。孟胜男等[2]的研究证实夏枯草提取物无论体内试验还是体外试验，对单纯疱疹病毒性角膜炎均有显著疗效。体外试验表明夏枯草提取物对感染HSV-1病毒的Vero细胞具有明显的抗病毒作用；体内试验结果显示，与模型组相比，夏枯草提取物和阿昔洛韦组均能有效地治疗单纯疱疹病毒性角膜炎，减轻角膜病变程度，缩短平均治愈时间，其疗效与阿昔洛韦组相似。

（2）人类免疫缺陷病毒（HIV）：夏枯草中的三萜类物质[3]对早期的HIV病毒复制有抑制作用。其提取物PS能够显著减少HIV细胞前病毒经暴露后DNA的自我合成复制数量，并对HIV病毒的逆转录过程产生抑制作用。

[1] 李良. 夏枯草药理作用研究. 中医中药, 2013, 51（4）: 120-121

[2] 孟胜男, 王欣, 邢俊家, 等. 夏枯草提取物对HSV-1及单纯疱疹病毒性角膜炎的作用. 沈阳药科大学学报, 2010, 27（3）: 236-239

[3] 秦蕊, 陆军. 夏枯草的化学成分及药理作用的研究进展. 中国医药指南, 2012, 12（10）: 435-436

黄芩（唇形科）——（2010年版药典）

性味归经: 苦, 寒。归肺、胆、脾、大肠、小肠经。

功能主治: 清热燥湿, 泻火解毒, 止血, 安胎。用于湿温、暑湿、胸闷呕恶, 湿热痞满, 泻痢, 黄疸, 肺热咳嗽, 高热烦渴, 血热吐衄, 痈肿疮毒, 胎动不安。

现代药理研究

（1）流感病毒: 体外试验发现, 黄芩根煎剂对流感病毒PR8

株、亚洲甲型流感病毒等具有一定的对抗作用[1]。永井隆之[2]认为,黄芩根中分离出的黄酮成分F36(5,7,4-三羟基-8-甲氧基黄酮/异黄芩素-8-甲醚)可较强地抑制小鼠感染流感病毒(IFV)及明显阻碍IFV对小鼠的致死活性,对IFV的唾液酸酶有特异的抑制活性,并抑制IFV的膜融合及脱壳。Nagai[3]发现,黄芩黄酮F36抗流感病毒A(H3N2)、B的作用机制,部分是通过抑制病毒膜与病毒感染周期前期红细胞浆质/溶酶体膜融合,从而抑制其增殖、B病毒在基质中释放及其与脂质体结合及在肺中的增殖。

(2)呼吸道合胞体病毒(RSV):国外采用体外试验方法,证实了黄芩提取物在细胞水平对RSV的抑制作用。MaSC等[4]通过细胞病变效应(cytopathic effect,CPE)测定法证实,黄芩提取物对RSV表现出抗病毒活性。对黄芩提取物的进一步提纯发现,anagyrine、oxymatrine、sophoranol、wogonin和oroxylin A是抗RSV的有效成分。Li Y等[5]亦采取CPE测定法证实了黄芩提取物的体外抗RSV作用。国内目前亦主要是体外试验、细胞水平的研究。王雪峰等[6]曾将定喘汤分解剂在HeLa细胞上进行抗RSV的实验研究,指出黄芩有抑制细胞内RSV增殖的作用,或抑制了病毒复制的某一环节。

(3)人类免疫缺陷病毒(HIV):近年来,对黄芩黄酮类成分(黄芩苷、黄芩苷元)抗HIV作用的研究成为国内外研究黄芩抗病毒作用的一大热点,且均已深入到细胞分子水平。对黄芩苷的早期研究发现,黄芩苷在细胞培养中能抑制HIV-1病毒逆转录酶(RT)的活性和细胞病变效应(CPE),抑制病毒荧光抗原(FA),P24抗原[7]和成人T淋巴细胞白血病病毒[8],抑制HIV-1在H9细胞中生长[8,9]。Kitamura等[10]的实验证明,黄芩苷能显著抑制植物血凝素(PHA)引起的外周血单核细胞(PBMC)中HIV-1的复制,其抑制作用具有浓度依赖性。对无症状的HIV-1携带者PHA引起的PBMC中HIV-1的复制也有抑制作用。iBQ,FuT[11]的研究发现,黄芩苷能抑制由包壳蛋白介导的热带T细胞株X4与感染HIV-1病毒的热带单核细胞株R5的细胞融合,并能在HIV-1病毒感染的早期阶段阻止DNA的复制。近5年来,医学工作者从多方面对黄芩苷抗HIV作用机制进行了深入研究。Wu等[12]研究发现,黄芩苷在20 μg/ml的浓度下对体外培养的T细胞株CEM无细胞毒性,而在感染HIV病毒的CEM细胞则表现出明显的细胞毒性,表现为引起细胞DNA发生断裂,对高容量释放HIV病毒的CEM-HIV细胞效应尤其明显。他提出黄芩苷也许能选择性地诱导高病毒释放容量的CEM-HIV细胞导致细胞凋亡,而刺激低HIV产生的细胞增殖,从而推测黄芩苷的抗HIV作用可能与诱导CEM-HIV细胞的凋亡有关。Sun Z等[13]通过电化学方法研究了黄芩苷与DNA的相互作用,发现黄芩苷通过嵌入方式与DNA结合,这个特征使其能够识别双链DNA和单链DNA。此外,黄芩苷-锌复合物(BA-Zn)的体外抗HIV-1活性过去已有研究。Wang Q等[14]对比了黄芩苷与BA-Zn的抗HIV-1活性。体外试验研究显示,与黄芩苷相比,BA-Zn具有较低的细胞毒性和较高的抗HIV-1活性。在抑制重组体RT和HIV-1侵入宿主细胞方面,BA-Zn比黄芩苷更有效。与锌的耦合增强了黄芩苷的抗HIV-1活性。小鼠体内试验表明,黄芩苷能显著抑制白血病病毒引起的脾大和白细胞计数升高[15]。黄芩苷元于1989年就已报道在体外可抑制HIV-1逆转录酶和在细胞培养中抑制HIV-1,静脉滴注可使AIDS患者P24抗原下降,T4淋巴细胞上升[16,17]。Ahn HC等[18]利用荧光和循环二色性光谱法,在HIV-1整合酶有催化作用的区域构象方面,研究了其抑制剂黄芩苷元的作用。研究发现,黄芩苷元能与HIV-1整合酶催化作用核心区域的疏水部位相结合(比例为2:1),并诱导整合酶的构象发生改变。赵晶等[19,20]发现,黄芩苷及黄芩苷元在细胞培养中均能抑制免疫缺陷病毒逆转录酶(HIV-1 RT)的活性。

(4)抗乙型肝炎病毒(HBV):HBV抗原的体外活性抑制实验表明,黄芩苷对HBV的3种抗原(乙型肝炎表面抗原、乙型肝炎病毒e抗原、乙型肝炎病毒核心抗原)均有较显著的抑制作用[21]。

张奉学等[22]通过四甲基偶氮唑盐（MTT）法,采用ELISA法检测分析黄芩苷对细胞分泌HBsAg、HBeAg的抑制作用。结果显示,黄芩苷在细胞上半数毒性浓度大于15mg/ml,在该浓度下对HBsAg、HBeAg的抑制率分别达100%和88%以上,在黄芩苷浓度为0.94~15mg/ml时,对细胞分泌HBsAg、HBeAg的抑制率高于70%,治疗指数分别为65.22和21.74,且对细胞的破坏率较低。Romero MR等[23]研究发现,黄芩苷、黄芩苷元在抗HBV方面虽无细胞毒性,但只有微弱的抑制病毒复制的作用。

（5）丙型肝炎病毒（HCV）: 黄芩在HCV感染的实验动物模型（小鼠）中发挥解热和清除毒素的作用。Tang ZM等[24]将感染了HCV的人胎肝细胞植入鼠脾中培养,采用定量RT-PCR技术检测治疗前后小鼠HCV-RNA的血清含量。结果显示: 黄芩治疗后小鼠HCV-RNA的血清含量降低了。实验证实,黄芩虽无直接清除HCV的作用,但是能够明显抑制HCV-RNA的复制。

（6）柯萨奇病毒: 近年来,国内陆续开展了对黄芩提取物抗柯萨奇病毒作用的研究,分别在整体、器官、细胞水平探讨了其作用机制。王雪峰等[25]通过以柯萨奇B3病毒（CVB3）腹腔注射诱导的BALB/c小鼠心肌炎模型（VMC）,证明了黄芩提取物对病毒性心肌炎小鼠整体保护及心肌细胞损伤的调节作用,并初步探讨了其作用机制。其结果显示,黄芩提取物能降低感染小鼠的发病率; 明显降低病死率,提高生存质量; 心脏重量系数低于对照组; 可以减轻心肌细胞的肿胀,组织结构破坏,炎症细胞浸润等变化; 对心肌细胞电镜下超微结构改变（细胞内线粒体肿胀、破裂,肌纤维断裂、溶解等）有一定的改善作用,且均呈明显的量效关系。卫文峰等[26]用黄芩提取物对CVB3感染的VMC小鼠进行治疗。实验发现,黄芩苷对细胞膜上Na^+-K^+-ATP酶有稳定保护作用,对减轻细胞水肿、保护细胞功能有重要作用。黄芩苷可保护心肌组织的超氧化物歧化酶（SOD）活力,增强内源性氧自由基清除系统的功能。且具有钙拮抗作用,抑制Ca^{2+}内流,减轻细胞水肿、坏死。张凤英等[27]通过体外细胞培养方法对黄芩茎叶提取物体外抗CVB3作用及其作用机制进行研究。结果显示，黄芩茎叶提取物具有一定的直接抗CVB3作用，还能增强HeLa细胞抗CVB3的攻击，对已感染的HeLa细胞也能减轻其病变。

[1] 郑虎占,董泽宏,佘靖. 中药现代研究与应用(4). 北京: 学苑出版社, 1998:3957

[2] 永井隆之. 生物中类黄酮药抗流感病毒活性产生的作用机制(2). 国外医学·中医中药分册,1995,17(6):40

[3] Nagai T. 黄芩根中抗流感A(H3N2)和B病毒的黄酮类成分5,7,4′-羟基-8-甲氧基黄酮F36. 国外医学·中医中药分册,1996,18(3):6

[4] Ma SC, Du J, But PP, et al. Antiviral Chinese medicinal herbs against respiratory syncytial virus. J Ethnopharmacol,2002,79(2):205

[5] Li Y, Ooi LS, Wang H, et al. Antiviral activities of medicinal herbs traditionally used in southern mainland China. Phytother Res,2004,18(9):718-722

[6] 王雪峰,吴振起,崔振泽. 定喘汤及宣降清分解剂对RSV感染Hela细胞的实验研究. 中华实验和临床病毒学杂志,2005,19(2):168

[7] Zhang XQ, Tang XS, Chen HS. Inhibition of HIV replication by baicalin and S. baicalensis extract in H9 cell culture. Chin Med Sci J,1991,6:230

[8] Baylor NW, Fu T, Yan YD. Inhibition of human T cell leukemia virus by the plant flavonoid baicalin. J Infect Dis,1992,165:433

[9] Li BQ, Fu T, Yan YD, et al. Inhibition of HIV infection by baical inflavonoid compound purified from Chinese herbal medicine. Cell Mol Biol Res,1993,39:119

[10] Kitamura K, Honda M, YoshizakI H, et al. Baicalin, an inhibitor of HIV1 production in vitro. Antiviral Res,1998,37(2):131

[11] Li BQ, Fu T, Dongyan Y, et al. Flavonoid baicalin inhibits HIV-1 infection at the level of viral entry. Biochem Biophys Res Commun,2000,276(2):534-538

[12] Wu JA, Attele AS, Hang L, et al. Anti-HIV activity of medicinal herbs: Usage and potential development. Am J Chin Med,2001,29(1):69-81

[13] Sun Z, Ma Z, Zhang W, et al. Electrochemical investigations of baicalin and DNA-baicalin interactions. Anal Bioanal Chem,2004,379(2):283-286

[14] Wang Q, Wang YT, Pu SP, et al. Zinc coupling potentiates anti-HIV-1 activity of baicalin. Biochem Biophys Res Commun,2004,324(2): 602-605

[15] Chen HS, XQ Zhang , L Tang,et al. Inhibition of baicalin on HIV-1 in vitro and on Rav Mul vinvivo. The 5th International Antiviral Symposium. Nice,1994,1:28

[16] Ono K, Nakane H,Fukushima M, et al. Inhibition of reverse transcriptase activity by a flavonoid compound,5,6,7-trihydroxyflavone. Biochem Biophys Res Commun,1989,160:982

[17] 李国勤,吕维柏,周志宽,等. 中医药治疗艾滋病呼吸道感染的临床观察. 中医杂志,1993,49(11): 671-672.

[18] Ahn HC, Lee SY,Kim JW, et al. Binding aspects of baicale into HIV-1 integrase. Mol Cells,2001,12(1): 127-130

[19] 赵晶,张致平,陈鸿珊,等. 黄芩苷元及其苄基衍生物的制备与抗人免疫缺陷病毒实验研究. 药学学报,1997,32(2): 140-143

[20] 赵晶,张致平,陈鸿珊,等. 黄芩苷衍生物的合成及抗人免疫缺陷病毒活性研究. 药学学报,1998,33(1): 22

[21] 蒋锡源. 50种治疗肝炎中草药与制剂体外抑制HBAg的比较. 现代应用药学,1992,9(5): 208

[22] 张奉学. 黄芩苷对HBsAg和HBeAg的体外抑制作用. 中西医结合肝病杂志,2003,13(5): 267-269

[23] Romero MR,Efferth T, Serrano MA, et al. Effect of artemisinin/artesunate as inhibitors of hepatitis B virus production in an "in vitro" replicative system. Antiviral Res,2005,68(2): 75-83

[24] Tang ZM, Peng M,Zhan CJ. Screening 20 Chinese herbs often used for clearing heat and dissipating toxin with nude mice model of hepatitis C viral infection. Zhongguo Zhongxiyi Jiehe Zazhi,2003,23(6): 447-448

[25] 王雪峰,周丽. 柴胡黄芩提取物对CVB3m感染小鼠心肌损伤影响的实验研究. 辽宁中医杂志,2004,31(11): 890-891

[26] 卫文峰,张国成,许东亮,等. 柴胡黄芩炙甘草对小鼠CVB3心肌炎治疗作用的研究. 中国当代儿科杂志,2003,5(3): 223-225

[27] 张凤英,高玉峰,宋鸿儒. 黄芩茎叶提取物与生脉饮抗柯萨奇病毒B3的体外研究. 天津医药,2005,33(11): 716-718

黄连(毛茛科)——(2010年版药典)

性味归经: 苦,寒。归心、脾、胃、肝、胆、大肠经。

功能主治: 清热燥湿,泻火解毒。用于湿热痞满,呕吐吞酸,泻痢,黄疸,高热神昏,心火亢盛,心烦不寐,心悸不宁,血热吐衄,目赤,牙痛,消渴,痈肿疔疮;外治湿疹,湿疮,耳道流脓。酒黄连善清上焦火热。用于目赤,口疮。姜黄连清胃和胃止呕。用于寒热互结,湿热中阻,痞满呕吐。萸黄连疏肝和胃止呕。用于肝胃不和,呕吐吞酸。

现代药理研究

(1)流感病毒: 黄连抗鸡胚培养的甲型流感病毒PR8株、甲型流感病毒56-S8株、亚甲型流感病毒FM1、乙型流感病毒Lee株、丙型流感病毒1233株。1∶200浓度的黄连煎剂在体外对PR8株病毒、FM1株病毒、Lee株病毒、丙型流感病毒1233株有明显的抑制作用[1,2]。

(2)柯萨奇病毒: 黄连有抗柯萨奇B3病毒的作用,能抑制病毒增殖[3]。马伏英[4]用柯萨奇B3病毒感染BAL-A/C小鼠,建立CB3V心肌炎动物模型,用黄连复方制剂对感染鼠进行治疗,表明药物有抗病毒心肌炎的作用。

(3)肝炎病毒: 岩黄连有效成分为岩黄连总碱,含量高达38%。实验表明[5],岩黄连能增进小鼠巨噬细胞吞噬功能,对甲、乙、丙型肝炎病毒均有不同程度的抑制作用,并能较快产生抗体,故能通过清除肝细胞内病毒而达到退黄的目的。

[1] 马卫列,罗芬,李锦云,等. 黄连水体物抗甲型流感病毒活性初步研究. 广东医学院学报,2014,32(6): 759-762

[2] 李锡华,李元荣,铁衣,等.黄连煎剂在鸡胚内对流行性感冒病毒作用的试验.微生物学报,1958,6(2): 211-214

[3] 马伏英,智光,樊毫军.栀子等中药抑制柯萨奇B3病毒的体外实验研究.新乡医学院学报,2006,23(1): 33-35

[4] 马伏英.黄连等中药抗实验性小鼠柯萨奇B3病毒性心肌炎的实验研究.武警医学,1998,9(4):187-190

[5] 刘立,张光华.岩黄连治疗病毒性肝炎并高胆红素血症31例.药物流行病学杂志,2001,10(4):182

黄柏(bo)(习称川黄柏)——(2010年版药典)

性味归经: 苦,寒。归肾、膀胱经。

功能主治: 清热燥湿,泻火除蒸,解毒疗疮。用于湿热泻痢,黄疸尿赤,带下阴痒,热淋涩痛,脚气痿躄,骨蒸劳热,盗汗,遗精,疮疡肿毒,湿疹湿疮。盐黄柏滋阴降火。用于阴虚火旺,盗汗骨蒸。

现代药理研究

(1)单纯疱疹病毒(HSV):蔡宝昌等[1]选择32种天然药物的热水提取液,对接种了单纯疱疹病毒而引发疱疹的小鼠给药,与阿昔洛韦对照组及空白对照组比较,黄柏给药组可延缓疱疹症状发作或扩散时间,延长小鼠生存时间,并显著降低小鼠的病死率。并且,李涛等[2,3]的研究表明:黄柏提取物具良好的抗单纯疱疹病毒1型和2型(HSV-1、HSV-2)作用。

(2)乙型肝炎病毒:金龙飞等[4]通过分析目前市场上中草药抗乙型肝炎药物品种中基本组方品种和我国民间流行的验方及土方中的基本组方品种,并结合已公开发表的文献,确定黄柏具有抗乙型肝炎病毒活性,其有效抗病毒成分可能为黄柏含有的黄柏酮、多种生物碱、甾类物质等。

(3)人类免疫缺陷病毒(HIV):曹廷智等[5]的研究表明,黄柏等19种中药有抗HIV蛋白酶作用。

[1] 蔡宝昌,潘扬,吴皓,等.国外天然药物抗病毒研究简况.国外医学·中药分册,1997,19(3):48

[2] 李涛,彭立新,姜良英.黄柏提取物在体外vero细胞中对单纯疱疹病毒2型的抑制作用.中国实验诊断学,2012,16(6):1100

[3] 李涛,彭立新.黄柏提取物在体外对vero细胞单纯疱疹病毒1型的抑制作用.中国社区医师医学专业,2012,16(14):5

[4] 金龙飞,冯晓红,金呈之,等.抗乙型肝炎病毒中草药的化学成分.中南民族大学学报(自然科学版),2009,12(4): 60-61

[5] 曹廷智,聂广.中医药治疗艾滋病的研究进展.湖北中医药杂志,2009,31(7): 61-63

苦参(豆科)——(2010年版药典)

性味归经: 苦,寒。归心、肝、胃、大肠、膀胱经。

功能主治: 清热燥湿,杀虫,利尿。用于热痢,便血,黄疸尿闭,赤白带下,阴肿阴痒,湿疹,湿疮,皮肤瘙痒,疥癣麻风;外治滴虫性阴道炎。

现代药理研究

(1)单纯疱疹病毒: 苦参具有抗疱疹病毒的作用[1]。体内试验采用单纯疱疹病毒Ⅰ型病毒感染兔角膜建立病毒感染模型,结果发现,不同浓度的苦参碱对单纯疱疹病毒所致的角膜炎有明显治疗作用,均能明显减轻染毒角膜病灶的发展,且能有效愈合角膜创伤,减少炎症反应,保护角膜细胞[9]。

(2)柯萨奇病毒: 苦参粗提液在体内、外对柯萨奇病毒B(CVB)都有显著的抗病毒作用[2]。苦参碱对CVB3感染心肌细胞具有保护作用,这种保护作用至少是部分通过PI3K/AKT信号通路介导的[3]。苦参中对抗柯萨奇B3病毒(CVB3)的有效成分,即抗柯萨奇注射液(SFA)在6.25~200mg/L对感染病毒的心肌细胞具有保护作用,可以使心肌细胞病变减轻,酶释放减少,并可以抑制病毒在心肌中的复制[4]。

(3)乙型肝炎病毒(HBV): 体外试验研究表明,从苦参中提出的氧化苦参碱对HBV-DNA转染的Hep G22.2.15细胞分泌HBsAg和HBeAg有抑制作用,在一定范围内随着药物浓度增加及作用时间延长,抑制率逐渐增高[5]。有人推测,氧化苦参碱的化学结构与嘌呤的结构类似,其在细胞或体内可干扰乙型肝炎病毒的合成[6]。

（4）人巨噬细胞病毒（HCMV）：苦参碱注射液可以有效抑制HCMV DNA的复制,保护肝细胞[7]。苦参碱不仅能抑制HCMV在HEL细胞内的增殖,而且能抑制HCMV诱导的细胞凋亡[8]。

[1] Ma Sh, Du J, Paul PH, et al. Antiviral Chinese medicinal herbs against respiratory syncytial viruses. Journal of Ethnopharmacology,2002,79(2): 205-211

[2] 刘晶星,陈曙霞,陆德源,等.苦参抗柯萨奇病毒的初步研究.上海第二医科大学学报,1991,11(2): 140-142

[3] 孙永梅,初桂兰,陈霞,等.苦参碱对柯萨奇B3型病毒感染心肌细胞的保护作用及其与磷脂酰肌醇3-激酶/蛋白激酶B通路的关系.实用儿科临床杂志,2010,25(18): 1428-1431

[4] 陈曙霞,彭旭,刘晶星,等.苦参对感染柯萨奇B3病毒乳鼠搏动心肌细胞的保护作用.中华实验和临床病毒性杂志,2000,14(2): 137-140

[5] Zeng Z,Wang GJ. Basic and clinical study of Oxymatrine on HBV infection. J Gastroenterol Hepatol,1999,14(Suppl): 295-297

[6] 彭和民.苦参碱联合还原型谷胱甘肽治疗慢性乙型肝炎的疗效观察.中国药房,2010,21(3): 265-267

[7] 兰安杰.苦参碱抗巨细胞病毒的活性及机制的研究.佳木斯大学硕士学位论文,2007

[8] 万妮娅,苏尊玮.阿德福韦酯联合苦参碱治疗乙型肝炎的疗效分析.四川医学,2009,30(6): 930-932

[9] 郭琦.苦参碱治疗病毒性角膜炎的药效学研究.吉林大学硕士学位论文,2007

金银花（忍冬科）——（2010年版药典）

性味归经: 甘,寒。归肺、心、胃经。

功能主治: 清热解毒,疏散风热。用于痈肿疔疮,喉痹,丹毒,热毒血痢,风热感冒,温病发热。

现代药理研究

（1）呼吸道病毒（柯萨奇病毒、合胞病毒）：马双成等[1]分离得到木犀草素和木犀草苷两个黄酮化合物,采用细胞病变效应法进行了抗呼吸道病毒感染的研究,实验表明木犀草苷抗呼吸道合胞体病毒、副流感3型病毒和流感A型病毒的作用比木犀草素强,确认黄酮类化合物为金银花抗菌、抗病毒的一类有效成分。金银花中活性成分绿原酸对呼吸道合胞病毒和柯萨奇B组3型病毒具明显的抑制作用[2]。

(2)腺病毒:病毒敏感性实验表明,金银花醇提取液、水提取液、水超声提取液均能显著增强体外细胞抗腺病毒感染的能力,其中醇提取物抗病毒感染能力最强[3]。

(3)甲型流感病毒:近来研究发现,金银花提取物还可明显延长甲型流感病毒感染小鼠的存活天数,显著降低甲型流感病毒感染小鼠死亡数,对甲型流感病毒感染小鼠具有明显的保护作用。同时明显降低甲型流感病毒感染小鼠的肺指数值,具有减轻甲型流感病毒感染小鼠肺部病变的作用[4]。金银花醇提物对甲型流感病毒FM1型鼠肺适应株有一定的抑制作用,其活性物质除绿原酸外,还有其他3~4个重要成分参与这一药理过程[5]。

(4)单纯疱疹病毒:金银花提取物对单纯疱疹病毒性角膜炎也有显著的疗效[6]。金银花水煎剂对疱疹病毒也有抑制作用[7]。

(5)乙型肝炎病毒:金银花中含有的二咖啡酰奎宁酸(DCQ)对乙型肝炎病毒抗原表达、病毒DNA复制及DNA聚合酶活性有较强的抑制作用。采用鸭肝病毒感染鸭的实验模型研究,效果明显优于阿昔洛韦[8]。

(6)人类免疫缺陷病毒(HIV):美国加利福尼亚大学就二咖啡酰奎宁酸(DCQ)对AIDS病毒HIV-1的作用进行了较全面的研究。DCQ对HIV-1整合酶具较强的选择性抑制作用,极有可能成为开发抗HIV药物重要的先导化合物[9]。

[1] 马双成,刘燕,毕培曦,等.金银花药材中抗呼吸道病毒感染的黄酮类

成分的定量研究. 药物分析杂志,2006,26(4): 426

[2] 刘恩荔,李青山. 大孔吸附树脂分离纯化金银花中总有机酸的研究. 中草药,2006,37(12): 1792

[3] 李永梅,李莉,柏川,等. 金银花的抗腺病毒作用研究. 华西药学杂志,2001,16(5): 327

[4] 季志平,朱萱萱,倪文澎,等. 金银花提取物抗病毒的作用研究. 中国医药导刊,2009,11(1): 92

[5] 郭承军,石俊英. 金银花抗小鼠流感作用的谱效关系研究. 中药药理与临床,2009,25(4): 50-52

[6] 刘莹,王国丽. 金银花提取物对单纯疱疹病毒性角膜炎的作用. 医药导报,2011,30(11): 1421

[7] 中医研究院中药研究所病毒组. 中草药对呼吸道病毒致细胞病变作用的影响. 新医药学杂志,1973,(1): 26

[8] Peluso G, De FV, De F. Studies on the inhibitory effects of caffeoylquinic aicds on monocyte migration and superoxide ion production. Nat Prod,1995,58 (5): 639

[9] Robinson WEJ, Cordeiro M, Aadei-Malek S, et al. Dicaffeoylquenic acid inhibitors of human immunodeficiency virus integrase: inhibition of the core catalytic domain of human immunodeficiency virus integrase. Mol Pharmacol,1996,50(4): 846

连翘(木犀科)——(2010年版药典)

性味归经: 苦,微寒。归肺、心、小肠经。

功能主治: 清热解毒,消肿散结,疏散风热。用于痈疽,瘰疬,乳痈,丹毒,风热感冒,温病初起,温热入营,高热烦渴,神昏发斑,热淋涩痛。

现代药理研究

（1）流感病毒: 无论在鸡胚内还是鸡胚外实验,连翘种子挥发油都显示了明显的抗流感病毒活性[1,2]。皮下注射连翘种子挥发油,对流感病毒感染的小白鼠有明显保护作用[3]。首都医科大学赵文华等[10]对连翘病毒清胶囊抗流感病毒作用的物质基础进行研究,结果从连翘病毒清胶囊抗流感病毒有效部位群中分离得到多种成分,推断苯乙醇苷类、黄酮类及木脂素类成分是连翘病毒清胶囊抗流感病毒作用的主要物质基础之一。石钺等[11]对银翘散抗流感病毒有效部位群化学成分进行了分离与鉴定,分离得到包括连翘苷(Ⅱ)与连翘酯苷(Ⅲ)等11种成分。

（2）单纯疱疹病毒（HSV）:中药连翘不同部位的有效成分均有抑制单纯疱疹病毒在Hep-2细胞内复制的作用,抑制作用的大小与有效成分的部位有关[4]。张欣等[12]在中草药连翘、白芍水煎剂的抗病毒作用研究中,证明了连翘水煎剂在Hep-2细胞上有明显抑制HSV-1的作用。实验显示连翘与HSV-1及甲型流感病毒直接接触具有抑制病毒的作用。可能是药物直接破坏了病毒表面结构使之不能吸附,或是连翘有类抗体样的物质使病毒灭活,用药物处理细胞后再感染病毒,结果连翘对HSV-1病毒有一定的预防作用,说明连翘可能改变病毒包膜的功能或封闭了细胞的受体及药物进入细胞后阻止病毒在细胞内的增殖。

（3）呼吸道合胞病毒（RSV）:连翘抗病毒有效部位（LC-4）在体外对RSV复制有明显的预防及治疗作用[5]。连翘对RSV的抑制率随着剂量增加而增加,呈现出明显的正相关。早期加入药物能抑制RSV活性,一般认为是通过抑制病毒吸附和穿入细胞而起作用的;在感染RSV后加药,如果还能表现出抑制RSV活性作用,一般认为其是通过抑制未感染RS的细胞与已感染RSV的合胞体结合而达到抗病毒作用。因此,上述结果表明,连翘抑制RSV活性作用可能是通过抑制合胞体的形成来实现的[13]。

（4）乙型脑炎病毒:连翘浓缩煎剂在体外细胞模型中有较好的抗乙脑病毒感染作用,作用机制可能是干扰病毒对细胞的吸附及抑制病毒在细胞内的复制增殖[6]。

（5）人巨细胞病毒:连翘尤其是槲皮素具有良好的体外抗人巨细胞病毒（HCMV）效果[7]。

（6）柯萨奇病毒：连翘水煎剂对柯萨奇B3病毒有明显的抑制作用[8]。胡克杰[9]等对连翘提取物连翘酯苷进行了体外抗CVB3试验研究表明，连翘酯苷对CVB3有较强的抑制作用，且细胞毒性较低，可以较大浓度、大剂量地使用。可见，连翘是临床用于抗CVB3的首选药物之一。

（7）埃可病毒：连翘水煎剂对埃可19型病毒有明显的抑制作用[8]。

[1] 刘国声,蒋景仪,陈鸿珊,等.中药的抗流感病毒作用.微生物学报,1960,8（2）：164-170

[2] 马振亚,赵爱玲.连翘种子挥发油抗流感病毒等病原微生物作用的实验研究.陕西新医药,1980,9（11）：51

[3] 马振亚.连翘子挥发油对流感病毒小白鼠的保护作用和葡萄球菌在家兔血液中消长的影响.陕西新医药,1982,11（4）：58

[4] 刘颖娟,杨占秋,肖红,等.中药连翘有效成分体外抗单纯疱疹病毒的实验研究.湖北中医学院学报,2004,6（1）：36-38

[5] 陈杨,李鑫,周婧瑜,等.连翘抗病毒有效部位（LC-4）体外抗呼吸道合胞病毒作用的研究.卫生研究,2009,38（6）：733-735

[6] 洪文艳,唐博恒,刘金华,等.连翘浓缩煎剂抗乙型脑炎病毒的体外实验研究.亚太传统医药,2010,6（12）：13-14

[7] 张丹丹,方建国,陈娟娟,等.连翘及其主要有效成分槲皮素体外抗人巨细胞病毒的实验研究.中国中药杂志,2010,35（8）：1055-1059

[8] 董杰德,陈晨华,仇素英,等.四种中草药抗柯萨奇病毒和埃柯病毒的实验研究.山东中医学院学报,1993,17（4）：46-49

[9] 胡克杰,徐凯建,王跃红,等.连翘酯甙体外抗病毒作用的实验研究.中国中医药科技,2001,8（2）：891

[10] 赵文华,石任兵,刘斌,等.连翘病毒清胶囊抗病毒有效部位化学成分的研究.中成药,2005,27（4）：449-453

[11] 石钺,石任兵,刘斌,等.银翘散抗流感病毒有效部位群化学成分的分离与鉴定.中国中药杂志,2003,28（1）：42-47

[12] 张欣,任中原.中草药连翘、白芍水煎剂的抗病毒作用研究.天津医学院学报,1990,14（1）：35-38

[13] 田文静,李洪源,姚振江,等.连翘抑制呼吸道合胞病毒作用的实验研

究. 哈尔滨医科大学学报,2004,38(5): 421-423

大青叶(十字花科)——(2010年版药典)

性味归经: 苦,寒。归心、胃经。

功能主治: 清热解毒,凉血消斑。用于温病高热,神昏,发斑发疹,疖腮,喉痹,丹毒,痈肿。

现代药理研究

（1）柯萨奇病毒: 李小青等[8]发现大青叶对柯萨奇病毒（CVB3）引起的小鼠病毒性心肌炎（VMC）早期病理改变有显著影响,大青叶可能通过抑制病毒合成、增强白细胞吞噬作用、降低毛细血管通透性等作用改善和保护心肌细胞,这有助于CVB3心肌炎的治疗。大青叶有效单体能安全、高效地抑制CVB3在Hep-2细胞中的增殖[1]。

（2）呼吸道合胞病毒: 大青叶单体能安全、高效地抑制RSV在Hep-2细胞中的增殖,抑制作用发生在病毒入侵细胞后[2]。

（3）单纯疱疹病毒: 方建国等[3]考察大青叶不同化学部位体外抑制单纯疱疹病毒Ⅰ型细胞的感染作用,发现大青叶提取物具有较强的体内外抗HSV-1病毒活性,对HSV-1有直接灭活作用。大青叶提取物在体外有一定的抗HSV-2感染效果,主要是通过抑制病毒在细胞内的复制增殖而发挥作用[4]。

（4）甲型流感病毒: 刘盛等[7]用鸡胚法考察了15种不同种质的大青叶对甲型流感病毒（A1京防86-1）的抑制作用。其血凝滴度实验结果表明,大多数药材对甲型流感病毒有直接作用,但程度有所不同,认为各种质药材样品抗病毒活性的有无及强度有明显差异,但药材品质不稳定。大青叶中4(3H)-喹唑酮具有明显的体外阻止H1N1型流感病毒吸附到靶细胞和抑制H1N1型流感病毒增殖的作用[5]。大青叶有效单体对流感病毒无直接灭活作用,也不能阻止流感病毒的吸附,而能抑制流感病毒在传代犬肾细胞（MDCK）细胞内的生物合成[6]。

[1] 刘钊,杨占秋,肖红.中药大青叶有效单体抗柯萨奇病毒作用.中南民族大学学报(自然科学版),2009,28(2):41-45

[2] 刘钊,杨占秋,肖红.大青叶有效单体抗呼吸道合胞病毒作用的实验研究.时珍国医国药,2009,20(8):1977-1979

[3] 方建国,胡娅,汤杰,等.大青叶抗单纯疱疹病毒Ⅰ型的活性研究.中国中药杂志,2005,30(17):1343-1346

[4] 喻淑庆,陈湘漪,余凌.大青叶提取物抗单纯疱疹病毒Ⅱ型的体外实验研究.医药导报,2008,27(4):394-396

[5] 许涛,梁剑平,余四九,等.大青叶中4(3H)-喹唑酮体外抗H1N1型流感病毒的作用研究.中兽医医药杂志,2008,3:7-9

[6] 刘钊,杨占秋,肖红.中药大青叶有效单体抗流感病毒作用.中南民族大学学报(自然科学版),2009,28(3):42-46

[7] 刘盛,陈万生,乔传卓,等.不同种质板蓝根和大青叶的抗甲型流感病毒作用.第二军医大学学报,2000,21(3):204-206

[8] 李小青,张国成,许东亮,等.黄芪和大青叶治疗小鼠病毒性心肌炎的对比研究.中国当代儿科杂志,2003,5(5):439-442

板蓝根(十字花科)——(2010年版药典)

性味归经: 苦,寒。归心、胃经。

功能主治: 清热解毒,凉血利咽。用于温疫时毒,发热咽痛,温毒发斑,痄腮,烂喉丹痧,大头瘟疫,丹毒,痈肿。

现代药理研究

（1）单纯疱疹病毒(HSV):板蓝根在体外主要通过抑制生物合成而发挥抗HSV-1作用[1]。方建国等[12]的研究表明,板蓝根各部位在不同质量浓度时,均出现典型的HSV-1感染所致CPE,其程度随药液浓度增加有所降低,病毒抑制率皆与药物浓度呈正相关,显示板蓝根具有直接灭活HSV-1的作用。

（2）柯萨奇病毒:板蓝根水煎剂在细胞水平具有明显抑制CB4V的作用[2]。板蓝根注射液对于柯萨奇B3病毒(CVB3)感染心肌细胞所致的病毒性心肌炎模型具有一定的抗CVB3病毒及心肌细胞的保护作用[3]。赵玲敏等[10]研究表明,板蓝根的4种单体对CVB3感染均无预防作用,亦无直接灭活作用,但对CVB3的增殖均有抑制作用,而且是通过抑制病毒核酸的复制而抑制病毒的增殖。随着药物浓度的增加,病毒抑制率增加,并表现出量效关系。陆权[11]认为板蓝根对病毒性疾病的治疗作用可能是菘蓝中所含的嘌呤、嘧啶及吲哚成分通过干扰病毒核酸的合成,以及通过提高机体的免疫力而发挥作用。

（3）流感病毒:试管和鸡胚实验证明,50%板蓝根注射液对流感病毒PR8株及京科68-1株有明显抑制作用,100%板蓝根煎剂有延缓京科68-1株和腺病毒-T型所致细胞病变作用[4]。板蓝根抗病毒有效部位的筛选实验中,发现板蓝根抗流感病毒的有效部位为阳离子树脂吸附部分结合氨基酸[5]。其中,表告依春为板蓝根抗流感病毒的主要有效成分之一[6]。板蓝根凝集素对流感病毒具有显著的直接杀伤作用、预防作用及较好的治疗作用[9]。

（4）乙型肝炎病毒(HBV):板蓝根及板蓝根注射液对乙型肝炎表面抗原(HBsAg)、乙型肝炎病毒的抗体(HBeAg)、乙型肝炎病毒的核心抗原(HBcAg)及HBV DNA有显著的抑制作用[7]。

（5）人巨细胞病毒:板蓝根煎剂在1∶200稀释度时即有显著的抗病毒效应,其抗病毒可能与所含尿苷、尿嘧啶、次黄嘌呤等成分有关。这些物质能干扰病毒DNA、RNA的复制,从而达到抑制病毒增殖,保护细胞免受病毒损害的作用[8]。

[1] 方建国,汤杰,杨占秋,等.板蓝根体外抗单纯疱疹病毒Ⅰ型作用.中草药,2005,36(2):242-244

[2] 张宸豪,高梅,马爱新,等.板蓝根对柯萨奇病毒抑制作用的研究.第四军医大学吉林军医学院学报,2003,25(3):125-126

[3] 朱理安,关瑞锦,胡锡衷.板蓝根对实验性病毒性心肌细胞的保护作用研究.中华心血管病杂志,1999,27(6):467-468

[4] 李广勋.中药药理毒理与临床.天津:天津科技翻译出版公司,1992:35

[5] 刘思贞,祝希娴,邵玉芹,等.板蓝根抗流感病毒有效部位的筛选.中草

药,1990,30(9): 650-651

[6] 徐丽华,黄芳,陈婷,等. 板蓝根中的抗病毒活性成分. 中国天然药物,
2005,3(6): 359-361

[7] 蒋锡源,杨珍珠,胡志军,等. 50种治疗肝炎中草药与制剂体外抑制
HbsAg活性的比较. 现代应用药学,1992,9(5): 208-210

[8] 孙广蓬,胡志力,孟红,等. MTT法检测板蓝根抗巨细胞毒效应. 山东中
医药大学学报,2000,24(2): 137-138

[9] 刘盛,陈万生,乔传卓. 不同种质板蓝根和大青叶的抗甲型流感病毒作
用. 第二军医大学学报,2002,21(3): 204-205

[10] 赵玲敏,杨占秋,钟琼,等. 菘蓝的4种单体成分抗柯萨奇病毒作用的
研究. 武汉大学学报(医学版),2005,26(1): 53-57

[11] 陆权. 儿科常见病毒性呼吸道感染的病因治疗. 世界临床药物,2003,
24(7): 3981

[12] 方建国,汤杰,杨占秋,等. 板蓝根体外抗单纯疱疹病毒Ⅰ型作用. 中
草药,2005,36(2): 242

绵马贯众(鳞毛蕨科) ——(2010年版药典)

性味归经: 苦,微寒; 有小毒。归肝、胃经。

功能主治: 清热解毒,止血,杀虫。用于时疫感冒,风热头
痛,温毒发斑,疮疡肿毒,崩漏下血,虫积腹痛。

现代药理研究

（1）流感病毒: 绵马贯众煎剂用试管稀释法,1∶800~1∶160
对各型流感病毒有不同程度的抑制作用[1]。贯众煎剂对流感病
毒PR8株、亚洲甲型京科68-1株、57-4株、新甲1型连防77-2株、流
感病毒乙型（Lee）、丙型（1232）及丁型（仙台）等均显示明显抑
制作用。绵马贯众提取物对流感病毒（FM1株）具有一定的抗
病毒作用[3]。贯众在一定浓度条件下对新甲1型病毒有较明显
的抑制效果,药物对病毒的抑制效果与浓度成正比[6]。

（2）副流感病毒（Ⅰ型、Ⅲ型）: 绵马贯众提取物对副流感病
毒（Ⅰ型、Ⅲ型）具有一定的抗病毒作用[3]。

（3）腺病毒（AD3）：绵马贯众提取物对腺病毒（AD3）具有一定的抗病毒作用[3]。

（4）呼吸道合胞病毒（RSV）：贯众具有较强的抗呼吸道合胞病毒的作用[2]。绵马贯众提取物对呼吸道合胞病毒具有一定的抗病毒作用[3]。

（5）柯萨奇病毒：贯众具有较强的抗柯萨奇病毒A16、柯萨奇病毒B1、柯萨奇病毒B3、柯萨奇病毒B4的作用[2]。贯众有明显的抑制柯萨奇病毒B3（CVB3）的作用[4]。贯众水提取液对感染柯萨奇病毒B3的心肌细胞具有抗病毒和细胞保护作用，主要原因是贯众水提取液对细胞内的病毒有抑制作用，通过抑制其生物合成及成熟释放起到抗CVB3的作用[5]。

[1] 南京药学院.中草药学(中册).南京:江苏人民出版社,1976:53

[2] 杨洁,刘萍,武晓玉.5种中药提取物体外抗病毒药效学研究.军医进修学院学报,2007,28(5):375-376

[3] 孙科峰,于艳,李丽静,等.绵马贯众水和乙醇提取物抗病毒的实验研究.中国中西医结合儿科学,2010,2(4):319-321

[4] 董杰德,陈晨华,仇素英,等.四种中草药抗柯萨奇病毒和埃柯病毒的实验研究.山东中医学院学报,1993,17(4):46-49

[5] 张成镐,玄延花,曹红子,等.贯众水提取液抗柯萨奇B3病毒的实验研究.中国中医药科技,2002,9(2):104-105

[6] 连云港市卫生防疫站.大蒜油、贯众、大青叶对流行性感冒病毒的抑制效果.微生物学报,1979,2:20-21

紫花地丁（堇菜科）——（2010年版药典）

性味归经：苦、辛，寒。归心、肝经。

功能主治：清热解毒，凉血消肿。用于疔疮肿毒，痈疽发背，丹毒，毒蛇咬伤。

现代药理研究：

（1）人免疫缺陷病毒（HIV）：紫花地丁提取物在低于毒性

剂量的浓度下,可完全抑制艾滋病病毒(HIV)的生长[1]。紫花地丁的二甲亚砜提取物有很强的体外抑制HIV活性,相应的甲醇提取物也有此活性,但不及二甲亚砜提取物,这些提取物同时还有细胞毒性作用[2]。

(2)柯萨奇病毒:紫花地丁提取物具有明显的抗柯萨奇病毒A16、柯萨奇病毒B1、柯萨奇病毒B3、柯萨奇病毒B4的作用[3]。

(3)呼吸道合胞病毒(RSV):紫花地丁的全草提取物在体外具有抗RSV活性[5]。

(4)乙型肝炎病毒(HBV):紫花地丁在体内、外试验中均有抗HBV活性作用[4]。在体内试验中发现紫花地丁水浸出物具有抑制HBV DNA的复制作用。在体外试验研究中发现,紫花地丁水浸出物在对HepG 2.2.15细胞无毒性,且对HBsAg、HBeAg都有一定的抑制作用。

[1] Chang RS, Yeung HW. Inhibition of growth of human immunodeficiency virus in vitro by crude extracts of Chinese medicinal herbs. Antiviral Res, 1988, 9(3): 163-175

[2] Ngan F, Chang RS, Tabba HD, et al. Isolation, purification and partial characterization of an active anti-HIV compound from the Chinese medicinal herb viola yedoensis. Antiviral Res, 1988, 10(1-3): 107-116

[3] 杨洁,刘萍,武晓玉. 5种中药提取物体外抗病毒药效学研究. 军医进修学院学报, 2007, 28(5): 375-376

[4] 王玉,吴中明,敖弟书. 紫花地丁抗乙型肝炎病毒的实验研究. 中药药理与临床, 2011, 27(5): 70-74

[5] Ma SC, Du J, Paul PB, et al. Antiviral Chinese medical herbs Against respiratory syncytial virus. Journal of Ethnopharmacology, 2002, 79(2): 205-211

野菊花(菊科)——(2010年版药典)

性味归经: 苦、辛,微寒。归肝、心经。

功能主治: 清热解毒,泻火平肝。用于疔疮痈肿,目赤肿痛,头痛眩晕。

现代药理研究

（1）流感病毒：实验表明，用野菊花水提取物灌胃给予甲1型流感病毒FM1株感染小鼠，野菊花水提取物能延长流感病毒感染小鼠平均生存时间，降低病死率；其水提取物能降低甲型流感病毒感染小鼠肺指数，对流感病毒有一定的抑制作用[1]。野菊花煎液与挥发油的抑菌和抗病毒活性实验研究结果表明，二者均具抑菌和抗病毒活性，且野菊花煎液的抑菌和抗病毒活性均强于挥发油[2]。

（2）呼吸道合胞病毒（RSV）：野菊花水提取物对呼吸道合胞病毒可以在体外多环节中发挥作用，它既可在与病毒共同温育时直接灭活病毒，又能抑制病毒吸附和穿入细胞膜感染细胞，同时还能对已经侵入细胞的病毒有一定抑制作用[3]。

（3）人类免疫缺陷病毒（HIV）：研究表明，浓度为7.2 μg/ml的野菊花黄酮提取物对HIV具有一定的抑制作用[4]。

[1] 林素琴.野菊花抗甲1型流感病毒FM1株的作用研究.广州中医药大学硕士学位论文,2010

[2] 任爱农,王志刚,卢振初,等.野菊花抑菌和抗病毒作用实验研究.药物生物技术,1996,6(4): 241

[3] 张振亚,方学平,刁志花,等.野菊花提取物抑制呼吸道合胞病毒作用的体外实验研究.解放军药学学报,2006,22(4): 273-277

[4] Lee JS, Kim HJ, Lee YS. A new anti-HIV flavonoid glucuronide from Chrysanthemum morifolium. Planta Med,2003,69(9): 859-861

重楼(百合科)——(2010年版药典)

性味归经: 苦,微寒; 有小毒。归肝经。

功能主治: 清热解毒,消肿止痛,凉肝定惊。用于疔疮痈肿,咽喉肿痛,蛇虫咬伤,跌扑伤痛,惊风抽搐。

现代药理研究

流感病毒:重楼的95%乙醇或水提取物对甲型流感病毒及亚

洲甲型流感病毒有抑制作用,鸡胚接种法在稀释到1:100 000仍
有效,醇提取物优于水提取物;小鼠滴鼻接种法可降低感染病毒
后的病死率,重楼中高含量的鞣酸(约15%)在此起重要作用[1]。
研究表明[2],重楼的有效成分在体外具有明显的抗病毒效果,特
别对流感病毒各亚型(H1N1, H3N2, PR8)有很好的抑制作用。

[1] 上海市卫生防疫站,上海医药工业研究所药物制剂研究室.中药对"流
    感病毒"作用的研究报告.上海中医药杂志,1960,(2):68-73
[2] 牛亚奇.重楼克感滴丸抗病毒实验研究.北京中医药大学硕士学位论
    文,2012

鱼腥草(三白草科)——(2010年版药典)

性味归经: 辛,微寒。归肺经。

功能主治: 清热解毒,消痈排脓,利尿通淋。用于肺痈吐脓,
痰热喘咳,热痢,热淋,痈肿疮毒。

现代药理研究

(1)流感病毒:鱼腥草煎剂在体外对京科68-1株病毒有抑
制作用[1]。其非挥发油部分腹腔注射,对流感病毒FM1实验感染
小鼠有明显的预防保护作用,经口或滴鼻给药也有一定效果[2]。
鱼腥草挥发油对流感病毒有抑制作用[3]。鱼腥草挥发油对甲、
乙型流感病毒均呈现一定的抑制效果,并且是通过破坏病毒包
膜而抑制、杀伤流感病毒。鱼腥草乙酸乙酯提取物对流感病毒
有直接抑制作用,且无细胞毒性[7]。

(2)埃可病毒:鱼腥草煎剂在体外能延缓埃可11株病毒
(ECHO11)的致细胞病变作用[1]。

(3)轮状病毒:鱼腥草治疗婴幼儿轮状病毒肠炎能缩短病
程,是一种安全有效、不良反应少的治疗方法[4]。

(4)呼吸道合胞病毒(RSV):鱼腥草注射液对RSV有体外
抑制作用,抗病毒效果确切,而且随着药物剂量的增加,抗病毒
效果也增强[5]。

（5）人类免疫缺陷病毒（HIV）：研究表明,鱼腥草水蒸气蒸馏液中的甲基正壬酮、月桂醛和辛醛3种主要成分均可使HIV失活[6]。

[1] 中医研究院中药研究所病毒组.中草药对呼吸道病毒致细胞病变作用的影响.新医药学杂志,1973,（1）: 26

[2] 朱宇同,孙汉东,绦步春,等.鱼腥草挥发油提取物抗病毒作用的初步研究.中草药,1983,14（7）: 25

[3] 张薇,卢芳国,潘双银,等.鱼腥草中挥发油的提取分析及其抗菌抗病毒作用的研究.实用预防医学,2008,15（2）: 312-316

[4] 蓝玉清,陈丽娜.鱼腥草治疗小儿急性轮状病毒肠炎的临床观察.中药抗生素杂志,2003,28（7）: 443-444

[5] 赵宇红,申昆玲,刘亚谊,等.鱼腥草注射液治疗呼吸道合胞病毒感染的体外实验研究.首都医科大学学报,2005,26（5）: 571-573

[6] Hayashi K, Kamiyam, Hayashi T. Virucidal effects of the steam distillate from *Houttuynia cordata* and its components on HSV-1, influenza virus, and HIV. Planta Med,1995,61（3）: 237-241

[7] 李文,王少军,严敏,等.鱼腥草提取液抗流感腮腺炎病毒效果观察.预防医学文献信息,1999,5（4）: 347-348

败酱草（败酱科）——（中华本草）

性味归经: 辛、苦,微寒。归胃、大肠、肝经。

功能主治: 清热解毒,活血排脓。用主治肠痈、肺痈、痈肿,痢疾产后瘀阻腹痛。

现代药理研究

（1）呼吸道合胞病毒（RSV）：败酱草抗病毒有效部位败酱草多糖（AP4）[1]在HeLa细胞中对RSV有明显的抑制作用,AP4半数中毒浓度（TC_{50}）为11.07mg/ml,抑制呼吸道合胞病毒的半数有效浓度（EC_{50}）为0.097mg/ml,治疗指数（TI）为114；利巴韦林半数中毒浓度（TC_{50}）为2.087mg/ml,抑制呼吸道合胞病毒的半数有效浓度（EC_{50}）为0.0385mg/ml,治疗指数（TI）为54。败酱草有效成分AP4具有明显抑制RSV增殖的作用,其抑制RSV的

EC_{50}为0.0801mg/ml,治疗指数(TI)为135.95,其抗病毒指数明显高于利巴韦林,说明败酱草AP4的毒性较低,抗病毒作用强,使用安全性高[3]。败酱草全草的水提浓缩液(AP1)经乙醇沉淀法提取后,得到的沉淀物经大孔吸附树脂柱分离提纯后,得到AP3。AP3经抗病毒试验检测,对呼吸道合胞病毒有明显的抑制作用,而且AP3经Molish反应检测呈阳性,可以确定AP3为败酱草抗呼吸道合胞病毒的有效部位[4]。

(2)单纯疱疹病毒Ⅰ型:以组织培养技术测定,发现败酱草水和醇提取液(均含生药10mg/kg)对Ⅰ型单纯疱疹病毒有较强的抑制作用[2]。

[1] 张凤梅,李洪源,李霞,等.败酱草多糖体外抗呼吸道合胞病毒作用的研究.黑龙江医药科学,2006,29(1):48-50

[2] 郑民实.472种中草药抗单纯疱疹病毒的试验研究.中西医结合杂志,1990,10(1):39-41

[3] 张凤梅,刘璐,李鑫,等.败酱草多糖提取、纯化、鉴定及其体外抗RSV作用研究.中药材,2008,31(12):1879-1881

[4] 李珊珊,李洪源,朴英爱,等.败酱草抗病毒有效部位体外抑制呼吸道合胞病毒作用研究.中华流行病学杂志,2004,25(2):150-153

射干(鸢尾科)——(2010年版药典)

性味归经: 苦,寒。归肺经。

功能主治: 清热解毒,祛痰,利咽。用于热毒痰火郁结,咽喉肿痛,痰涎壅盛,咳嗽气喘。

现代药理研究

(1)腺病毒、疱疹病毒:韩杨等[1]的实验表明,射干60%乙醇提取物250mg/ml对腺病毒Ⅲ型的致细胞病变有抑制作用,对疱疹病毒Ⅰ型有一定的延迟作用。

(2)埃可病毒:射干的主要成分鸢尾黄素在组织培养中可以对抗埃可病毒引起的细胞病变等作用[3]。

（3）流感病毒：10%的射干溶液在体外可抑制8个血凝单位的A1京防86-1（甲1型）流感病毒[2]。射干60%乙醇提取物250mg/ml对流感病毒FM1株的致细胞病变有抑制作用[1]。

[1] 韩杨,孔红,李宜平.射干的抗病毒实验研究.中草药,2004,35(3): 307-308

[2] 吴泽芳,熊朝敏.射干与白射干、川射干的药理作用比较研究.中药药理与临床,1990,6(6): 28-50

[3] 吉文亮,秦民坚,王峥涛.中药射干的化学与药理研究进展.国外医药·植物药分册,2000,15(2): 57

白头翁（毛茛科）——（2010年版药典）

性味归经: 苦,寒。归胃、大肠经。

功能主治: 清热解毒,凉血止痢。用于热毒血痢,阴痒带下。

现代药理研究

（1）流感病毒：白头翁对小白鼠流感病毒感染有轻度抑制作用,其水浸液可延长感染流感病毒PR8株小鼠的存活时间,减轻肺部炎症[1]。

（2）乙型肝炎：白头翁通过增加超氧化物的释放,使乙型肝炎病毒的清除率增高,可治疗乙型肝炎病毒感染的大鼠[2]。

[1] 王善源.中药对于流行性感冒病毒的抑制作用.科学通报,1958,(3): 90

[2] Yao DC, Athanasios G, Lessidis V, et al. Chemiluminesence detection of superoxide an ion release and superoxide dismutase activity: modulation effect of Pulsatilla chinensis. Analy Bioanaly Chem,2004,379(1): 171-177

鸦胆子（枯木科）——（2010年版药典）

性味归经: 苦,寒; 有小毒。归大肠、肝经。

功能主治: 清热解毒,截疟,止痢,外用腐蚀赘疣。用于痢疾,疟疾; 外治赘疣,鸡眼。

现代药理研究

人乳头瘤病毒（HPV）：鸦胆子苷A、C、F和G具有抗病毒作用[1]。鸦胆子油及鸦胆子水提液对病毒有明显破坏作用，抑制其复制扩增，且药效时间较长[2]。

[1] Hall IH, Lee KH, Imakura Y, et al. Anti-inflammatory Agents Ⅲ: Structure-Activity Relationships of Brusatol and Related Quassinoids. J Pharm Sci, 1983, 72(11): 1282-1284

[2] 冯怡, 邓远辉, 陈桂容, 等. 鸦胆子抗人乳头瘤病毒的作用研究. 中成药, 2006, 28(12): 1819-1820

牡丹皮（毛茛科）

——（2010年版药典）（中华本草列为芍药科）

性味归经: 苦、辛, 微寒。归心、肝、肾经。

功能主治: 清热凉血, 活血化瘀。用于热入营血, 温毒发斑, 吐血衄血, 夜热早凉, 无汗骨蒸, 经闭痛经, 跌扑伤痛, 痈肿疮毒。

现代药理研究

流感病毒: 牡丹皮对流感病毒有直接抑制作用, 鸡胚体内最小有效量每胚12.5mg, 体外最小有效量0.5mg/ml, 但小鼠实验治疗效果不一致[1]。牡丹皮中抗病毒的活性成分为1, 2, 3, 4, 6-五没食子酰基葡萄糖[2]。

[1] 刘国声, 蒋景仪, 陈鸿珊, 等. 中药的抗流感病毒作用. 微生物学报, 1960, 8(2): 164-170

[2] Takechi M, Tanaka Y. Antiviral substances from the root of Paeonia species. Planta medica, 1982, 45(4): 252-253

紫草（紫草科）——（2010年版药典）

性味归经: 甘、咸, 寒。归心、肝经。

功能主治：清热凉血,活血解毒,透疹消斑。用于血热毒盛,斑疹紫黑,麻疹不透,疮疡,湿疹,水火烫伤。

现代药理研究

（1）流感病毒：紫草对京科68-1病毒在体外有抑制作用[1]。紫草素在鸡胚中可抑制流感病毒[2]。

（2）单纯疱疹病毒（HSV）：紫草水煎醇提取滴眼液对单纯疱疹病毒有抑制作用[4]。乙酰紫草素等脂溶性物质无抗病毒作用,且对细胞有毒性,紫草所含多糖有抗单纯疱疹病毒作用[5,6]。谢长才等[3]采用原代兔肾细胞培养方法进行了在3种给药途径下紫草液对HSV-2抑制作用的实验研究,并同时进行了紫草液阻止病毒复制的动力学测定,结果表明紫草对HSV-2有较好的抑制和灭活作用,为临床用紫草治疗生殖器疱疹和其他病毒感染性疾病提供了实验依据。

（3）人乳头瘤病毒（HPV）：符惠燕等[7]采用荧光定量聚合酶链反应（FQ-PCR）技术对紫草提取物进行体外抗乳头瘤病毒药学试验,发现紫草具有体外抑制HPV-DNA作用,但仅水提取物中存在抑制HPV-DNA活性成分。

（4）副流感病毒：罗学娅等[8]用血细胞凝集反应及细胞病变法研究紫草提取物中左旋紫草素的抗副流感病毒作用,实验结果显示其在实验所用的质量浓度范围内毒性较低,且具有一定的体外抗副流感病毒活性及直接杀灭副流感病毒的作用,说明左旋紫草素具有体外抗副流感病毒的作用。

（5）人免疫缺陷病毒（HIV）：从紫草的根中分离出的咖啡酸四聚体单钠和单钾盐具有明显的抗HIV活性[9],尿核苷也显示了较弱的抗HIV活性,这表明紫草具有一定的抗免疫缺陷作用。

[1] 高菊红. 紫草的资源、化学、药理和临床研究概况. 中草药,1986,17（6）: 28-31

[2] 刘国声,蒋景仪,陈鸿珊,等. 中药的抗流感病毒作用. 微生物学报,1960,8（2）: 164-170

[3] 谢长才,范瑞强,朱宇同,等. 紫草抗Ⅱ型单纯疱疹病毒的实验研究. 岭

南皮肤性病科杂志,2000,7(3):4-6

[4] 李佩铭. 紫草滴眼液的抗病毒实验及临床应用. 中华眼科杂志,1980,16(4):334

[5] 陈瑞琪,何士勤,施仲贤,等. 紫草多糖在组织培养管内抑制单纯疱疹病毒的实验研究. 江西医学院学报,1982,2:5-10

[6] 石集贤,易敬林,陈瑞琪,等. 紫草多糖抗单疱病毒实验研究及临床疗效观察. 眼科研究,1987,5(2):74-78

[7] 符惠燕,邓远辉,冯怡,等. 紫草抗人乳头瘤病毒作用的研究. 中药新药与临床药理,2005,7(4):260

[8] 罗学娅,李明辉,伦永志,等. 左旋紫草素抗副流感病毒作用. 中草药,2005,36(4):568-571

[9] 郑肖莹. 新藏假紫草咖啡酸四聚体钠钾盐的抗艾滋病毒作用. 中成药,1996,18(7):49

青蒿(菊科)——(2010年版药典)

性味归经: 苦、辛,寒。归肝、胆经。

功能主治: 清虚热,除骨蒸,解暑热,截疟,退黄。用于温邪伤阴,夜热早凉,阴虚发热,骨蒸劳热,暑邪发热,疟疾寒热,湿热黄疸。

现代药理研究

(1)单纯疱疹病毒(HSV):从青蒿水提取物中分离得到1种缩合鞣质(CTA)[1],实验表明,CTA具有显著抗HSV-2活性,与阳性对照药物阿昔洛韦(ACV)比较,CTA的细胞毒性比ACV小,最低抗病毒活性浓度相当。

(2)乙型肝炎病毒:用含CTA[1]的培养基培养Hep G2.2.1.5细胞,结果表明在浓度为2.5~0.156mg/ml对HepG2.2.1.5细胞表达的HBeAg具有显著的抑制作用,0.625mg/ml浓度档培养第12天时对HBeAg抑制率达到90.45%,提示CTA具有潜在的抗HBV活性。

（3）流感病毒: 青蒿素对流感病毒A_3型京科79-2株有抗病毒作用[2]。青蒿中的谷甾醇和豆甾醇有抗病毒作用[3]。

（4）柯萨奇病毒: 以柯萨奇B组3型病毒（CVB3）感染HeLa细胞为实验模型[4],用青蒿素进行体外抗CVB 3试验,发现青蒿素不同程度地阻断病毒吸附和抑制病毒复制,明显抑制CVB 3核酸复制与蛋白表达,未发现有直接灭活病毒的作用,其抗病毒机制是通过阻断病毒吸附和抑制病毒复制来完成的。

[1] 张军峰,谭健,蒲蔷,等.青蒿鞣质抗病毒活性研究.天然产物研究与开发,2004,16(4): 307-311

[2] 钱瑞生,李柱良,余建良,等.青蒿素的免疫作用和抗病毒作用. 中医杂志,1981,22(6): 63-66

[3] 张军峰,谭健,蒲蔷,等.青蒿鞣质抗病毒活性研究.天然产物研究与开发,2004,16(4): 307-311

[4] 马培林,张凤民,宋维华,等. 青蒿素抗柯萨奇B组病毒感染的实验观察.中国地方病学杂志,2004,23(5): 403-405

地骨皮(茄科)——(2010年版药典)

性味归经: 甘,寒。归肺、肝、肾经。

功能主治: 凉血除蒸,清肺降火。用于阴虚潮热,骨蒸盗汗,肺热咳嗽,咯血,衄血,内热消渴。

现代药理研究

流感病毒: 在胚肾原代单层细胞组织培养上,地骨皮煎剂对流感亚洲甲型京科68-1病毒株有抑制其细胞病变的作用[1]。

[1] 中医研究院中药研究所病毒组. 中草药对呼吸道病毒致细胞病变作用的影响.新医药学杂志,1973,(12): 38

第三章 泻 下 药

大黄(蓼科)——(2010年版药典)

性味归经: 苦,寒。归脾、胃、大肠、肝、心包经。

功能主治: 泻下攻积,清热泻火,凉血解毒,逐瘀通经,利湿退黄。用于实热积滞便秘,血热吐衄,目赤咽肿,痈肿疔疮,肠痈腹痛,瘀血经闭,产后瘀阻,跌打损伤,湿热痢疾,黄疸尿赤,淋证,水肿;外治烧烫伤。酒大黄善清上焦血分热毒。用于目赤咽肿,牙龈肿痛。熟大黄泻下力缓,泻火解毒。用于火毒疮疡。大黄炭凉血化瘀止血。用于血热有瘀出血症。

现代药理研究

(1)流感病毒:大黄煎剂对流感病毒有较强的抑制作用。通过鸡胚半体内筛选法测定最小有效量为每胚5mg[1-3]。大黄蒽醌类化合物在MDCK细胞中对流感病毒有抑制作用[4]。

(2)单纯疱疹病毒(HSV):大黄醇提液对单纯疱疹病毒(HSV)的有效抑制浓度为100μg/ml,并且对HSV感染有预防作用和对病毒颗粒有直接杀伤作用[5]。大黄醇提取液在体外有较明显的抗HSV作用,并能对病毒颗粒产生直接破坏作用和阻断感染的作用[6]。

(3)乙型肝炎病毒(HBV):大黄醇提液在体内、外试验中均具有明显的抗乙型肝炎病毒作用[7]。大黄具有一定的抗HBV作用,其机制可能与大黄具有直接杀伤HBV有关[8]。

(4)水痘-带状疱疹病毒(VZV):大黄提取物体外有抗水痘-带状疱疹病毒作用[9]。大黄醇提取液在体外有较明显的抗VZV

作用,并能对病毒颗粒产生直接破坏作用和阻断感染的作用[6]。

（5）风疹病毒: 大黄提取物体外有抗风疹病毒的作用[10]。

（6）柯萨奇病毒: 大黄蒽醌类衍生物对柯萨奇病毒B3具有抗病毒作用[11]。大黄提取物具有明显的抗柯萨奇病毒A16、柯萨奇病毒B1、柯萨奇病毒B3、柯萨奇病毒B4的作用[12]。刘钊等[18]的研究表明,大黄1~4#有效提取部位安全、高效地抑制柯萨奇B3病毒（CVB3）在Hep-2细胞中的增殖。大黄1~4#有效提取部位对CVB3无直接灭活作用,也不能阻止CVB3的吸附,而能抑制CVB3在Hep-2细胞内的的生物合成,在2.5~120mg/L范围内1~4#部位与CVB3抑制率呈明显的量效关系（$P<0.01$）,120mg/L时能完全抑制CVB3在Hep-2细胞内的增殖。

（7）呼吸道合胞病毒（RSV）: 大黄蒽醌类化合物在Hep-2细胞中对呼吸道合胞病毒有抑制作用[13]。大黄提取物具有明显的抗RSV作用。

（8）轮状病毒（RV）: 用人轮状病毒R709株感染恒河猴肾细胞（MA-104）,在轮状病毒感染细胞不同阶段加入大黄提取物后,病毒诱导的CPE程度明显减轻,且有量效关系。用MTT法检测细胞活性,发现大黄提取物在体外具有较好抗轮状病毒作用,大黄素对轮状病毒的作用不明显[14]。

（9）人类免疫缺陷病毒（HIV）: 大黄对艾滋病病毒HIV-RT具有明显的抑制作用[15],这种抑制作用比治疗AIDS的首选药物AZTTP（AZT的三磷酸化合物）还要强。大黄对HIV的抑制作用可能与下列因素有关: 鞣质分子直接参与阻止HIV-gp 120结合位点; 抑制HIV及转录酶; 阻止病毒在细胞上吸附; 药物的抗病毒活性与收敛性[16,17]。

[1] 陈琼华. 新医药学杂志,1974,（5）: 34

[2] 张慎斌,丁全林,肖菁. 大黄对胆囊运动影响的初步观察. 南京中医学院学报,1991,7（1）: 9

[3] 荆庆,宋洛朋. 大黄黄柏对乙型肝炎抗原的抑制作用. 天津医药,1976,（6）: 283

[4] 梁荣感,罗伟生,李利亚,等.大黄蒽醌类化合物体外抗流感病毒作用的研究.华夏医学,2006,19(3):396-398

[5] 王志玉,王桂亭,许洪芝.大黄醇提液的抗疱疹病毒作用.中国中药杂志,1996,21(6):364-366

[6] 王芃,解砚英,王元书,等.中药大黄抗病毒作用的实验研究.山东医科大学学报,1996,34(2):166-169

[7] 李向阳,黄正昌,刘妮,等.大黄醇提液抗乙型肝炎病毒作用.热带医学杂志,2005,5(3):282-284

[8] 许正锯,黄以群,杨红,等.大黄抗乙型肝炎病毒作用的临床观察.福建医药杂志,2004,26(3):69-70

[9] 王志玉,王桂亭,宋艳艳,等.中药大黄抗病毒作用的实验研究.山东医科大学学报,1996,34:166-169

[10] 宋艳艳,王志玉,钟蒙,等.不同药物抗风疹病毒的实验研究.山东医科大学学报,2000,38:151-155

[11] 申元英,杨占秋,刘建军,等.大黄在体内抗柯萨奇病毒B3的实验研究.中国病毒学,2001,16(1):85-87

[12] 杨洁,刘萍,武晓玉.5种中药提取物体外抗病毒药效学研究.军医进修学院学报,2007,28(5):375-376

[13] 梁荣感,刘卫兵,李丽亚,等.大黄蒽醌类化合物体外抗呼吸道合胞病毒作用的研究.广西医科大学学报,2007,24(2):280-281

[14] 贺凤兰,刘强,卫飞,等.大黄提取物和大黄素体外抗轮状病毒的实验研究.中国病毒杂志,2013,3(2):112-116

[15] Nakayama M, Suzuki K, Toda M, et al. Inhibition of the infectivity of influenza virus by tea polyphenols. Antiviral Res,1993,21(4):289-299.

[16] Weaver JL, Pine PS, Dutschman G, et al. Prevention of binding of rgp120 by anti-HIV active tannins. Biochem Pharmacol,1992,43(11):2479-2480

[17] 石磊,狄莹,何有节,等.鞣质的药理活性.中草药,1998,29(7):487

[18] 刘钊,杨占秋,肖红,等.中药大黄抗柯萨奇病毒作用的实验研究.中南民族大学学报(自然科学版),2005,24(4):33-37

芦荟(百合科)——(2010年版药典)

性味归经: 苦,寒。归肝、胃、大肠经。

功能主治: 泻下通便,清肝泻火,杀虫疗疳。用于热结便秘,惊痫抽搐,小儿疳积; 外治癣疮。

现代药理研究

包膜病毒: 文献报道[1],从芦荟提取的蒽醌类物质对包膜病毒(如单纯疱疹病毒、水痘-带状疱疹病毒、假狂犬病病毒等)有明显抑制作用,其主要作用机制是干扰CMV的DNA合成。

[1] 王柯慧. 芦荟提取物的抗病毒作用. 国外医学(中医中药分册),1997,(6):38

第四章 祛风湿药

豨莶草(菊科)——(2010年版药典)

性味归经: 辛、苦,寒。归肝、肾经。

功能主治: 祛风湿,利关节,解毒。用于风湿痹痛,筋骨无力,腰膝酸软,四肢麻痹,半身不遂,风疹湿疮。

现代药理研究

(1)单纯疱疹病毒:豨莶草水或醇提取物,同时给药(细胞瓶内同时加入药物和病毒)对单纯疱疹病毒有中等度的抑制作用,治疗给药(细胞瓶内先种病毒再加药物)仅水提取物有中等强度的抑制作用[1]。

(2)人类免疫缺陷病毒(HIV):Sun, Min Byung等发现腺梗豨莶可显著抑制HIV-1蛋白酶[2]。

(3)乙型肝炎病毒:1988年,郑民实,韩漪萍等利用反相被动血凝抑制实验(RPHI),对175种中草药进行抗乙型肝炎病毒表面抗原(HBsAg)的筛选,证明豨莶草水提取物有高效[3]。

[1] 郑民实.472种中草药抗单纯疱疹病毒的试验研究.中西医结合杂志,1990,10(1):39-41

[2] 高辉,李平亚,李德坤,等.腺梗豨莶的化学成分研究(Ⅰ).中草药,2002,33(6):495-496

[3] 郑民实,郑有方.1000种中草药抑制乙型肝炎病毒表面抗原的实验研究.中医杂志,1989,11:46-49

老鹳草（牻牛儿苗科）——（2010年版药典）

性味归经: 辛、苦,平。归肝、肾、脾经。

功能主治: 祛风湿,通经络,止泻痢。用于风湿痹痛,麻木拘挛,筋骨酸痛,泄泻痢疾。

现代药理研究

（1）流感病毒: 老鹳草煎剂滴入鼻腔对感染流感病毒的小鼠具有较明显的保护作用,病死率明显降低,其煎剂和粗提物黄酮在体外均有明显的抗流感病毒作用[1];其全草煎剂对亚洲甲型流感病毒京科68-1、副流感Ⅰ型仙台株均有显著抑制作用,除去煎剂中鞣酸对病毒抑制的影响不大,但其对抑菌作用有一定影响[2]。老鹳草是富含鞣质的中草药,其含有鞣质类成分的提取物能抑制多种病毒的复制,其中抗流感病毒的作用最明显,它能在体外降低各种流感病毒株的感染性,在实验中保护小鼠免遭流感病毒的感染[5]。

（2）单纯疱疹病毒: 老鹳草提取物有抑制单纯疱疹病毒的作用[3]。老鹳草水煎醇沉后提取液可以较强地渗入细胞内滞留,参与抑制单纯疱疹病毒的合成;上清液毒价滴定有明显的抑毒作用。体外抗病毒试验结果显示,50g/L的香鹳眼液对HSV-1病毒在体外有一定的直接抑制作用[4]。

（3）乙型肝炎病毒（HBV）: 野老鹳草有抗HBV的作用[6],其有效部位在总黄酮部分,野老鹳草总黄酮对HePG22.2.15细胞的毒性较小,体外能有效抑制HePG22.2.15细胞分泌HBsAg和HBeAg。

[1] 马振亚. 绵绵牛等在体内和体外对流感病毒的影响. 陕西新医药, 1983,（8）: 57-59

[2] 镇坪县战备中草药科研组,陕西省中医研究所微生物学组. 狼巴巴草的抗病毒和抗菌作用. 陕西新医药,1972,（1）: 36-39

[3] 王育良,陆绵绵.中药抗单纯疱疹病毒的实验研究.中国中医眼科杂志,1995,5(2):78-82

[4] 王新娥,施荣山.香鹳眼液对单纯疱疹病毒性角膜炎的实验研究.南京中医药大学学报,1999,15(4):215-216

[5] 吴悦涛,金哲雄.老鹳草中鞣质类化学成分及其药理活性研究进展.黑龙江医药,2008,21(1):67-68

[6] 李继扬.野老鹳草(Goranium caroZinianum L.)抗乙型肝炎病毒作用及化学组分研究.复旦大学硕士学位论文,2008

穿山龙(薯蓣科)——(2010年版药典)

性味归经: 甘、苦,温。归肝、肾、肺经。

功能主治: 祛风除湿,舒筋通络,活血止痛,止咳平喘。用于风湿痹病,关节肿胀,疼痛麻木,跌扑损伤,闪腰岔气,咳嗽气喘。

现代药理研究

流感病毒:穿山龙水煎剂有明显的抗流感病毒作用[1]。

[1]《全国中草药汇编》编写组.全国中草药汇编.北京:人民卫生出版社,1976:571

桑寄生(桑寄生科)——(2010年版药典)

性味归经: 苦、甘,平。归肝、肾经。

功能主治: 祛风湿,补肝肾,强筋骨,安胎元。用于风湿痹痛,腰膝酸软,筋骨无力,崩漏经多,妊娠漏血,胎动不安,头晕目眩。

现代药理研究

(1)埃可病毒(ECHO):桑寄生煎剂在体外单层猴肾上细胞中在对多脊髓灰质病毒(ECHO6、9型)有明显的抑制作用[5],其作用不是通过影响代谢病毒在细胞内的合成,而可能是直接灭活作用[1]。

（2）柯萨奇病毒：桑寄生B部分（乙酸乙酯萃取部分）对柯萨奇病毒直接杀灭、感染阻断、增殖抑制的治疗指数（TI）分别为22.6,219,27.5,C部分（正丁醇萃取部分）的相应TI分别为115,165,21.6,利巴韦林对增殖抑制的TI为38,数值相近。所以桑寄生的B、C部分抗病毒作用值得开发[2]。桑寄生10%煎剂或浸剂在体外对肠道病毒（Coxsackie A9,B4,B5等）有明显的抑制作用，其作用不是通过影响代谢病毒在细胞内的合成,而可能是直接灭活作用[1]。王志洁等[2]通过桑寄生乙醇提取物抗柯萨奇B3病毒（CVB3）的实验研究发现,桑寄生乙醇提取物对CVB3有明显的直接杀灭及感染阻断作用,且药效比利巴韦林强;同时对CVB3的增殖有抑制作用,效果与利巴韦林相当或较强。

（3）乙型肝炎病毒：用桑寄生对乙型肝炎病毒感染者进行转阴治疗研究中,发现桑寄生能影响感染者的免疫功能[3]。加味寿胎丸能使乙型肝炎病毒免疫耐受患者丙氨酸转移酶升高,有打破免疫耐受的作用[4]。

[1] 刘春安,彭明.抗癌中草药大辞典.武汉:湖北科学技术出版社,1994:885
[2] 王志洁,杨占秋,黄铁牛,等.桑寄生乙醇提取物抗柯萨奇病毒B3的实验研究.中国中药杂志,2000,25(11):685-687
[3] 陈智铭,吴琳,董苈,等.桑寄生对乙型肝炎病毒感染者免疫功能的影响.中国药理学通报,1986,2(6):61
[4] 黄峰,刘凤莉,常占杰,等.加味寿胎丸抗乙肝病毒免疫耐受的临床研究.陕西中医,2006,27(1):5-6
[5] 刘春安,彭明.抗癌中草药大辞典.武汉:湖北科学技术出版社,1994:885

千年健（天南星科）——（2010年版药典）

性味归经：苦、辛,温。归肝、肾经。

功能主治: 祛风湿,壮筋骨。用于风寒湿痹,腰膝冷痛,拘挛麻木,筋骨痿软。

现代药理研究:

单纯疱疹病毒:实验表明,应用原代人胚肌皮单层细胞培养技术,在细胞瓶内同时加入每1ml含生药100mg的千年健水提取物与Ⅰ型单纯疱疹病毒,其病毒抑制对数为≥2.00~2.99,说明千年健有一定的抗病毒作用[1]。

[1] 郑民实.472种中草药抗单纯疱疹病毒的试验研究.中西医结合杂志,1990,10(1):39-41

第五章 化 湿 药

广藿香(唇形科)——(2010年版药典)

性味归经: 辛,微温。归脾、胃、肺经。

功能主治: 芳香化浊,和中止呕,发表解暑。用于湿浊中阻,脘痞呕吐,暑湿表证,湿温初起,发热倦怠,胸闷不舒,寒湿闭暑,腹痛吐泻,鼻渊头痛。

现代药理研究

(1)柯萨奇病毒: 通过CPE法和MTT法检测药物对HeLa细胞的毒性及对柯萨奇B3病毒(CVB3)引起的细胞病变抑制作用,研究发现,藿香的乙酸乙酯提取物、甲醇提取物体外具有抗CVB3作用[1]。以广藿香的提取物广藿香油作为研究对象,结果发现挥发油的最有效浓度是92 μg/ml, CVB3的抑制率为86.11%[2]。广藿香醇对CVB3的抗病毒生物合成和抗病毒吸附作用有效浓度为62.5 μg/ml,相应抑制率分别为58.33%和52.78%,对CVB3直接作用的有效浓度为125 μg/ml,抑制率为66.67%[3]。

(2)流感病毒: 以广藿香的提取物广藿香油作为研究对象,结果发现挥发油的最有效浓度是92 μg/ml,在该浓度下对H1N1的抑制率为66.67%[2]。广藿香醇对H1N1抗病毒生物合成和抗病毒吸附作用的有效浓度为62.5 μg/ml,相应抑制率分别为52.78%和47.22%,对H1N1直接作用的有效浓度为125 μg/ml,抑制率为72.22%[3]。实验结果表明广藿香二氧化碳超临界萃取部位(部位A)能显著抑制流感病毒所致小鼠肺炎病变,且能提高流感病毒感染小鼠生存率及延长其生命存活时间,表明广藿香具有抗流感病毒作用。同时,本研究证明了二氧化碳超临界萃取部位是其抗流感病毒的有效部位,为其有效成分和作用机制奠定了基础[4]。

（3）腺病毒: 以广藿香的提取物广藿香油作为研究对象,结果发现挥发油的最有效浓度是92 μg/ml,在该浓度下对Ad-3的抑制率为80.56%[2]。广藿香醇对Ad-3的抗病毒生物合成、抗病毒吸附作用和直接作用的有效浓度为125 μg/ml,相应抑制率分别为78.89%、58.33%和91.67%[3]。

（4）呼吸道合胞病毒: 以广藿香的提取物广藿香油作为研究对象,结果发现挥发油的最有效浓度是92 μg/ml,对RSV抑制率为30.56%[2]。

[1] 高相雷,熊盛,王一飞,等.广藿香三种有效部位体外抗柯萨奇病毒B3作用的初步研究.中药材,2009,32（5）: 741-744

[2] 魏晓露,彭成,万峰.广藿香油体外抗呼吸道病毒效果研究.中药药理与临床,2012,28（6）: 65-68

[3] 魏晓露,彭成,万峰.广藿香醇体外抗呼吸道病毒作用研究.中药药理与临床,2013,29（1）: 26-29

[4] 彭绍忠,李耿,秦臻,等.广藿香不同提取部位体内抗流感病毒作用研究.时珍国医国药,2011,22（11）: 2578-2579

佩兰(菊科)——（2010年版药典）

性味归经: 辛,平。归脾、胃、肺经。

功能主治: 芳香化湿,醒脾开胃,发表解暑。用于湿浊中阻,脘痞呕恶,口中甜腻,口臭,多涎,暑湿表证,湿温初起,发热倦怠,胸闷不舒。

现代药理研究

（1）流感病毒: 佩兰挥发油[1]及对-聚伞花素、乙酸橙花醇酯[2]对流感病毒有直接抑制作用。郑志学[3]报道悬挂佩兰香囊预防感冒试验,发现佩兰香囊对预防感冒有作用,对细菌病毒无杀灭作用,但是可以提高呼吸道的免疫力,从而预防感冒。佩兰预防感冒作用可能与其分泌型免疫球蛋白A(SigA)有关,这是呼吸道黏膜表面分泌的一种免疫球蛋白,SigA局部免疫作用主要在呼吸道表面发挥作用,给患者挂佩兰香囊14天后,SigA浓度提高了4倍;停用7天后,其SigA浓度比未挂香囊对照的浓度高1倍左右,说明佩兰的挥发性物质有刺激增强身体免疫力的作用。

（2）轮状病毒:婴幼儿轮状病毒性肠炎是小儿秋冬季最常见的消化系统疾病,本病为轮状病毒感染所致。陈辉[4]用中药汤剂佩兰饮治疗轮状病毒性肠炎74例,与常规西药对照组进行比较,治疗组在止泻时间、粪便Rv-Ag转阴率等方面的作用明显优于对照组。

[1]《中华本草》编委会. 中华本草. 上海: 上海科学技术出版社,1999 : 834-837

[2] 梁晓天,李国林. 佩兰挥发油的研究. 药学学报,1959,7(4): 131-135

[3] 郑志学. 古为今用马王堆汉墓中香囊. 家庭用药,2003,43(1): 56

[4] 陈辉. 佩兰饮治疗轮状病毒性肠炎74例. 中国民族民间医药杂志, 2002,55: 78

第六章　利水渗湿药

石韦（水龙骨科）——（2010年版药典）

性味归经: 甘、苦,微寒。归肺、膀胱经。

功能主治: 利尿通淋,清肺止咳,凉血止血。用于热淋,血淋,石淋,小便不通,淋漓涩痛,肺热喘咳,吐血,衄血,尿血,崩漏。

现代药理研究:

（1）甲型流感病毒: 石韦有抗甲型流感病毒作用[1]。

（2）单纯疱疹病毒: 从庐山石韦中提取的异芒果苷有抗单纯疱疹病毒作用,用组织培养法检测,较阿昔洛韦、碘苷与环胞苷的抑制病毒增高0.27~0.50个对数,平均空斑减数率为56.8%。其作用系组织病毒在细胞内复制[2]。石韦水提取物有高效抗1型单纯疱疹病毒（HSV-1）作用,病毒抑制对数＞4.00[3]。郑民实等[4]使用原代人胚肌皮单层细胞培养技术对庐山石韦抗1型单纯疱疹病毒进行研究,得出其给药途径和最低有效剂量均为250μg/ml,抑制病毒对数分别为（2.55±0.21）和（2.54±0.19）;预防给药途径为500μg/ml,抑制病毒对数为（2.00±0.15）,庐山石韦对管外给药途径无效。实验人员所分离出的异芒果苷单体治疗给药途径的最低有效剂量为50μg/ml,抑制病毒对数为（2.19±0.24）、给药途径为25μg/ml,抑制病毒对数为（2.93±0.18）、预防给药途径为250μg/ml,抑制病毒对数为（2.98±0.49）,管外给药途径无效。

[1] 周邦靖.常用中药的抗菌作用及其测定方法.重庆:科学技术文献出版

社重庆分社,1986:117

[2] 郑民实,陆仲毅.芒果甙与异芒果甙的抗单纯疱疹病毒作用.中国药理学报,1989,10(1):85-90

[3] 郑民实.472种中草药抗单纯疱疹病毒的实验研究.中西医结合杂志,1990,10(1):39-41

[4] 郑民实,李文.庐山石韦抗Ⅰ型单纯疱疹病毒的实验研究.微生物学杂志,1990,10(1,2):73-76

茵陈(菊科)——(2010年版药典)

性味归经: 苦、辛,微寒。归脾、胃、肝、胆经。

功能主治: 清利湿热,利胆退黄。用于黄疸尿少,湿温暑湿,湿疮瘙痒。

现代药理研究

（1）巨细胞病毒（CMV）：采用细胞病变（CPE）抑制法观察茵陈水溶性提取物对人巨细胞病毒（HCMV AD169）的抑制作用[1],结果示其半数中毒浓度（TC_{50}）为904.49mg/L,半数有效浓度（IC_{50}）为195.11mg/L,治疗指数（TI）4.64；半数有效浓度下,对HCMV的抑制率为42%,茵陈水溶性提取物溶液在3.2mg/L浓度下具有显著的抗HCMV作用,且随药物浓度的增高其作用增强。茵陈单体溶液能有效抑制HCMV在细胞内的繁殖。其作用的发挥可能与其有效成分6,7-二甲氧基香豆素有关。

（2）乙型肝炎病毒：姚艳红等[2]分别以不同浓度含药培养基培养2.2.15细胞,运用放射性免疫测定方法检测乙型肝炎表面抗原和e抗原。结果发现,复方茵陈片药液最大无毒浓度为600g/ml。在此浓度基础上以培养基递减稀释药液,给药组的2.2.15细胞HBsAg和HBeAg cpm值明显低于细胞对照组,说明复方茵陈片可以抑制HBV的复制和表达。

（3）肠道埃可病毒（$ECHO_{11}$）：组织培养法证明,茵陈1∶10的煎剂对ECHO11病毒有抑制作用[3]。

[1] 王向阳,刘志苏,姜合作,等. 金丝桃素、叶下珠、茵陈体外抗巨细胞病毒效应的比较. 武汉大学学报(医学版),2011,32(3):315-319

[2] 姚艳红,赵艳玲,山丽梅,等. 复方茵陈片对乙型肝炎病毒HBsAg和HBeAg表达的影响. 抗感染药学,2004,3(1):127-128

[3] 中医研究院中药研究所病毒组. 中草药对呼吸道病毒致细胞病变作用的影响. 新医药学杂志,1973,(1):26

虎杖(蓼科)——(2010年版药典)

性味归经: 微苦,微寒。归肝、胆、肺经。

功能主治: 利湿退黄,清热解毒,散瘀止痛,止咳化痰。用于湿热黄疸,淋浊,带下,风湿痹痛,痈肿疮毒,水火烫伤,经闭,癥瘕,跌打损伤,肺热咳嗽。

现代药理研究

（1）乙型肝炎病毒: 20%虎杖水煎液对乙型肝炎抗原（HBsAg）有明显的抑制作用[1-3]。虎杖、金钱草、败酱草等水提液治疗急性乙型病毒性肝炎有较好效果[8]。刘胜利等[11]将虎杖和艾叶浓缩制成颗粒状冲剂,不仅对急性肝炎有效,而且对慢性肝炎也有较好疗效。进一步研究发现,虎杖艾叶冲剂对病毒性肝炎起作用的是虎杖蒽醌、蒽醌苷及艾叶挥发油部分,其对应有效成分为大黄素、大黄素甲醚、大黄酚、水芹烯、荜澄茄烯和松节油烯醇等。

（2）单纯疱疹病毒: 虎杖蒽醌化合物具有抗疱疹病毒的作用。虎杖水煎液(10%)对单纯疱疹病毒有抑制作用。王志洁等[4]利用水提醇沉法处理虎杖后,于水相中先后以苯和乙酸乙酯进行萃取及相应处理,分别得到两种晶体: 晶Ⅰ与晶Ⅳ。通过晶Ⅰ抗HSV-1F株、晶Ⅳ抗HSV-2 333株的空斑减数试验,证实晶Ⅰ与晶Ⅳ对疱疹病毒具有显著的抑制作用,而且其细胞毒作用不强,从晶体的提取分离过程与理化性质分析来看,晶Ⅰ是大黄素,晶Ⅳ可能是蒽酯类化合物[12]。

（3）柯萨奇病毒：体内、外试验结果表明,虎杖蒽醌提取物对柯萨奇B3型病毒(CVB3)所感染的细胞病变有明显的抑制作用,能够有效抑制CVB3在靶器官中的繁殖;虎杖蒽醌提取物能促进模型小鼠的自身干扰素产生,对病毒的复制具有明显的抑制作用[5]。虎杖水煎液明显提高细胞搏动百分比;明显增加细胞内糖原颗粒数目,增强琥珀酸脱氢酶活性,降低乳酸脱氢酶活性,对感染柯萨奇B3病毒SD大鼠心肌细胞具有明显的保护作用[6]。王卫华等[9]在药物体外抗病毒实验研究中,发现虎杖水提液可通过直接杀灭病毒和抑制生物合成而发挥其抗柯萨奇病毒B3作用。王志洁也是用水提法[10]先从虎杖中分离出一种蒽酯类化合物晶体Ⅳ,以利巴韦林为对照品,通过比较治疗指数TI,证实了晶体Ⅳ比利巴韦林具更强的抗柯萨奇病毒B3的作用。这说明虎杖抗柯萨奇病毒B3的有效成分也是一种蒽酯类化合物。

（4）LP-BM5病毒：虎杖水提液可以部分地抑制LP-BM5病毒导致的C57BL/6鼠的脾大及免疫抑制,并减少脾细胞中的病毒抗原量[7]。

[1] 木岛正夫. 药用植物大辞典(日). 东京: 广川书店,1977:28

[2] 天津市卫生防疫站肝炎小组. 中西药物对乙型肝炎抗原的抑制试验. 天津医药,1975,3(7):343-344

[3] 中医研究院中药研究所病毒组. 中草药对呼吸道病毒致细胞病变作用的影响. 新医药学杂志,1973,(1):26

[4] 王志洁,邓培,方学韫,等. 虎杖蒽醌化合物抗疱疹病毒的实验研究. 湖北医科大学学报,2000,21(3):180-183

[5] 李凤新,孙振国,苏红,等. 虎杖蒽醌提取物抗柯萨奇B3型病毒作用及机制研究. 中草药,2008,39(11):1699-1701

[6] 申成华,郑善子,崔春权,等. 虎杖水煎液对体外培养感染柯萨奇B3病毒大鼠心肌细胞保护作用的实验研究. 中国中医药科技,2005,12(1):34-35

[7] 蒋岩,王红霞,鲍作义,等. 用鼠艾滋病模型评价虎杖水提液的抗病毒作用. 中国病毒学,1998,13(4):306-311

[8] 陆汉军,白凝凝. 虎杖解毒汤治疗急性乙型病毒性肝炎128例. 辽宁中

医杂志,2001,28（7）: 415-415

[9] 王卫华,肖红,陈科力,等. 虎杖提取液抗柯萨奇病毒B3的实验研究. 湖北中医杂志,2001,23（9）: 47-48

[10] 王志杰. 虎杖蒽醌化合物抗CVB3病毒的实验研究. 成都中医药大学学报,1999,22（2）: 41-43

[11] 艾绍佐. 以虎杖为主治甲型肝炎初探. 中国民族民间医药杂志,2002, 58: 273

[12] 张海防,窦昌贵,顾菲菲. 虎杖清热解毒药理作用的研究进展. 中药材,2003,26（8）: 606-610

第七章 理 气 药

枳实(芸香科) ——(2010年版药典)

性味归经: 苦、辛、酸,微寒。归脾、胃经。

功能主治: 破气消积,化痰散痞。用于积滞内停,痞满胀痛,泻痢后重,大便不通,痰滞气阻,胸痹,结胸,脏器下垂。

现代药理研究

(1)带状疱疹病毒: 小鼠或纤维细胞先用橙皮苷或柚皮苷处理后,能保护细胞不受小泡性口炎病毒侵害约24小时,HeLa细胞用橙皮苷处理后,能预防流感病毒的感染。橙皮苷抗病毒作用能被透明质酸酶消除。柚皮苷同样有效[1]。

(2)人免疫缺陷病毒: 柚皮苷、柚皮苷元或(和)其酯或盐有抗病毒作用,有助于艾滋病病毒治疗[2]。

(3)丙肝病毒(HCV): 绿衣枳实所含有的大量挥发油具有抗病毒作用。Ho等[3]的实验表明,丙肝病毒的RNA分子通过荧光素标记,经过cRT-PCR的连锁反应,最后由ABI棱镜分析,在4种中药中,绿衣枳实表现出抗丙肝病毒的活性。

[1] 刘学仁,张莹,林志群. 橙皮苷和橙皮素生物活性的研究进展. 中国新药杂志,2011,2(4): 329-333

[2] 孙文基. 天然活性成分简明手册. 北京: 中国医药科技出版社,1998: 292

[3] Tin-Yun Ho, Shih-Lu Wu, I-Lu Lai, et al. An in vitro system combined with an inhouse quantitation assay for screening hepatitis C virus inhibitors. Antiviral Research,2003,58(3): 199-208

乌药(樟科)——(2010年版药典)

性味归经: 辛,温。归肺、脾、肾、膀胱经。

功能主治: 行气止痛,温肾散寒。用于寒凝气滞,胸腹胀痛,气逆喘急,膀胱虚冷,遗尿尿频,疝气疼痛,经寒腹痛。

现代药理研究

(1)单纯疱疹病毒:对472种中草药进行抗Ⅰ型单纯疱疹病毒的初筛和复筛,发现乌药在用原代人胚肌皮单层细胞培养技术,同时给药(细胞瓶内同时加入每1ml含生药100mg的乌药水提取物与Ⅰ型单纯疱疹病毒)和治疗给药(细胞瓶内先种病毒再加药物)两种途径,均显示属高效病毒抑制(对数≥4.00)[1]。乌药的水和醇提取物对单纯疱疹病毒也有明显的抑制作用[2]。

(2)人免疫缺陷病毒(HIV):乌药茎中分离得到3个寡聚缩合鞣质类化合物,活性筛选结果表明,寡聚缩合鞣质具有抗艾滋病病毒HIV-1整合酶的活性[3]。

(3)呼吸道合胞病毒:乌药水煎液对呼吸道合胞病毒有明显的抑制作用[4]。

(4)柯萨奇病毒:张天明等[4]的研究表明,乌药水煎液对柯萨奇病毒B1、B3、B4组有明显的抑制作用,抑制指数均为4个对数,属高效抗病毒药物。

[1] 郑民实.472种中草药抗单纯疱疹病毒的实验研究.中西医结合杂志,1990,10(1):39-41

[2] 张杰,詹炳炎.中草药抗单纯疱疹病毒作用的研究进展.中医药信息,1995,2(1):31

[3] 张朝凤,孙启时,王峥涛,等.乌药茎中鞣质类成分及其抗HIV-1整合酶活性研究.中国药学杂志,2003,38(12):911-914

[4] 张天明,胡珍姣,欧黎虹,等.三种中草药抗病毒的实验研究.辽宁中医杂志,1994,21(11):523

玫瑰花(蔷薇科)——(2010年版药典)

性味归经: 甘、微苦,温。归肝、脾经。

功能主治: 行气解郁,和血,止痛。用于肝胃气痛,食少呕恶,月经不调,跌扑伤痛。

现代药理研究

人免疫缺陷病毒(HIV): Fu M[1]等研究玫瑰花水煎剂,发现玫瑰花提取物对HIV有抵抗作用。Mahmood等[2]研究证明,玫瑰花的水提取物和甲醇提取物均有中等强度的抗HIV活性,并进一步比较了从甲醇提取物中分离得到的9种纯化合物的抗HIV活性。由此可见,粗提物的活性是因为不同化合物可以分别作用于病毒复制的不同阶段。

[1] Fu M, Ng TB, Jiang Y, et al. Compounds from rose(*Rosa rugosa*)flowers with human immunodeficiency virus type 1 reverse transcriptase inhibitory activity. Journal of Pharmacy and Pharmacoloy,2006,58:1275-1280

[2] Mahmood N, Piacente S, Pizza C. The Anti-HIV Activity and Mechanisms of Action of Pure Compounds Isolated from *Rosa damascene*. Biochem Biophys Res Commun,1996,229(1):73-79

第八章 驱 虫 药

槟榔(棕榈科)——(2010年版药典)

性味归经: 苦、辛,温。归胃、大肠经。

功能主治: 杀虫,消积,行气,利水,截疟。用于绦虫病,蛔虫病,姜片虫病,虫积腹痛,积滞泻痢,里急后重,水肿脚气,疟疾。

现代药理研究

(1)流感病毒: 鸡胚实验表明槟榔有抗流感病毒作用,体外作用的最低抑菌浓度(MIC)为0.08mg/ml,体内作用的MIC为每胚25mg[1]。抗病毒的活性物质可能与所含鞣质有关。小鼠感染流感病毒PR8后,从鼻孔滴入槟榔浸出液并加入饮水中服用,对抗流感病毒有一定效果[2-4]。

(2)人类免疫缺陷病毒: Fukuchi A等报道从槟榔种子中分得多种杀病毒物质(NF-86Ⅰ、NF-86Ⅱ,NPF-86ⅠA、NPF-86ⅠB、NPF-86ⅡA和NPF-86ⅡB),它们的硫酸盐已投入批量生产,由其制成的片剂可用于治疗病毒感染性人类免疫缺陷疾病[5]。

[1] 刘国声,蒋景仪,陈鸿珊,等. 中药的抗流感病毒作用. 微生物学报,1960,8(2): 164-170

[2] 王善源. 中药对于流行性感冒病毒的抑制作用. 科学通报,1958,(3): 90-91

[3] 王善源. 中药治疗流行性感冒. 科学通报,1958,(5): 155-157

[4] 王善源. 中药治疗流行性感冒Ⅱ:槟榔、黄芩、常山. 科学通报,1958,(11): 343-347

[5] 黄泰康. 常用中药成分与药理手册. 北京: 中国医药科技出版社,1997: 1724-1728

第九章 止 血 药

大蓟(菊科)——(2010年版药典)

性味归经: 甘、苦,凉。归心、肝经。

功能主治: 凉血止血,散瘀解毒消痈。用于衄血,吐血,尿血,便血,崩漏,外伤出血,痈肿疮毒。

现代药理研究

单纯疱疹病毒:刘路芳等[1]在实验中发现大蓟的水煎液对单纯疱疹病毒有很好的抑制作用。同样,郑民实等[2]的研究表明,大蓟水提取物对单纯疱疹病毒有明显抑制作用。

[1] 刘路芳,马绍宾.蓟属植物的化学成分与药理作用.国外医药·植物药分册,2005,20(3):105-108
[2] 郑民实,阎燕,李文.400种中草药抗单纯疱疹病毒的研究.中国医院药学杂志,1989,9(11):529

第十章　活血化瘀药

丹参（唇形科）——（2010年版药典）

性味归经： 苦，微寒。归心、肝经。

功能主治： 活血祛瘀，通经止痛，清心除烦，凉血消痈。用于胸痹心痛，脘腹胁痛，癥瘕积聚，热痹疼痛，心烦不眠，月经不调，痛经经闭，疮疡肿痛。

现代药理研究

人类免疫缺陷病毒（HIV）：丹参在人T淋巴细胞和外周血单核细胞培养中有抑制HIV P24抗原，在体外有抑制艾滋病 I 型逆转录酶（HIV-1）的作用[1]。

[1] 陈鸿珊，阎旭光. 中药丹参体内外抗艾滋病病毒和乙型肝炎病毒作用的研究（简报）. 中国医学科学院学报，1996，18（6）：封3

儿茶（豆科）——（2010年版药典）

性味归经： 苦、涩，微寒。归肺、心经。

功能主治： 活血止痛，止血生肌，收湿敛疮，清肺化痰。用于跌扑伤痛，外伤出血，吐血衄血，疮疡不敛，湿疹、湿疮，肺热咳嗽。

现代药理研究

（1）流感病毒：儿茶素最大无毒剂量为12.5mg/ml，在3.125~12.5mg/ml浓度范围内对甲型流感病毒、乙型流感病毒的增殖具有抑制作用，12.5mg/ml能完全抑制病毒的增殖，提示该儿茶素具有抑制甲型、乙型流感病毒增殖的作用[1]。儿茶提取物的细胞毒性较低,可有效抑制甲型流感病毒感染细胞,其在一定范围内可明显抑制甲型流感病毒在鸡胚内的增生,儿茶提取物直接与甲型流感病毒作用后可抑制病毒血凝效价达16倍以上[2]。

（2）乙型肝炎病毒（HBV）:儿茶酸具有一定体外抑制HBV HBsAg和HBeAg分泌的作用,从而起到抗HBV作用[3]。原儿茶酸对于HepG2.2215细胞系中的HBV复制有较强的抑制作用,且该抑制效果可能与直接抑制病毒DNA有关[4]。

[1] 郑群,丁丽新,石伟先,等. 儿茶素抑制流感病毒增殖作用的研究. 公共卫生与预防医学,2005,16(4):12-14

[2] 赵文明,郑群,刘振龙,等. 儿茶提取物抗甲型流感病毒作用的实验研究. 首都医科大学学报,2005,26(2):167-170

[3] 饶贤高,肖伟烈,杨柳萌,等. 狭叶五味子中化合物扁枝杉香豆素和儿茶酸体外抗乙型肝炎病毒活性研究. 中草药,2009,40(2):248-251

[4] 刘厚佳,胡晋红,孙莲娜,等. 原儿茶酸等化合物对HBV DNA转染人肝癌细胞株的作用. 第二军医大学学报,2001,22(7):661-663

第十一章 化痰止咳平喘药

海藻(马尾藻科)——(2010年版药典)

性味归经: 苦、咸,寒。归肝、胃、肾经。

功能主治: 消痰软坚散结,利水消肿。用于瘿瘤,瘰疬,睾丸肿痛,痰饮水肿。

现代药理研究

(1)人类免疫缺陷病毒(HIV):海洋微藻(*Cochlodinium polykrikoides*)中用甲醇提取的多糖组分对HIV-1具有抗性[1]。海藻多糖钙配合物(CaSP)亦可以抑制HIV-1病毒的复制[2]。王安利等研究发现,太平洋裂膜藻中的硫酸多糖是HIV病毒逆转录酶的特异性抑制剂,其浓度为200U/ml时,对病毒逆转录酶活性的抑制率高达92%,而对宿主细胞DNA和RNA的合成无影响。这一物质不仅可抑制HIV逆转录酶,而且对其他病毒的逆转录酶也有抑制作用[3]。耿美玉等[4]采用体外细胞培养技术,证实海洋硫酸多糖911可明显抑制HIV-Ⅰ对MT4细胞的急性感染和H9细胞的慢性感染,并进一步证实911体内、外均可明显抑制HIV-Ⅰ病毒的复制,其作用机制与抑制病毒逆转录酶活性、干扰病毒与细胞吸附及增强机体免疫功能有关。

(2)流感病毒:实验证明从海洋微藻(*Cochlodinium polykrikoides*)中用甲醇提取的多糖组分对流行性感冒病毒A型、B型有抗性[1];CaSP可以抑制流感病毒的复制[2]。

(3)腮腺炎病毒(MuV):王长海报道,海藻多糖钙配合物(CaSP)能选择性地抑制病毒在宿主细胞中的复制和传播,其中包括腮腺炎病毒[2]。

（4）单纯疱疹病毒（HSV）：海洋微藻（*Cochlodinium polykri-koides*）中用甲醇提取的多糖组分经纯化后的组分对疱疹单纯病毒1型具有抗性[1]。CaSP还能够抑制少数有包膜病毒的复制，包括单纯疱疹病毒Ⅰ型[2]。

（5）副流感病毒2型（PIV2）：海洋微藻（*Cochlodinium polykri-koides*）中用甲醇提取的多糖组分经纯化后的组分对副流感病毒2型也具有抗性[1]。

（6）人巨细胞病毒：研究表明，CaSP亦可抑制人巨细胞病毒的复制[2]。

[1] 李德远,许如意,周锡珍,等.褐藻岩藻糖胶对小鼠脂质过氧化的影响.营养学报,2002,24（4）：389-392

[2] 王长海.海洋生化工程概论.北京：化学工业出版社,2004,121-127

[3] 徐明芳,高孔荣,刘婉乔.海藻多糖及其生物活性.水产科学,1996,15（6）：8-10

[4] 耿美玉,辛现良,管华诗.海洋硫酸多糖类药物911抗艾滋病毒作用及机理研究.中国药理学会通讯,2001,18（4）：13-23

桑白皮（桑科）——（2010年版药典）

性味归经：甘，寒。归肺经。

功能主治：泻肺平喘，利水消肿。用于肺热喘咳，水肿胀满尿少，面目肌肤水肿。

现代药理研究

（1）人类免疫缺陷病毒（HIV）：罗士德[1]从桑白皮的根皮中分离到6种成分，并制备了它们的乙酰化合物和葡萄糖苷，还测定了这些化合物的体外抗HIV活性和对人淋巴细胞的细胞毒活性，发现其中黄酮morusin，kuwanonH和morusin4c-glucoside具有一定的抗HIV活性。

（2）呼吸道常见病毒：张国刚等[2]首先利用色谱技术分离

鉴定了4个黄酮类化合物,并对这4个黄酮类化合物进行体外抗病毒试验。结果表明,桑白皮中分离得到的化合物 I 和化合物 III 对副流感病毒、流感病毒具有较好的抑制作用; 化合物 I 具有抗呼吸道合胞病毒作用,可延缓腺病毒 III、HSV-1的致病作用; 化合物 II 有部分抗病毒作用; 化合物 IV 能抑制腺病毒 III、柯萨奇病毒B3,HSV-1以及副流感病毒的致细胞病变作用。

[1] 罗士德,J Nemec,宁冰梅.桑白皮中抗人爱滋病病毒(HIV)成分研究.云南植物研究,1995,17(1): 89

[2] 张国刚,黎琼红,叶英子博,等.桑白皮抗病毒有效成分的提取分离及体外抗病毒活性研究.沈阳药科大学学报,2005,22(3): 207-209

第十二章 安 神 药

灵芝(多孔菌科)——(2010年版药典)

性味归经: 甘,平。归心、肺、肝、肾经。

功能主治: 补气安神,止咳平喘。用于心神不宁,失眠心悸,肺虚咳喘,虚劳短气,不思饮食。

现代药理研究

(1)单纯疱疹病毒(HSV):灵芝孢子中的水溶性物质显示特别的抑制单纯疱疹病毒HSV-1和HSV-2的活性。水溶性物质显示进一步研究表明,从灵芝孢子中得到的4种抗疱疹病毒物质是蛋白结合多糖,其中酸性蛋白结合多糖Glhw-02显示了最强的抗疱疹病毒活性[1]。赤灵芝孢子粉有提高HSV-2感染小鼠Th1类细胞分泌IFN-γ的作用; 同时赤灵芝孢子粉对HSV-2感染小鼠Th3类细胞分泌的细胞因子TGF-β的含量有明显降低。结果提示,灵芝孢子粉在病毒感染后期可以使机体抗病毒的细胞免疫增强,清除细胞内病原体的能力提高,使Th1所介导的细胞免疫反应和Th2所介导的体液免疫反应维持在平衡状态[2]。Niedermeyer TH发现ganoderone A2、lucialdehyde B4等成分具有抗单纯疱疹病毒的活性[3]。刘静等研究证明灵芝多糖能够抑制1型和2型疱疹病毒的复制[4],且发现灵芝多糖发挥抑制疱疹病毒感染作用是通过阻断病毒感染细胞早期与细胞表面蛋白的吸附来实现的[5]。

(2)人类免疫缺陷病毒(HIV):灵芝孢子中的甲醇溶性物质,如从灵芝子实体中分离得到的赤芝酸D和赤芝内酯不仅可抑制牛DNA聚合酶B和DNA聚合酶A的活性,也可抑制HIV-1逆转录酶的活性[1]。灵芝三萜对HIV-1蛋白酶还具有显著的抑制作用[6]。

（3）乙型肝炎病毒（HBV）:灵芝转化苦参水提物的3个新生组分对HBsAg和HBeAg的表达有不同程度的抑制效果,且其抑制效果与剂量呈正相关,可能预示着这3个组分具有抗HBV活性[7]。

（4）人类疱疹病毒（EB）:灵芝多糖在一定的剂量范围内,对EB病毒的繁殖不仅有明显的抑制作用,而且具有明显的量效关系,提示灵芝多糖不仅是一种天然的免疫促进剂,而且可能通过抑制抗原表达和病毒基因复制来达到抗肿瘤病毒的作用[8]。Iwatsuki K等[9]指出,灵芝三萜中的Lucidenic acids P、Q和methyl lucidenate P能有效抑制EB病毒。

（5）甲型流感病毒:灵芝天然多糖对甲型流感病毒有体外灭活作用,这种作用呈剂量和时间依赖关系;毒性低,对病毒感染有一定的治疗作用,安全指数均＞14;没有明显的预防作用;有一定程度的综合阻断作用[10]。

（6）猴免疫缺陷病毒（SIV）:灵芝孢子水提取物具有良好的抗SIV作用,其主要作用在SIV病毒感染的早期阶段,与抑制SIV病毒的吸附或者穿透细胞有关,并且能降低SIV P27衣壳蛋白的表达水平[11]。

（7）Friend鼠白血病病毒（Friend murine leukemia virus,Fr. MuLV）:灵芝孢子油对Fr.MuLV感染小鼠有保护作用,能够改善体质量增长抑制,抑制脾大及胸腺萎缩,升高感染小鼠的T淋巴细胞,提高机体的免疫功能,从而起到抗病毒作用[12]。

[1] 黄伟光,戴文英. 灵芝菌的药效. 中国食用菌,1993,12(4):12-13
[2] 朱海东,张玉霞,胡东. 赤灵芝孢子粉治疗HSV-2感染小鼠后其血浆IFN-γ、TGF-β的动态变化. 中国医学工程,2012,20(4):113-115
[3] Niedermeyer THJ,Lindequist U,Mentel R,et al. Antiviral Terpenoid

Constituents of Ganoderma pfeifferi. J Nat Prod,2005,68(12): 1728-1731

[4] Liu J, Yang F, Ye L, et al. Possible mode of action of antiherpetic activities of a proteoglycan isolated from the mycelia of Ganoderma lucidum in vitro. J Ethnopharmacol,2004,95:265-272

[5] 刘静,阳帆,李珊珊,等. 灵芝多糖GLP的抗疱疹病毒作用机理. 中国病毒学,2005,20(4): 362-365

[6] Min BS, Gao JJ, Nakamura N, et al. Triterpenes from the spores of Ganoderma lucidum and their inhibitory activity against HIV-1 protease. Chem pharm Bull,1998,46(10): 1607-1612

[7] 李雁群,章克昌. 灵芝转化苦参水提物的3个新生成分体外抗乙型肝炎病毒作用. 微生物学报,2005,45(4): 643-646

[8] 吕岫华,刘伟,郝冬梅,等. 中药多糖对EB病毒早期抗原激活的抑制作用. 北京工业大学学报,2010,36(1): 92-97

[9] Iwatsuki K, Akihisa T, Tokuda H, et al. Lucidenic acids P and Q, methyl lucidenate P, and other triterpenoids from the fungus Ganoderma lucidum and their inhibitory effects on Epstein-Barr virus activation. Nat Prod,2003, 66(12): 1582-1585

[10] 朱成杰,赵昆,王桂芳,等. 天然多糖在体外抗甲型流感病毒作用的普遍性. 中药抗生素杂志,2010,35(12): 919-923

[11] 余雄涛,谢意珍,李婷,等. 灵芝体外抑制猴免疫缺陷病毒作用的研究. 中国实验方法学杂志,2012,18(13): 173-177

[12] 黄鸣清,谢友良,蒋东旭,等. 灵芝孢子油体内抗Friend鼠白血病病毒的实验研究. 中草药,2010,41(3): 423-426

第十三章 补虚药

西洋参(五加科)——(2010年版药典)

性味归经: 甘、微苦,凉。归心、肺、肾经。

功能主治: 补气养阴,清热生津。用于气虚阴亏,虚热烦倦,咳喘痰血,内热消渴,口燥咽干。

现代药理研究

(1)单纯疱疹病毒: 西洋参茎叶皂苷对单纯疱疹病毒1型感染细胞有保护作用[1]。

(2)柯萨奇病毒: 实验研究表明西洋参对柯萨奇B3病毒(CVB3)性心肌炎小鼠具有确切疗效。感染组小鼠经治疗后病死率由16%降至8%,明显提高了存活率。CVB3心肌炎小鼠经用西洋参治疗后,心肌病变的严重程度减轻,病变恢复增快[2]。

[1] 李静波,张鸿源,马兴元. 人参茎叶总甙及Rb_1等单体对病毒感染细胞的保护作用. 中国药理学通报,1992,(3):221-224

[2] 徐海燕,马沛然. 西洋参对小鼠病毒性心肌炎的疗效及机制. 山东中医药大学学报,2002,26(6):458-461

太子参(石竹科)——(2010年版药典)

性味归经: 甘、微苦,平。归脾、肺经。

功能主治: 益气健脾,生津润肺。用于脾虚体倦,食欲不振,病后虚弱,气阴不足,自汗口渴,肺燥干咳。

现代药理研究

疱疹病毒: 太子参皂苷A有抗病毒作用,特别是对疱疹病毒活性较强。Mn能刺激抗毒素的合成,提高对传染病的抵抗力[1]。

[1] 姚勇,孙允.富硒太子参的开发利用.安徽科技,2005,(4):24-25

黄芪(豆科)——(2010年版药典)

性味归经: 甘,微温。归肺、脾经。

功能主治: 补气升阳,固表止汗,利水消肿,生津养血,行滞通痹,托毒排脓,敛疮生肌。用于气虚乏力,食少便溏,中气下陷,久泻脱肛,便血崩漏,表虚自汗,气虚水肿,内热消渴,血虚萎黄,半身不遂,痹痛麻木,痈疽难溃,久溃不敛。

现代药理研究

(1)带状疱疹病毒(VSV):0.1%~0.5%蒙古黄芪煎剂对滤泡性口腔炎病毒(VSV)无明显灭活作用,但对VSV在小鼠肾细胞培养上的致病变作用有一定抑制;VSV在鸡胚细胞与人肺二倍体细胞培养上,黄芪对VSV无直接抑制作用,但在预先用黄芪处理的细胞上,病毒滴度均较对照组低;Sindbis病毒在鸡胚细胞和人肺二倍体细胞培养中也获得类似结果;黄芪对仙台BB1病毒在鼠肾细胞上的致病变作用也有一定的抑制[1]。黄芪在细胞水平上具有明显的抑制水痘-带状疱疹病毒作用[8]。

(2)副流感病毒:黄芪煎剂不论灌胃或鼻腔给药,均对小鼠Ⅰ型副流感病毒感染有一定保护作用[2]。

(3)单纯疱疹病毒(HSV):黄芪皂苷具有抗疱疹病毒的作用,研究表明黄芪总皂苷和阿昔洛韦抗HSV-1的药效相近[3]。在Hep-2细胞系统中,黄芪总皂苷对HSV-2333株直接杀灭、感染阻断、增殖抑制治疗指数为阿昔洛韦的2.31、0.96、1.64倍[14]。蒙古黄芪不同提取部分实验结果表明,AⅠ、AⅥ和AⅦ对HSV-1有抑制作用,AⅠ和AⅥ对HSV-2有抑制作用,AVⅠ在体外不能直接灭活HSV-1,但能抑制已感染细胞的病毒复制[4]。黄芪多糖硫酸酯有很强的抑制HSV-1的活性[9]。

（4）EB病毒：黄芪水提取物能显著抑制巴豆油、正丁酸联合激发的Raji和B95-B细胞中EB病毒早期抗原（EA）、壳抗原（VCA）表达，且有明显的量效关系[5]；黄芪多糖也能明显抑制丁酸与TPA联合激发的Raji细胞中EB病毒早期抗原的表达，提示黄芪具有一定的抗EB病毒作用[20]。

（5）柯萨奇病毒：黄芪总皂苷对VMC小鼠心肌损伤及肌浆网钙泵（SERCA）也有一定的影响[6]。感染柯萨奇病毒3型（CVB3）后，心脏组织腺病毒受体（CAR）升高，黄芪可降低CAR的表达，从而减轻CVB3对心肌的损害[10]。在感染柯萨奇B2病毒的大鼠心肌细胞内加黄芪处理，能使培养液中病毒滴度明显降低[11]。体外试验研究表明，黄芪水提醇沉液具有抗CVB-A16、CVB-B1、CVB-B3和CVB-B4的作用[18]，水提液可抑制持续感染细胞模型中CVB3、CVB5的增殖[19]，醇提取物、总提取物和黄芪甲苷亦能显著抑制柯萨奇B3病毒导致的心肌细胞病变。

（6）流行性出血热病毒（EHF.V）：乳小鼠接种流行性出血热病毒（EHF.V）J10株，接种后第6~8小时或第5天开始腹腔注射膜荚黄芪注射液，10g/kg或30g/kg，连续7天，各用药组乳鼠的发病率及EHF.V的间接免疫荧光检测的阳性数均明显低于对照组，而药物剂量较大，用药时间较早的效果最好[7]。

（7）流感病毒：现代研究表明，黄芪具有抗流感病毒的作用。赵文[15]比较了新疆黄芪和山西黄芪100%水煎液的抗流感病毒作用，结果表明新疆黄芪和山西黄芪对实验用流感病毒毒株均有一定程度的直接抑制作用，新疆黄芪作用较强，对流感病毒感染鸡胚也表现不同程度的预防和治疗作用，其中新疆黄芪的预防作用较强，山西黄芪的治疗作用强。李利娅[16]观察了黄芪多糖体内抗流感病毒的作用，结果表明黄芪多糖溶液能明显抑制流感病毒滴鼻小鼠模型的肺炎实变和流感病毒的增殖，显著延长流感病毒感染的小鼠生存时间。舒莉萍[12]和左丽[17]等的研究结果表明，黄芪A6组对流感病毒具有显著的体外抑制和体内拮抗作用。

（8）巨细胞病毒（CMV）：黄芪在体外有抗CMV的活性,能有效对抗CMV感染所致造血祖细胞增殖抑制的发生[13]。

（9）乙型肝炎病毒（HBV）：现代药理研究表明,黄芪及黄芪有效部位体外具有良好的抗乙型肝炎病毒作用。邹宇宏[21]研究了黄芪总苷和黄芪多糖体外抗HBV的作用,结果显示黄芪总苷可以抑制HBV-DNA转染HepG2-2.2.15细胞表面分泌HBsAg和HBeAg的作用,同时可以抑制细胞增殖,总苷的作用优于多糖。张娟[22]研究了黄芪甲苷的体外抗HBV作用,结果显示黄芪甲苷抑制HBsAg和HBeAg分泌的作用强于拉米夫定。吴晓蔓[23]研究表明,黄芪注射液体外有抗HBV作用。

[1] 侯云德. 益气药黄芪的研究Ⅱ、益气药黄芪若干作用原理的研究. 中医杂志,1980,21(3):67-72

[2] 侯云德. 益气药黄芪的研究Ⅰ、黄芪对小白鼠Ⅰ型副流感病毒(仙台)感染的影响及在人群中对感冒的防治作用. 中医杂志,1980,21(1):31-32

[3] 王志洁,黄铁牛. 黄芪多种成分对豚鼠皮肤Ⅰ型人疱疹病毒感染的治疗作用. 中国现代应用药学杂志,2003,20(6):452

[4] 孙晓娟,董熙昌. 黄芪不同提取部分抗Ⅰ型和Ⅱ型单纯疱疹病毒的实验研究. 贵阳医学院学报,1991,16(4):309-312

[5] 崔英,邝国乾,岳惠芬,等. 黄芪对Epstein-Barr病毒抗原表达的抑制作用. 肿瘤防治杂志,2001,8(2):123

[6] 陈相健,陆曙,耿茜,等. 黄芪总皂甙对病毒性心肌炎小鼠慢性期SERCA活性的影响. 江苏医药杂志,2000,26(10):757

[7] 唐晓鹏,熊宏恩. 黄芪对流行性出血热病毒感染的抑制作用. 湖南医科大学学报,1990,15(3):250-252

[8] 张美芳,徐汉卿,黄晓慧. 黄芪对水痘-带状疱疹病毒抑制作用的研究. 辽宁中医药杂志,1996,23(6):281-282

[9] 冯秀梅,陈邦银,张汉萍. 黄芪多糖硫酸酯的合成及其抗病毒活性研究. 中国药科大学学报,2002,33(2):146-148

[10] 李芳,易岂建. 黄芪对病毒性心肌炎小鼠心脏柯萨奇病毒和腺病毒受

体表达的影响. 临床心血管病杂志,2007,3(23): 195-197

[11] Yang YZ, Guo Q, Jin PY. Effect of AM on coxsackie B2 virus infected rat beating heart cell culture. Chin Med J,1987,100:595

[12] 舒莉萍. 黄芪A6组分对流感病毒抑制作用的体外实验研究. 现代中西医结合杂志,2009,18(35): 4339-4340

[13] 刘文君,刘斌,郭渠莲,等. 更昔洛韦和黄芪对巨细胞病毒感染所致造血祖细胞增殖抑制的影响. 中华儿科杂志,2004,42(7): 490-494

[14] 王志洁,黄铁牛,刘焱文,等. 黄芪总皂苷抗HSV-2的实验研究. 浙江中医学院学报,2001,25(5): 43

[15] 赵文,任永凤. 新疆黄芪抗病毒作用研究. 中国药学杂志,2001,36(1): 23

[16] 李丽娅,凌秋,崔洪波. 黄芪多糖抗流感病毒的实验研究. 中国中医药科技,2002,9(6): 354

[17] 左丽,杨夏,佘晓玲,等. 黄芪A组分对流感病毒抑制作用的实验研究. 贵州医药,1997,21(5): 272

[18] 杨洁,刘萍,武晓玉. 5种中药提取物体外抗病毒药效学研究. 军医进修学院学报,2007,28(5): 375

[19] 苏琦华,訾自强,罗炳锋,等. 黄芪对体外B组柯萨奇病毒持续感染抑制作用的研究. 天津医科大学学报,2004,10(3): 382

[20] 吕岫华,刘伟,刘巧丽,等. 黄芪多糖对Raji细胞中Epstein-Barr病毒早期抗原的抑制作用研究. 中华中医药杂志,2008,增刊: 208

[21] 邹宇宏,杨雁,吴强,等. 黄芪提取物的体外抗乙型肝炎病毒作用. 安徽医科大学学报,2003,38(4): 267

[22] 张娟,陈建宗,张金平,等. 黄芪甲苷体外抗乙型肝炎病毒的作用. 第四军医大学学报,2007,28(24): 2291

[23] 吴晓蔓,袁文声. 黄芪抗乙型肝炎病毒的体外实验研究. 广东医学,2008,29(1): 37

甘草(豆科)——(2010年版药典)

性味归经: 甘,平。归心、肺、脾、胃经。

功能主治: 补脾益气,清热解毒,祛痰止咳,缓急止痛,调和诸药。用于脾胃虚弱,倦怠乏力,心悸气短,咳嗽痰多,脘腹、四肢挛急疼痛,痈肿疮毒,缓解药物毒性、烈性。

现代药理研究

（1）人免疫缺陷病毒（HIV）：甘草主要成分甘草皂苷具有抑制艾滋病病毒增殖的作用。0.5mg/ml甘草皂苷体外抑制艾滋病病毒的增殖达98%以上,其是通过恢复辅助T淋巴细胞的功能起作用的[1]。甘草中的另一类成分甘草异黄酮类化合物也有艾滋病病毒增殖抑制效果[4]。据报道[2-3],甘草皂苷（GL）在机体中有抑制HIV增殖,并具有免疫激活作用。体外试验发现,GL完全抑制HIV致细胞病变效应和HIV特异抗原表达的浓度分别为0.3mmol/L、0.6mmol/L;同时GL还能抑制HIV感染Molt-4（克隆8）的巨细胞形成。

（2）腺病毒:甘草多糖在体外对腺病毒Ⅱ型有明显抑制作用,不仅可以直接灭活病毒,而且对细胞内的病毒也有作用,可阻止腺病毒Ⅱ型吸附与进入细胞,显著抑制细胞病变的发生,使组织培养的细胞得到保护[5]。

（3）牛痘病毒:甘草多糖在体外对牛痘病毒有明显抑制作用,可以直接灭活病毒[5]。

（4）带状疱疹病毒:甘草多糖在体外对水疱性口炎病毒有明显抑制作用,不仅可以直接灭活病毒,而且对细胞内的病毒也有作用,可阻止水疱性口炎病毒吸附与进入细胞,显著抑制细胞病变的发生,使组织培养的细胞得到保护[5]。甘草皂苷在体外可抑制带状疱疹病毒的增殖（ ID_{50}=0.71mmol/L）,且可直接灭活该病毒[6]。

（5）甲型流感病毒:5%甘草酸钠具有一定的抑制甲型流感病毒所致兔眼毒性反应发生的作用,并有促使角膜混浊等现象提前恢复的作用[7]。甘草粗提物及甘草酸单铵盐口服均能显著抑制H9N2亚型流感病毒鼠肺适应株引起的小鼠肺炎实变（ $P<$ 0.01）,甘草粗提物20mg/kg组能明显延长流感病毒感染小鼠的

生存时间[10]。

（6）单纯疱疹病毒：甘草多糖在体外对单纯疱性疹病毒1型（HSV-1）有明显抑制作用，可以直接灭活病毒[5]。甘草次酸有特异性抑制单纯疱疹病毒的作用，于8mmol/L浓度处理1型病毒15分钟，可使感染价从107降至102，甘草酸能显著抑制肝中1型病毒蛋白的分泌而阻断其复制，但于抗病毒浓度不影响正常细胞。除对病毒颗粒的直接作用外，甘草还能通过诱生干扰素、增强自然杀伤（NK）细胞及巨噬细胞（M9）功能而达到抗病毒效果[8]。甘草皂苷可能是通过抑制细胞间黏附机制达到抗单纯疱疹病毒感染的作用[9]。甘草皂苷能明显抑制HSV-1的复制，能明显降低单纯疱疹病毒性脑炎小鼠的病死率[11]。

（7）呼吸道合胞病毒（RSV）：甘草抗病毒有效部位（GC3-1-4）在体外对RSV有抑制作用[12]。甘草抗病毒有效部位（GD4）在HeLa细胞中对呼吸道合胞病毒有明显的抑制作用[13]。

（8）副流感病毒（HPIV）：甘草抗病毒有效部位（GC3-1-4）在HeLa细胞中对副流感病毒（Ⅲ型）有抑制作用[14]。

（9）乙型肝炎病毒（HBV）：甘草酸抗肝炎病毒实验发现，甘草酸可使HBV感染细胞HBsAg分泌受到抑制，可能抑制肝细胞的破坏，从而改善了慢性乙型肝炎患者肝功能障碍，最终改善了对肝的免疫状况[15]。因此可以认为，甘草酸有直接抗HBV及对肝功能障碍的改善作用。

（10）严重急性呼吸综合征相关性冠状病毒（SARS-CV）：SARS是一种通过密切接触高度传染的新型传染病。自这些患者中已发现一种新型冠状病毒，称之为SARS相关性冠状病毒（SARS-CV）。德国学者[16]比较了利巴韦林、6-氮尿苷、吡唑呋林、麦考酚酸和甘草皂苷抗SARS-CV的效果，结果表明甘草皂苷是SARS-CV复制最有效的抑制剂。甘草皂苷不仅能抑制SARS-CV复制，还有抑制该病毒的吸附和穿透能力。

[1] 钟正贤. 中药甘草能抑制艾滋病毒. 广州医药,1988,(3):20

[2] 张萍,祝希娴.甘草及其制剂药理与临床应用研究新进展.中草药,
1997,28(9):568

[3] 李铁民,梁再赋.甘草提取物及其衍生物的抗病毒研究现状.中草药,
1994,25(12):655

[4] 丛雅琴,孔令嘉,樊友平. 甘草研究新进展. 日本医学介绍,1991,(6):
286-288

[5] 常雅萍,毕无邪,杨贵贞. 甘草多糖抗病毒作用研究. 中国中药杂志,
1989,14(4):44-46

[6] Baba M, Shigeta S. Antiviral activity of glycyrrhizin against varicella-zoster
virus in vitro. Antiviral Res,1987,7(2):99-107

[7] 马振亚,刘文琴,柴登山,等. 甘草对甲型流感病毒所致兔眼毒性反应
的影响. 陕西中医,1988,9(7):330-331

[8] Utsunomiya T, Kobayashi M. Pol lard RB, et al. Glycyrrhizin, an active com-
ponent of licorice roots reduces morbidity and mortality of mice infected with lethal
doses of influenza virus. Antimicrob Agents Chemother,1997,41(3):551

[9] 黄文,谢鹏,赵高年,等.甘草甜素抗单纯疱疹病毒-Ⅰ感染机制的实验
研究.中风与神经疾病杂志,2007,24(2):189-191

[10] 方炳虎,邱灵才,陈建新,等.甘草主要成分抗H9N2亚型流感病毒作用
研究.广东农业科学,2007,3:66-69

[11] 赵高年,谢鹏.甘草甜素抗单纯疱疹病毒Ⅰ的实验研究.蛇志,2008,20
(3):182-184

[12] 刘鑫妍.甘草抗病毒有效部位(GC3-1-4)体外抑制呼吸道合胞病毒的
研究.中医药信息,2006,23(4):65-67

[13] 王秀琴,李洪源,刘鑫妍,等.甘草抗病毒有效部位(GD4)体外抑制呼
吸道合胞病毒作用的研究.中药材,2006,29(7):692-694

[14] 谢志平,李洪源,岳晓宏,等.甘草抗病毒有效部位体外抗副流感病毒
(Ⅲ型)作用的研究.中医药信息,2007,24(3):37-39

[15] 白木公康.甘草酸抗乙型肝炎病毒的作用机理.和汉医药学杂志(日),
1995,12(1):24

[16] 张春平.甘草甜素与SARS相关性冠状病毒复制.国外医学·内科学分
册,2003,30(11):498-499

刺五加(五加科)——(2010年版药典)

性味归经: 辛、微苦,温。归脾、肺、肾、心经。

功能主治: 益气健脾,补肾安神。用于脾肺气虚,体虚乏力,食欲不振,肺肾两虚,久咳虚喘,肾虚腰膝酸痛,心脾不足,失眠多梦。

现代药理研究

EB病毒: 有研究表明,刺五加(AS)和海参(SVS)乙醇提取物在体外分别诱导和激活T淋巴细胞后。能使EB病毒感染B细胞的3H-TdR掺入量,EBNA阳性细胞百分率及3种Ig分泌量明显减少,提示自体T淋巴细胞经AS或SVS诱导后,具有抑制EBV感染B细胞的活化、增殖与分化过程。这可能与AS和SVS具有增强T细胞功能有关[1]。

[1] 黄添友,佟丽,赵明伦. 刺五加和海参提取物对EB病毒感染鼻咽癌患者外周血B细胞的影响. 中药药理与临床,1994,1:38-40

紫河车(哺乳类)(健康人的干燥胚胎)——(2010年版药典)

性味归经: 甘、咸,温。归肺、肝、肾经。

功能主治: 温肾补精,益气养血。用于虚劳羸瘦,阳痿遗精,不孕少乳,久咳虚喘,骨蒸劳嗽,面色萎黄,食少气短。

现代药理研究

(1)单纯疱疹病毒: 已经有人对胎盘活性因子(PAF)体外抗单纯疱疹病毒作用进行了研究,结果表明,PAF对细胞无毒、无害,而且有促进细胞生长的作用。PAF对病毒有较明显的抑制和直接杀伤作用。PAF在一定的浓度和与病毒作用的最佳时间内,具有完全抑制病毒感染的活性,保护细胞不受感染的作用。该实验更进一步证明了PAF含有β-干扰素,故可抑制病毒的复制[1]。

（2）麻疹病毒、乙型肝炎病毒等: 紫河车中含有人胎盘免疫调节肽（HPIF）、人胎盘谷胱甘肽S-转移酶（CST-π抗体）及其他抗体、β-干扰素（IFN-β）等[2]。临床研究发现紫河车中的γ-球蛋白含有麻疹、流感等抗体及白喉抗毒素,其所含的干扰素能预防和控制多种病毒感染,因此,紫河车可用于预防流感、麻疹、肝炎等传染病的发生,对已感染的可以减轻其症状[3]。

（3）流感病毒: 胎盘血清中含有不耐热的β-抑制因子,能抑制一种A型流感病毒[4]。

[1] 程丽,陈文凯,诸卫平,等. 胎盘活性因子体外抗单纯疱疹作用. 湖北医科大学学报,1999,20（2）: 98

[2] 刘淑兰,杜玉祥,刘颖新,等. 中药紫河车的临床应用. 中国中药杂志,1995,20（1）: 5

[3] 骆和生,罗鼎辉. 免疫中药学—中药免疫药理与临床. 北京: 中国协和医科大学北京医科大学联合出版社,1999: 87

[4] Shuratov I Kh,et al. C A,1972,76:44308e

淫羊藿（小檗科）——（2010年版药典）

性味归经: 辛、甘,温。归肝、肾经。

功能主治: 补肾阳,强筋骨,祛风湿。用于肾阳虚衰,阳痿遗精,筋骨痿软,风湿痹痛,麻木拘挛。

现代药理研究

（1）单纯疱疹病毒（HSV）: 箭叶淫羊藿水提取物或醇提取物均有较强的抗HSV-2作用[1]。

（2）柯萨奇病毒: 以淫羊藿为主要成分的中药注射剂喘可治可以降低柯萨奇B病毒抗原血症水平,对小儿毛细支气管炎和哮喘性支气管炎有明显的加快病情缓解的作用[2]。

（3）EB病毒: 吕岫华等[3]采用免疫酶的方法,研究淫羊藿多糖对人类疱疹病毒早期抗原激活的抑制作用,结果表明淫羊藿多糖在一定的剂量范围内有抑制作用,且呈明显的量效关系。

[1] Zheng MS. An experimental study of the anti-HSV-II action of 500 herbal drugs. J Traditional Chinese Medicine,1989,9(2): 113-116

[2] 方凤,徐明玉,蒋瑾瑾,等. 喘可治治疗小儿呼吸道病毒感染的临床和实验研究. 上海中医药杂志,2003,37(8): 36-37

[3] 吕岫华,刘伟,郝冬梅,等. 中药多糖对EB病毒早期抗原激活的抑制作用. 北京工业大学学报,2010,36(1): 92-97

白芍（毛茛科）
——（2010年版药典）（中华本草列为芍药科）

性味归经: 苦、酸,微寒。归肝、脾经。

功能主治: 养血调经,敛阴止汗,柔肝止痛,平抑肝阳。用于血虚萎黄,月经不调,自汗盗汗,胁痛,腹痛,四肢挛痛,头痛眩晕。

现代药理研究

（1）流感病毒: 芍药煎剂1:40在试管内对京科68-1病毒有抑制作用[1]。

（2）疱疹病毒: 芍药煎剂1:40在试管内对疱疹病毒有抑制作用[1]。

（3）柯萨奇病毒: 白芍总苷（TGP）对柯萨奇B3病毒（CVB3）感染大鼠原代心肌细胞有保护作用[2]。

（4）乙型肝炎病毒: 于习民[3]用白芍、金银花等对乙型肝炎病毒进行灭活实验,结果提示白芍对HBV灭活作用最强。对85例乙型肝炎患者治疗作用的研究表明,白芍总苷使乙型病毒性肝炎标志物转化总有效率达63.6%。

[1] 江苏新医学院. 中药大辞典(上册). 上海: 上海科学技术出版社,1977:1904

[2] 李全礼,都鹏飞,王明丽. 白芍总苷对柯萨奇B3病毒感染大鼠原代心肌

细胞的血清药理学干预. 安徽医科大学学报,2007,42(3): 283-285

[3] 于习民. 银花白芍饮对乙型肝炎病毒的灭活实验. 中国中医药科技, 1998,5(5): 331

黄精(百合科)——(2010年版药典)

性味归经: 甘,平。归脾、肺、肾经。

功能主治: 补气养阴,健脾,润肺,益肾。用于脾胃气虚,体倦乏力,胃阴不足,口干食少,肺虚燥咳,劳嗽咳血,精血不足,腰膝酸软,须发早白,内热消渴。

现代药理研究

单纯疱疹病毒(HSV): 研究表明,黄精多糖(PD)表现出抗HSV的活性[1]。CPE和MTT染色值的变化表现出一致的趋势,抗病毒活性呈剂量依赖性增加。PD有较低的细胞毒性和抗3种株系的HSV病毒作用,对1型疱疹病毒的抑制作用明显作用优于2型,尤其是当用药浓度为8mg/ml时,对感染Stoker株的细胞保护率达71%,表现出较强的抗病毒能力。黄精多糖滴眼液、口服液、注射液治疗家兔单纯疱疹病毒性角膜炎,并与阿昔洛韦治疗组比较,它们的治疗作用均有统计学意义,其中滴眼液配合注射液结膜下注射和滴眼液滴眼,配合口服液口服,疗效优于阿昔洛韦组[2]。

[1] 辜红梅,蒙义文,蒲蔷. 黄精多糖的抗单纯疱疹病毒作用. 应用与环境生物学报,2003,9(1): 21-23

[2] 曾庆华. 黄精多糖制剂治疗兔单纯疱疹病毒性角膜炎的实验观察. 成都中医学院学报,1988,11(1): 30

第十四章 收 涩 药

五味子(木兰科,习称北五味子)
—— (2010年版药典)(中华本草列为五味子科)

性味归经: 酸、甘,温。归肺、心、肾经。

功能主治: 收敛固涩,益气生津,补肾宁心。用于久嗽虚喘,梦遗滑精,遗尿尿频,久泻不止,自汗盗汗,津伤口渴,内热消渴,心悸失眠。

现代药理研究

(1)柯萨奇病毒:芪芍五味子复方制剂可有效抗病毒,抑制病毒诱导心肌细胞凋亡,对柯萨奇B3病毒感染小鼠心肌有良好的保护作用[1]。

(2)人类免疫缺陷病毒(HIV):Chen等[2]发现,从内南五味子中分离的内南五味子酯A、B都具有抗HIV病毒的作用,其IC_{50}分别为3.1mg/L和0.5mg/L。内南五味子茎中分离到的12种木脂素中,7种具有抗HIV病毒功能,其中戈米辛G(gomisin)和五味子酯D(schisantherin D)的活性最强,IC_{50}分别为0.006mg/L、0.500mg/L。

(3)乙型肝炎病毒(HBV):从菲律宾南五味子(*Kadsura philippinensis*)中分到的kadsu Philactone B显示了抗HBV活性,IC_{50}为6μg/ml[3]。日本南五味子中分离到的taiwanschirins A和B显示出较强的抗HBV活性,在50μg/ml时对HBsAg的抑制率分别为54.2%和69.5%,对HBeAg的抑制率分别为44.5%和35.4%[4]。化合物kadsumarin A和taiwansehirin D具有一定的抗HBeAg作用[5,7]。

Schizanrin B显示出一定的抗HBeAg和抗HBsAg作用[6]。

[1] 刘奉琴,王玉林,靳有鹏,等. 芍芍五味子复方制剂抗CVB3病毒抑制心肌细胞凋亡机制的研究. 山东大学学报(医学版),2010,48(2): 33-37

[2] Chen DF,Zhang SX,Xi EL, et al. Anti-AIDS Agents-ⅩⅩⅥ, structure activity correlation of gomisin G relates anti HIV lignans from Kadsura interior and of relates synthetic analogs. Bioorg Med Chem,1997,5(8): 1715-1723

[3] Wang W,Liu J,Han J, et al. New triterpenoids from Kadsura heteroclita and their cytotoxic activity. Planta medica,2006,72(5): 450-457

[4] Wu MD,Huang RL,Kuo LM, et al. The anti-HBsAg(human type B hepatitis, surface antigen)and anti-HBeAg(human type B hepatitis, e antigen)C18 dibenzocyclooctadiene lignans from Kadsura matsudai and Schizandra arisanensis. Chem Pharm Bull(Tokyo),2003,51(11): 1233-1236

[5] Kuo YH,Li SY,Wu MD, et al. A new anti-HBeAg lignan, kadsumarin A, from Kadsura matsudai and Schizandra arisanensis. Chem Pharm Bull (Tokyo),1999,47(7): 1047-1048

[6] Kuo YH,Li SY,Huang RL, et al. Schizanrins [corrected] B, C, D, and E, four new lignans from Kadsura matsudai and their antihepatitis activities. J Nat Prod,2001,64(4): 487-490

[7] Li SY,Wu MD,Wang CW, et al. A novel anti-HBeAg homolignan, taiwanschirin D from Kadsura matsudai. Chem Pharm Bull(Tokyo),2000,48 (12): 1992-1993

五倍子(漆树科)——(2010年版药典)

性味归经: 酸、涩、寒。归肺、大肠、肾经。

功能主治: 敛肺降火,涩肠止泻,敛汗,止血,收湿敛疮。用于肺虚久咳,肺热痰嗽,久泻久痢,自汗盗汗,消渴,便血痔血,外伤出血,痈肿疮毒,皮肤湿烂。

现代药理研究

(1)甲型流感病毒:五倍子煎剂(1:1000)对接种于鸡胚的甲型流感PR8株病毒有抑制作用[1]。

（2）人免疫缺陷病毒（HIV）：有研究发现五倍子鞣质有很强的抑制HIV-Rt活性[2]。Nonaka等[4]的研究表明，从五倍子中分离的鞣质表现出明显抗HIV在H9细胞中的增殖及其抑制HIV-RT活性作用。在相同浓度下，鞣质与病毒同时作用于细胞，化合物完全抑制HIV生长。

（3）单纯疱疹病毒（HSV）：体外抗HSV-2的实验研究表明，复方五倍子粉剂对HSV-2的有效抑制浓度为200 μg/ml，灭活浓度为500 μg/ml，且随着浓度的增加或时间延长，其抗病毒的作用增强[3]。

[1] 上海市卫生防疫站，上海医药工业研究所药物制剂研究室. 中药对"流感病毒"作用的研究报告. 上海中医药杂志，1960，（2）：68-73

[2] 毕良武，吴在嵩，陈笳鸿，等.单宁在抗爱滋病研究中的应用.林产化工通讯，1998，32（2）：11-15

[3] 罗新，占秋.复方五倍子粉抗HSV-2作用的实验研究.现代妇科研究进展，1995，4（2）：124-126

[4] Nonaka G，Nishioka I，Nishizawa M，et al. Anti-AIDS agents 2 : Inhibitory effects of tannins on HIV reverse transcriptase and HIV replication in H9 lymphocyte cells. J Nat Prod，1990，53（3）：587-595

石榴皮（石榴科）——（2010年版药典）

性味归经： 酸、涩，温。归大肠经。

功能主治： 涩肠止泻，止血，驱虫。用于久泻，久痢，便血，脱肛，崩漏，带下，虫积腹痛。

现代药理研究

（1）流感病毒：鸡胚法实验证明，石榴皮煎剂稀释到1：10 000~1：1 00 000仍有抑制流感病毒（甲型PR8株）的作用[1]。

（2）单纯疱疹病毒（HSV）：采用细胞培养技术，证实鞣质是石榴皮抗生殖器疱疹病毒的有效成分。其特点不仅是能够抑制病毒在细胞内的增殖，更为重要的是显示较强的直接杀灭病毒和阻止及吸附细胞的作用[2]。石榴皮在体外试验中有明显的抗

HSV-2作用,其特点不仅是抑制HSV-2在细胞内的增殖,更为重要的是有较强的直接灭活和阻止HSV-2吸附细胞的作用[3]。

（3）乙型肝炎病毒（HBV）:石榴皮具有明显的直接杀灭病毒作用。电镜显示,石榴皮可使HBV呈现成团聚集,此与特异性抗体的免疫结合相类似。所不同的是,随药物浓度增高,HBV不仅聚集程度加重,而且病毒颗粒出现大量的外壳缺失、核壳破裂等结构改变。DNA聚合酶参与病毒复制的逆转录过程,直接影响HBV在细胞内的繁殖。石榴皮对HBV DNA聚合酶的抑制作用呈剂量依赖关系,表明其可明显减弱病毒的复制能力[4]。

（4）人类免疫缺陷病毒（HIV）:Nonaka等[5]测试了石榴皮中9种鞣质类物质的抗HIV活性,结果石榴皮鞣素和安石榴苷能抑制感染HIV的H9淋巴细胞中HIV病毒的复制,并对细胞无毒; 石榴皮鞣素和punicacortein C可抑制纯化的HIV逆转录酶活性,而诃黎勒鞣花酸则是通过阻断HIV与宿主细胞间的相互作用来发挥抗病毒活性。

[1] 上海市卫生防疫站,上海医药工业研究所药物制剂研究室. 中药对"流感病毒"作用的研究报告. 上海中医药杂志,1960,（2）: 68-73

[2] 张杰,詹炳炎,姚学军,等. 中药石榴皮鞣质成分抗生殖器疱疹病毒作用. 中国中药杂志,1995,20(9): 556-578

[3] 张杰,詹炳炎,姚学军,等. 石榴皮抗Ⅱ型生殖器疱疹病毒的体内外实验研究. 中药药理与临床,1997,13(6): 34-37

[4] 张杰,詹炳炎,姚学军,等. 石榴皮对乙型肝炎病毒（HBV）的体外灭活作用及其临床意义. 中药药理与临床,1997,13(4): 29-31

[5] Nonaka G, Nishioka I, Nishizawa M, et al. Anti-AIDS agents, 2: Inhibitory effects of tannins on HIV reverse transcriptase and HIV replication in H9 lymphocyte cells. J Nat Prod, 1990, 53(3): 587-595

金樱子（蔷薇科）——（2010年版药典）

性味归经: 酸、甘、涩,平。归肾、膀胱、大肠经。

功能主治: 固精缩尿,固崩止带,涩肠止泻。用于遗精滑精,遗尿尿频,崩漏带下,久泻久痢。

现代药理研究

(1)流感病毒: 鸡胚试验证明,金樱子煎剂对流感病毒PR8抑制作用很强,而且对亚洲甲型57-4株、乙型Lee株、丙型1233株和丁型仙台株也有作用[1]。

(2)单纯疱疹病毒: 金樱子滴眼液(1%)对溃疡型(浅层)角膜炎疗效显著,对深层基质炎型角膜炎也有一定疗效,表明金樱子具有显著的抑制单纯疱疹病毒作用[2]。金樱子提取物对1型单纯疱疹病毒有灭活作用[3]。

[1] 江苏新医学院. 中药大辞典(上册). 上海: 上海科学技术出版社,1977: 1406

[2] 罗兴中,谢程阳,郑民实. 金樱子滴眼剂抗单纯疱疹病毒和临床疗效观察. 眼科研究,1989,7(1): 47-48

[3] 郑民实,罗思齐. 中草药抗HBsAg的实验研究. 微生物学杂志,1987,7(4): 1-5

第十五章 涌 吐 药

常山(虎耳草科)——(2010年版药典)

性味归经: 苦、辛,寒; 有毒。归肺、肝、心经。

功能主治: 涌吐痰涎,截疟。用于痰饮停聚,胸膈痞塞,疟疾。

现代药理研究

流感病毒: 常山水提液在试管内对流感病毒PR8有抑制作用[1],对感染该病毒的小鼠也有一定治疗效果[2]。

[1] 王善源. 中药对于流行性感冒病毒的抑制作用. 科学通报,1958,(3): 90-91
[2] 王善源. 中药治疗流行性感冒. 科学通报,1958,(5): 155-157

第十六章 攻毒杀虫止痒药

大蒜(百合科)——(2010年版药典)

性味归经: 辛,温。归脾、胃、肺经。

功能主治: 解毒消肿,杀虫,止痢。用于痈肿疮疡,疥癣,肺痨,顿咳,泄泻,痢疾。

现代药理研究

(1)流感病毒:实验表明[1],大蒜油在抗流感病毒预防作用组、直接作用组和抗病毒吸附组的抗病毒有效率(ER)均高于50%,预防作用组ER值比阳性药利巴韦林对照组高22.5%($P<0.05$),治疗指数(TI)均高于阳性药对照组($P<0.01$),说明大蒜油体外有一定抗流感病毒的作用,安全性较高。

(2)柯萨奇病毒:研究表明[2],大蒜多糖B和C在体外通过抑制柯萨奇病毒B3(CVB3)生物合成而发挥抗CVB3的作用。蓝景生等[3]的研究表明,大蒜素在体外通过抑制CVB2、CVB3、CVB6生物合成而发挥抗CVB的作用。蔡飞等[6]用BALB/c小鼠腹腔注射CVB3建立实验性小鼠病毒性心肌炎模型,探讨大蒜多糖对实验性小鼠病毒性心肌炎的治疗作用。结果大蒜多糖治疗组与模型组相比,小鼠存活率明显增高,心肌组织病理损伤减轻,CK、MDA、NO含量显著降低,GSH-Px活力升高,心肌组织中病毒滴度及诱导性一氧化氮合酶表达降低。

(3)人类免疫缺陷病毒(HIV):大蒜提取物GO889[4]对人类免疫缺陷病毒1型(HIV-1)有一定抑制作用,其50%抑制浓度(EC_{50})为0.19%,最高保护率(抑制率)达94.76%。

（4）呼吸系统相关病毒：大蒜提取物GO889[4]对流感甲3型（A3）、副流感病毒（HVJ）、呼吸道合胞病毒（RS）、疱疹病毒1、2型（HSV-1、HSV-2）、腺病毒（ADA3、ADA7）、柯萨奇病毒B5、B6型（COXB5、COXB6）等有一定的抑制作用。这说明大蒜提取物GO889有较广的抗病毒谱，为临床用其治疗上呼吸道感染提供了参考依据。

（5）乙型肝炎病毒（HBV）：郑敏等[5]通过细胞培养，观察比较了大蒜多糖A、B、C对HBV基因转染的人肝癌细胞系2215细胞分泌HBsAg、HBcAg的影响及其细胞毒性，结果大蒜多糖A、B、C在培养2215细胞中可抑制HBsAg的分泌。

[1] 郑倩倩,林艺,谢克勤,等.大蒜油体外抗流感病毒作用分析.中国公共卫生,2013,29（4）:593-594

[2] 郑敏,梅贤臣,鲍翠玉,等.大蒜多糖体外抗柯萨奇病毒B3作用.中国现代应用药学杂志,2005,22（1）:4-6

[3] 蓝景生,黄照河,潘兴寿,等.大蒜素体外抗B组柯萨奇病毒的实验研究.中西医结合心脑血管病杂志,2007,5（1）:28-30

[4] 王满霞,卢长安,孙刚.大蒜GO889对HIV等病毒作用的实验研究.中国中医基础医学杂志,1999,5（3）:35-36

[5] 郑敏,卢葵花,吴基良,等.大蒜多糖体外抗乙型肝炎病毒作用研究.中药药理与临床,2005,21（3）:29-30

[6] 蔡飞,陈金和,吴基良.大蒜多糖对小鼠病毒性心肌炎的治疗作用.武汉大学学报(医学版),2003,24（2）:109-112

第十七章 其 他

槐耳(多孔菌科)——(中华本草)

性味归经: 苦、辛,平。归肝、脾、大肠经。

功能主治: 止血,止痢,抗癌。主治痔疮出血、便血,崩漏,痢疾,肝癌,肝炎。

现代药理研究

(1)鸭肝炎病毒(DHBV):研究表明,槐耳清膏对小鼠血清干扰素诱生作用非常显著,在对鸭肝炎病毒DHBV的实验中,用药使鸭血清HBV-NDA水平显著下降[1]。

(2)乙型肝炎病毒(HBV):唐保元等用民间药用真菌槐耳冲剂治疗慢性乙型肝炎病毒感染患者20例,观察其对血清HBV复制标志中e系统的影响.结果HBeAg阴转率为30%,其中3例HBeAb转为阳性,1例在HBeAg转为HBeAb时HBsAg阴转,提示槐耳冲剂的活性成分对HBV复制有一定的抑制作用[2]。

[1] 郭跃伟,程培元,陈玉俊,等.槐耳菌丝体多糖的研究(Ⅰ).中草药,1992,23(4):175-177

[2] 唐保元,闵贤,章莉莉.槐耳菌冲剂对慢性乙型肝炎e系统影响的初步观察.南京医学院学报,1991,11(2):122-123

香菇(白蘑科)——(中华本草)

性味归经: 甘,平。归肺、胃经。

功能主治: 扶正补虚,健胃开脾,祛风透疹,化痰理气,解毒,抗癌。主治正气衰弱,神倦乏力、纳呆,消化不良,贫血,佝偻病,高血压,高脂血症,慢性肝炎,盗汗,小便失禁,水肿,麻疹透发不畅,荨麻疹,毒菇中毒,肿瘤。

现代药理研究

（1）人类免疫缺陷病毒（HIV）：香菇多糖可以激活人体免疫系统,使其更有效地对抗病毒增殖,对香菇多糖进行结构修饰可以增强其抗病毒的效果。硫酸化香菇多糖可抑制艾滋病病毒[1]。1987年,Ito等[3]在体外研究发现硫酸酯化的香菇多糖在体外抗人类免疫缺陷病毒方面有抑制活性,可以抑制病毒复制和细胞融合。王顺春和方积年[4]制备的硫酸化香菇多糖经美国国家癌症研究中心初步试验,表明具有良好的抗人类免疫缺陷病毒活性。硫酸化香菇多糖具有显著抗HIV作用,体外10mg/L就能完全抑制HIV抗原的表达,其作用机制可能是干扰HIV对宿主细胞的黏附作用,抑制逆转录酶的活性[2]。

（2）人类T细胞白血病病毒Ⅰ型：硫酸化香菇多糖可抑制人类T细胞白血病病毒Ⅰ型[1]。

（3）流感病毒A2：香菇菌丝培养物中提取的KS-2对流感病毒A2感染的小鼠有保护作用[5]。

（4）副流感病毒：香菇C91-3发酵液具有一定的抗病毒作用,特别是原液和1∶2稀释液对副流感病毒具有抗病毒作用,不仅能抑制其红细胞吸附作用,对病毒导致的细胞病变也有一定抑制作用[6]。

（5）单纯疱疹病毒（HSV）：香菇多糖对单纯疱疹病毒有明显的抑制作用,对HSV-1和HSV-2两型病毒感染的细胞都有明显保护作用,能抑制延缓细胞病变的发生,并具有无毒副作用等优点[7]。

（6）柯萨奇B组病毒（CVB）：香菇多糖对柯萨奇B组病毒有较强的抑制作用。香菇多糖对柯萨奇B组病毒具有一定的预防作用,它能够影响柯萨奇B组病毒的吸附和穿入的某些环节,使细胞得到一定的保护,对于吸附于细胞表面及进入细胞内的病毒也具有一定的抑制作用,能够影响病毒在细胞内复制和繁殖,从而对感染细胞起到保护作用。香菇多糖对柯萨奇B组病毒无直接杀伤作用,而是通过提高感染细胞的免疫力,增加细胞膜的稳定性,抑制细胞病变,促进细胞修复等功能达到抗病毒的作用[8]。

（7）乙型肝炎病毒（HBV）：酯化香菇多糖对Hep G2215细胞分泌HBeAg有不同程度的抑制作用,并且随着多糖浓度的增加,抑制作用增强[9]。

[1] 周靓. 植物多糖的抗病毒作用. 植物杂志,1994,（5）: 5

[2] Yoshida O, Nakashima H, Yoshida T, et al. Sulfation of the immunomodulating polysaccharide lentinan: A novel strategy for antivirals to human immunodeficiency virus(HIV). Biochem Pharma,1988,37(15): 2887-2891

[3] Ito M, Baba M, Sato A, et al. Inhibitory effect of dextran sulfate and heparin on the replication of human immunodeficiency virus(HIV)in vitro. Antiviral Res,1987,7(6): 361-367

[4] 王顺春,方积年. 香菇多糖硫酸化衍生物的制备及其结构分析. 生物化学与生物物理学报,1999,31(5): 594-597

[5] Suzuki F, Suzuki C, Shimomura E, et al. Antiviral and interferon-inducing activities of a new peptidomannan, KS-2, extracted from culture mycelia of Lentinus edodes. J Antibiot(Tokyo),1979,32(12): 1336-1345

[6] 曹婧,宁安红,黄敏. 香菇C91-3菌株发酵液对副流感病毒和新城疫病毒血细胞吸附的抑制作用. 中国微生态学杂志,2011,23(8): 709-711

[7] 张福明,张淑芹,孙非,等. 香菇多糖对单纯疱疹病毒的抑制作用. 长春中医药大学学报,2007,23(1): 17-18

[8] 邹洪霞,张淑芹,刘志屹,等. 香菇多糖对柯萨奇B组病毒的抑制作用. 中国地方病防治杂志,2007,22(5): 351-352

[9] 杨胜利,刘敏,钱俊青. 香菇多糖酶催化酯化技术及其抗病毒活性研究. 生物质化学工程,2009,43(4): 29-32

木贼（木贼科）——（2010年版药典）

性味归经: 甘、苦,平。归肺、肝经。

功能主治: 疏散风热,明目退翳。用于风热目赤,迎风流泪,目生云翳。

现代药理研究

咖啡酸在体外有广泛的抑菌作用,并有抗病毒活性,对牛痘和腺病毒抑制作用较强,其次为脊髓灰质炎Ⅰ型和副流感3

型病毒[1,2]。

[1] 宋立人,洪恂,丁绪亮,等. 现代中药学大辞典上册. 北京: 人民卫生出版社,2001 : 334

[2] Hui SA, Yamashita M, Nakakoshi H, et al. Inhibitory effects of caffeic acid phenethyl ester derivatives on replication of hepatitis C virus. PloS one, 2013,8(12): e82299

肿节风(金粟兰科)——(2010年版药典)

性味归经: 苦、辛,平。归心、肝经。

功能主治: 清热凉血,活血消斑,祛风通络。用于血热发斑发疹,风湿痹痛,跌打损伤。

现代药理研究

流感病毒: 鸡胚内病毒抑制实验初步表明,10%除去鞣质的草珊瑚(肿节风)浸膏液对流感病毒A/京科/1/68(H3N2)15倍病毒鸡胚半数感染量($15EID_{50}$)具有灭活作用,对$30EID_{50}$也具有抑制作用。与感冒灵、金刚烷胺、吗啉双胍等3种对照药物相比,草珊瑚有强于或等于3种对照药物对流感病毒的抑制或灭活效果[1]。

[1] 杨仓良. 毒药本草. 北京: 中国中医药出版社,1993:73-74

茶叶(山茶科)——(中华本草)

性味归经: 苦、甘,凉。归心、肺、胃、肾经。

功能主治: 清头目,除烦渴,消食,化痰,利尿,解毒。主治头疼,目昏,目赤,多睡善寐,感冒,心烦口渴,食积,口臭,痰喘,癫痫,小便不利,泻痢,喉肿,疮疡疖肿,水火烫伤。

现代药理研究

(1)呼吸道病毒: 茶叶提取物尚能显著降低多种动物病毒对培养肾细胞的感染力,其有效成分为鞣质和咖啡因。茶叶提取物、咖啡因或鞣质对牛痘、单纯疱疹、脊髓灰质炎1型和3型、埃可病毒2型和7型、呼吸道肠道病毒1型、柯萨奇病毒A组9型及B组6型等均有不同程度的抑制作用[1,2]。

（2）人免疫缺陷病毒: 绿茶叶中ECG和EGCG等2种成分对人免疫缺陷病毒（HIV）有突出的抑制器反转录酶和细胞内DNA及RNA聚合酶活性的作用。两者对反转录酶的50%抑制浓度为0.01~0.02 μm/ml[3,4]。Fassina等[8]报道,没食子儿茶素没食子酸酯（EGCG）可强烈抑制HIV-1在体外培养的人外周血细胞中的复制。随后, Kawai等[9]证明, EGCG可以直接与T细胞受体CD4分子结合,进而抑制HIV-1糖蛋白与CD4分子的结合。2009年, Nance等[10]进行了EGCG降低HIV感染性的临床前实验,他们认为, EGCG可以作为一种候选的抗HIV药物。

（3）人轮状病毒: 红茶和青茶茶汤在1∶1000的稀释浓度时,可以完全抑制病毒,而黑茶茶汤在1∶100时才能完全抑制病毒[5]。

（4）流感病毒: 彭慧琴等[6]用茶多酚与流感病毒A3混合培养,在3.12~50 μg/ml浓度范围内,茶多酚表现出显著降低流感病毒A3病毒活性、抑制病毒增殖的作用。茶叶中的没食子儿茶素没食子酸酯（EGCG）、儿茶素没食子酸酯（ECG）在MDCK细胞中对流感病毒的复制具有抑制活性,而且对包括A/H1N1、A/H3N2和B型病毒在内的各种亚型流感病毒也具有抑制作用。

（5）腺病毒: Weber等[7]将100 μmol EGCG加入腺病毒培养液中,结果病毒以两个数量级减少,认为EGCG对病毒复制周期中的组装和裂解阶段均可能有抑制作用。

（6）乙型肝炎病毒: 2008年, Xu等[11]利用一个稳定表达HBV的细胞系HepG2-N10,检测了绿茶提取物（GTE）和EGCG对HBV的抑制作用,结果表明, GTE的抑制效果优于EGCG。2009 年, Ye等[12]应用HepG2 2.2.15细胞系证实,茶多酚能抑制HBsAg和HBeAg的分泌,而且在细胞培养体系的上清液中, HBV-DNA的表达量也明显降低。表明GTE和茶多酚是很有潜力的抗乙型肝炎病毒药物。

[1] 肖葭杨,龚睿. 茶叶抗病毒作用研究的新进展. 氨基酸和生物资源, 2014,36(2): 7-11

[2] John TJ, Mukundan P. Virus inhibition by tea, caffeine and tannic acid. Indian J Med Res,1979,69 : 542-545

[3] 张文明,陈朝银,韩本勇,等. 茶多酚的抗病毒活性研究. 云南中医学院学报,2007,30(6): 57-59

[4] Nakane H, Ono K. Differential inhibition of HIV-reverse transcriptase and various DNA and RNA polymerases by some catechin derivatives. Nucleic Acids Symp Ser(Oxf),1989,(21): 115-116

[5] 张国营,何丽娜,李彦勇,等. 红茶、青茶、黑茶抗人轮状病毒的实验研究. 中国病毒学,1993,8(2): 151-153

[6] 彭慧琴,蔡卫民,项哨. 茶多酚体外抗流感病毒A3的作用. 茶叶科学,2003,23(1): 79-81

[7] Weber JM, Ruzindana-Umunyana A, Imbeault L, et al. Inhibition of adenovirus infection and adenain by green tea catechins. Antiviral Res,2003,58(2): 167-173

[8] Fassina G, Buffa A, Benelli R, et al. Polyphenolic antioxidant (–)-epigallocatechin-3-gallate from green tea as a candidate anti-HIV agent. AIDS,2002,16(6): 939-941

[9] Kawai K, Tsuno NH, Kitayama J, et al. Epigallocateching allate, the main component of tea polyphenol, binds to CD4 and interferes with gp120 binding. J Allergy Clin Immunol,2003,112(5): 951-957

[10] Nance CL, Siwak EB, Shearer WT. Preclinical development of the green tea catechin, epigallocatechin gallate, as an HIV-1 therapy. J Allergy Clin Immunol,2009,123(2): 459-465

[11] Xu J, Wang J, Deng F, et al. Green tea extract and its major component epigallocateching allate inhibits hepatitis B virus invitro. Antiviral Res,2008,78(3): 242-249

[12] Ye P, Zhang SL, Zhao L, et al. Tea polyphenols exerts anti-hepatitis B virus effects in a stably HBV-transfected cell line. J Huazhong Univ Sci Technol,2009,29(2): 169-172

白屈菜(罂粟科)——(2010年版药典)

性味归经: 苦,凉; 有毒。归肺、胃经。

功能主治: 解痉止痛,止咳平喘。用于胃脘挛痛,咳嗽气喘,百日咳。

现代药理研究

流感病毒: 白屈菜在体内、外均能抑制流感病毒,对病毒感染的鸡胚有效,用流感病毒诱发肺炎的小鼠,用白屈菜总碱注射液有明显的治疗作用[1]。

[1] Panzer A, Joubert AM, Bianchi PC, et al. The effects of chelidonine on tubulin polymerization, cell cycle progression and selected signal transmission pathways. Eur J Cell Biol, 2001, 80(1): 111-118

黑豆(豆科) —— (2010年版药典)

性味归经: 甘,平。归脾、肾经。

功能主治: 益精明目,养血祛风,利水,解毒。用于阴虚烦渴,头晕目昏,体虚多汗,肾虚腰痛,水肿尿少,痹痛拘挛,手足麻木,药食中毒。

现代药理研究

(1)单纯疱疹病毒: 大豆总苷有明显的抗病毒作用,能明显抑制单纯疱疹病毒1型(HSV-1)的复制,对HSV-1、HSV-2所致细胞感染均有明显保护效果,作用机制可能与其能直接杀伤病毒有关[1]。

(2)柯萨奇病毒: 大豆总苷有明显的抗病毒作用,能明显抑制柯萨奇病毒B3(CVB3)等的复制,对CoxB3所致细胞感染均有明显保护效果,作用机制可能与其能直接杀伤病毒有关[1]。

(3)带状疱疹病毒: 大豆总苷有明显的抗病毒作用,对水疱性口炎病毒(VSV)所致细胞感染均有明显保护效果,作用机制可能与其能直接杀伤病毒有关[1]。

(4)脊髓灰质炎病毒Ⅰ型: 大豆总苷有明显的抗病毒作用,对脊髓灰质炎病毒Ⅰ型(Polio-Ⅰ)所致细胞感染均有明显保护效果,作用机制可能与其能直接杀伤病毒有关[1]。

(5)腺病毒: 大豆总苷有明显的抗病毒作用,对腺病毒3型(ADV-3)所致细胞感染均有明显保护效果,作用机制可能与其能直接杀伤病毒有关[1]。

[1] 李静波,王秀清,胡吉生,等. 大豆总甙对病毒的抑制作用及其临床应用的研究. 中草药,1994,25(10): 524-526

红芪(豆科)——(2010年版药典)

性味归经: 甘,微温。归肺、脾经。

功能主治: 补气升阳,固表止汗,利水消肿,生津养血,行滞通痹,托毒排脓,敛疮生肌。用于气虚乏力,食少便溏,中气下陷,久泻脱肛,便血崩漏,表虚自汗,气虚水肿,内热消渴,血虚萎黄,半身不遂,痹痛麻木,痈疽难溃,久溃不敛。

现代药理研究

柯萨奇病毒: 对于亲心肌柯萨奇B3病毒(CVB3m)所致的细胞病变,红芪水煎醇提取剂于6.25~25mg/ml浓度范围,无论是直接作用于病毒,或先感染或给药均有显著抑制作用,大于50mg/ml时对细胞本身有毒性,对于CVB3m所致细胞死亡,上述浓度也有明显抑制作用,对于CVB3m感染小鼠所致死亡及心脏病变,红芪皮下注射有明显的保护作用,能减少小鼠病死率,减轻心肌炎症性病变[1,2]。红芪提取物在细胞水平具有明显的抑制柯萨奇病毒(CB4V)作用[3]。

[1] 蒋岩,崔小岱,吴莎,等. 红芪提取物(HE)对亲心肌柯萨奇B3病毒(CVB3m)感染的作用初探. 医学研究通讯,1994,23(5): 15-18

[2] 蒋岩,吴莎,崔小岱,等. 红芪提取物(HE)体外抗亲心肌柯萨奇B3病毒(CVB3m)的作用. 北京医学,1994,16(2): 124

[3] 张宸豪,高俊涛,方芳,等. 红芪提取物对柯萨奇病毒抑制作用的研究. 吉林医药学院学报,2005,26(3): 132-133

柠檬(芸香科)——(中华本草)

性味归经: 酸、甘,凉。归胃、肺经。

功能主治: 生津解暑,和胃安胎。主治胃热伤津,中暑烦渴,食欲不振,脘腹痞胀,肺燥咳嗽,妊娠呕吐。

现代药理研究

(1)带状疱疹病毒: 果皮所含橙皮苷(200mg/ml)能预防水疱性口炎病毒。抗病毒活性可被透明质酸酶所消除[1]。

（2）流感病毒：果皮所含橙皮苷（200mg/ml）能预防流感病毒。抗病毒活性可被透明质酸酶所消除[1]。

（3）单纯疱疹病毒：研究表明，1∶12 800稀释度的柠檬提取物对单纯疱疹病毒1型有明显的抗病毒作用。在此浓度下与HSV-1作用，病毒失去感染细胞的作用[2]。也有研究表明1∶800稀释度时的柠檬提取物有灭活HSV-1和抗HSV-1感染细胞的作用[3]。

（4）人类免疫缺陷病毒（HIV）：大量研究表明，三萜类化合物具有抗病毒反转录活性。柠檬苦素和诺米林对HIV-1的复制有一定的抑制作用，且成剂量-效应关系，并且在所有的细胞体系均有抑制HIV-1复制的作用。柠檬苦素和诺米林还能够抑制HIV-p24抗原的产生[4]。

（5）柯萨奇病毒：柠檬提取物对实验性小鼠急性柯萨奇B3m病毒性心肌炎具有一定的治疗作用，能够改善小鼠心肌病理变化，减轻小鼠心肌病变程度[5]。另外，本研究所用柠檬提取物在体外细胞水平上对柯萨奇病毒感染有一定预防效果[6]。

[1] Wacker A, Eilmes HG. Antiviral activity of plant components. 1st communication: Flavonoids(author′s transl). Arzneimittel-Forschung,1978,28(3): 347-350

[2] 徐建设,焦明菲,王双林,等. 柠檬提取物抑菌及抗病毒作用的研究. 中国消毒学杂志,2007,24(1): 13-15

[3] 王玉芝,张向宇,刘剑,等. 柠檬提取物抗单纯疱疹病毒实验研究. 实用口腔医学杂志,2008,24(5): 627-629

[4] 石慧,王喜军. 柠檬苦素类化合物的药理作用研究进展. 中医药学报,2014,42(4): 128-129

[5] 李咏梅,李晓眠. 柠檬提取物抗小鼠柯萨奇B3m病毒性心肌炎的研究. 天津医药,2008,36(5): 357-359

[6] 邱良雪,唐亮,高瑞霄,等. 柠檬提取物对新城疫及柯萨奇病毒作用的实验研究. 天津医科大学学报,2006,12(1): 30-33

苦瓜（葫芦科）——（中华本草）

性味归经: 苦,寒。归心、脾、肺经。

功能主治: 祛暑涤热,明目,解毒。主治暑热烦渴,消渴,赤眼疼痛,痢疾,疮痈肿毒。

现代药理研究

（1）单纯疱疹病毒: 含有鸟苷酸环化酶抑制成分的苦瓜水提取物具有抗病毒作用,经部分纯化的该成分对BHK-21细胞（从仓鼠肾脏衍生的细胞系）有抑制作用,对疱疹口炎病毒的斑块形成也有抑制作用,并有剂量依赖性。加入该制剂30分钟,对病毒和宿主细胞RNA和蛋白质合成即有抑制作用。经测定,这一有效成分系一单体,相对分子质量约40 000kD,对煮沸敏感,对胰蛋白酶处理也敏感,对核糖核酸酶和脱氧核糖核酸酶不敏感[1]。苦瓜中所含的能使核糖体失活的蛋白质（RIP）,在体外对感染单纯疱疹病毒-1（HSV-1）或脊髓灰质炎病毒-1的人类上皮细胞-2（HEP-2）具有明显抗病毒作用,表现为减少病毒产生,减少HSV-1斑块形成,对感染细胞蛋白质合成的抑制比非感染细胞显著,提示RIP抑制了病毒感染细胞蛋白质的合成,从而损害了病毒复制,而且RIP更易进入感染细胞[2]。苦瓜茎叶提取总皂苷经体外细胞试验表明,在浓度达62.5×10^6 g/ml水平时就表现有一定的抗HSV-2病毒活性[4]。两项体外研究显示,苦瓜核糖体灭活蛋白及MAP30有抗疱疹病毒HSV-2和HSV-1的活性[12],这可能是通过抑制蛋白合成来介导完成的。

（2）人免疫缺陷病毒（HIV）: 苦瓜提取物α-苦瓜素,β-苦瓜素,MAP-30这3种新型蛋白,可抑制HIV病毒蛋白的表面活性,能使艾滋病病毒核糖体灭活[8]。近年报道,从苦瓜果实中分离得一种HIV的新抑制剂MAP30是一种碱性蛋白质,分子量约30kD,可剂量依赖性地抑制无细胞HIV-1感染和复制,提示MAO30可能是治疗HIV-1感染的一种有效治疗剂[4]。苦瓜皂苷提取物可抑制HIV的表面活性,选择性地杀死被HIV感染的淋巴细胞和巨噬细胞[9]。

（3）柯萨奇病毒: 苦瓜提取物对单纯疱疹病毒（1和2型）

RNA复制有明显的抑制作用[5]。苦瓜素在体内、外对CVB3 RNA复制均有明显的抑制作用,表明苦瓜素是通过抑制CVB3 RNA在心肌细胞内的转录和翻译,在病毒复制的分子水平发挥抗病毒作用[6]。苦瓜素可以通过抑制TNF-α基因转录与蛋白质表达、降低心肌TNF-α水平,对BALB/c小鼠CVB3致病毒性心肌炎具有明显的治疗作用[7]。幸建华[10]等对苦瓜提取液体外抗CVB3进行了研究,结果证明苦瓜提取液可通过抑制病毒增生发挥抗病毒作用。苦瓜蛋白对CVB3有直接灭活作用,其作用是通过抑制CVB3 RNA在心肌细胞内的转录和翻译,在病毒复制的分子水平发挥抗病毒作用[11]。

[1] Takemoto DU, Jilka C, Rockenbach S, et al. Purification and characterization of a cytostatic factor with anti-viral activity from the bitter melon. Prep biochem, 1983, 13(4): 371-393

[2] Foà-Tomasi L, Campadelli-Fiume G, Barbieri L, et al. Effect of ribosome-inactivating proteins on virus-infected cells: Inhibition of virus multiplication and of protein synthesis. Arch Virol, 1982, 71(4): 323-332

[3] Lee-Huang S, Huang PL, Nara PL, et al. MAP30: a new inhibitor of HIV-I infection and replication. FEBS Lett, 1990, 272: 12

[4] 成兰英, 唐琳, 颜钫, 等. 苦瓜茎叶总皂甙的提取及抗HSV-II型疱疹病毒作用研究. 四川大学学报(自然科学版), 2004, 41(3): 641-643

[5] Lee-Huang S, Huang PZ, Huang PL, et al. Inhibition of the integrase human immunodeficiency virus(HIV) type I by anti-HIV plant proteins MAP30 and GAP31. Proc Natl Acad Sci, 1995, 92: 8818

[6] 李双杰, 张宝林, 邓辉, 等. 苦瓜素对柯萨奇B3病毒RNA复制抑制作用的研究. 上海中医药杂志, 2001, 5: 45-46

[7] 田红, 李小鸣, 李双杰. 苦瓜素对柯萨奇B3病毒所致病毒性心肌炎小鼠肿瘤坏死因子-α表达的影响. 实用儿科临床杂志, 2008, 23(17): 45-46

[8] 严启新, 罗天浩. 苦瓜的研究及开发思考. 时珍国药研究, 1997, 8(4): 380

[9] 陈执中. 抗爱滋病天然药物-苦瓜成分的研究. 中国民族民间医药杂志, 1999, 37: 63

[10] 幸建华, 杨占秋. 苦瓜提取液体外抗柯萨奇病毒的实验研究. 数理医药学杂志, 2006, 19(3): 297-298

[11] 李双杰,张宝林,邓辉,等.苦瓜蛋白质体外抗柯萨奇B3病毒感染.湖南医科大学学报,1999,24(6):583

[12] Lee H S,Huang P L,BourinbaiarA S,et al. Inhibition of the integrase of human immunodeficiency virus(HIV)type 1 by anti-HIV plant proteins MAP30 and GAP31. Proc Natl A cad Sci USA,1995,92:8818-8822

平地木(紫金牛科)——(中华本草)

性味归经: 辛、微苦,平。归肺、肝经。

功能主治: 化痰止咳,利湿,活血。主治新久咳嗽,痰中带血,黄疸,水肿,淋证,白带,经闭痛经,风湿痹痛,跌打损伤,睾丸肿痛。

现代药理研究

流感病毒:平地木水煎液对接种于鸡胚的流感病毒有一定的抑制作用[1]。

[1] 中国医学院科学院药物研究所.矮地茶的实验研究.中草药通讯,.1971,(2):4

金沸草(菊科旋覆花的干燥地上部分)
——(2010年版药典)

性味归经: 苦、辛、咸,温。归肺、大肠经。

功能主治: 降气,消痰,行水。用于外感风寒,痰饮蓄结,咳喘痰多,胸膈痞满。

现代药理研究:

单纯疱疹病毒:实验用原代人胚肌皮单层细胞培养法,加入金沸草煎剂5mg/ml,在治疗给药途径和管外给药途径中,金沸草煎剂的病毒抑制对数为4和3.5,有优于多数中药,表明对单纯疱疹病毒(1型)有抑制作用[1]。

[1] 郑民实,阎燕,李文.400种中草药抗单纯疱疹病毒的研究.中国医院药学杂志,1989,9(11):529